Yella Cremer

YONI MASSAGE

Lust, Heilung und Intimität

»Die Yoni-Massage verbindet Himmel und Erde. Als käme ein Teil der Yoni-Massage aus dem Himmel und der andere Teil aus der Tiefe der Erde und als würden beide Teile für die Dauer der Massage miteinander verbunden.«

Yella Cremer

3. Auflage Dezember 2024

Druck: Libri Plureos GmbH, Friedensallee 273,
22763 Hamburg

Angaben entsprechend der GPSR:
Yella Cremer Lovebase Media
Claus-Ferk-Str. 4, 22359 Hamburg
ISBN 9783982085074
info@lovebase.com

Lektorat: Angelika Holdau

Umschlaggestaltung: Olexiy Popenko

Illustrationen im Innenteil:
anatomische Zeichnungen von © Golam Faruque

(https://deviantart.com/gfaruque);

allgemeine Illustrationen von © Samuel Cremer,

Massagezeichnungen von © Joe Joselito

Bibliografische Information der Deutschen Nationalbibliothek:
Die Deutsche Nationalbibliothek verzeichnet diese Publikation in der Deutschen Nationalbibliografie; detaillierte bibliografische Daten sind im Internet über www.dnb.de abrufbar.

INHALTSVERZEICHNIS

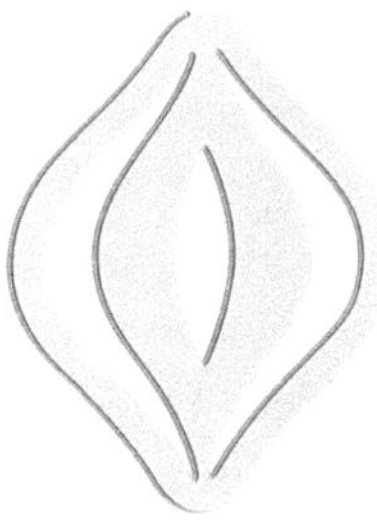

Einleitung

Eine Yoni-Massage sollte in keinem Haushalt fehlen, finde ich. Und wenn es Yoni-Massagen nicht schon gäbe, sollten sie schleunigst erfunden werden. Die Yoni-Massage ist ein Geschenk, ein Schatz, ein besonderes Erlebnis, eine Erkenntnis, ein großes Abenteuer und so vieles mehr.

Dieses Buch nimmt dich mit auf die Reise. Es ist für dich, wenn du in einer Beziehung bist oder wenn du Single bist. Ob du schon viel Tantra-Erfahrung hast oder nicht. Dieses Buch ist für neugierige Frauen und Männer, die ahnen, dass noch mehr in der Sexualität möglich ist. Es ist für Menschen, die gerne guten Sex haben möchten und bereit sind, Sexualität zu erlernen, statt auf ihre Triebe zu hoffen.

Dieses Buch wird dir eine Tür öffnen, dich an die Hand nehmen und dir eine Welt zeigen, in der Ekstase leicht erreichbar ist, Sexualität ohne Scham in ihrer Natürlichkeit fließt und Frauen und Männer sich bereichern, statt sich im Weg zu stehen.

Und dann ist es an dir zu üben.

Was ist eine Yoni-Massage?

Die Yoni-Massage ist eine tantrisch inspirierte Genitalmassage für die Frau. In dem Wort »Yoni« spiegeln sich die tantrischen Wurzeln der Massage wider: Es kommt aus dem Sanskrit, der Sprache, in dem die heiligen Bücher in Indien geschrieben wurden, und ist der Begriff für die weiblichen Genitalien. Außerdem bedeutet es auch »heiliger Ort«. Die Yoni-Massage vereint zärtliche Berührung mit dem Zugang zu Ekstase, tiefer Lust und Heilung. Zwischen Empfängerin und Masseur entsteht dabei viel Intimität, Nähe und Vertrauen.

Durch die klare Aufteilung der Rollen in Geben und Nehmen eröffnen sich für Paare neue Erfahrungsräume, die beim gemeinsamen Sex bisher verschlossen waren: Während die Frau die Möglichkeit hat, neue Grenzen zu erforschen, erhält der Mann die Chance, die weibliche Sexualität viel tiefer zu verstehen und seiner Partnerin wirklich zu begegnen. Gleichzeitig lernt er eine neue Berührungsqualität sowie Absichtslosigkeit und Präsenz im Kontakt kennen. Auf diese Weise erlauben und kreieren beide gemeinsam mehr Nähe und Intimität in der Partnerschaft, die sich auch auf weitere Bereiche im Leben ausdehnt.

Was hast du als Frau von der Yoni-Massage?

Die Yoni-Massage eröffnet Frauen einen Weg, ihr erotisches Potenzial zu verstehen, zu erforschen und zu vertiefen. Durch die besonderen Techniken und die innere Haltung, mit der die Yoni-Massage ausgeführt wird, können bisher schlummernde Gefühle von Ekstase aktiviert werden. Die sexuelle Energie kann sich entfalten und spürbar werden, und im Kontakt mit dieser Energie lassen sich bisher existierende Blockaden lösen und heilen.

Viele Frauen sehnen sich danach, sich selbst in einem sicheren Raum mit einem Gegenüber tiefer und ekstatischer zu erleben, als sie es allein können. Bei der Yoni-Massage kann der Mann diesen Raum kreieren und gestalten, und die Frau kann sich öffnen und neue Erfahrungen sammeln. Ihre Sexualität erreicht eine neue Dimension.

Zugleich sind Yoni-Massagen eine Gelegenheit, den Fokus ganz auf dich als Frau zu richten und dich – mit Unterstützung – in deiner Vielfalt zu erfahren, zu erforschen, zu heilen und zu erweitern. Beim Sex mit einem Partner teilst du deine Aufmerksamkeit normalerweise immer zwischen vielen verschiedenen Rollen auf: selber genießen und den Genuss des anderen im Auge behalten, verbal oder nonverbal kommunizieren, was du dir wünschst, und die Signale des Gegenübers lesen, selbst – etwa mit bestimmten Bewegungen – zu deinem Genuss beitragen, aber natürlich nicht auf Kosten des anderen, die eigenen Grenzen bewahren und die des anderen beachten.

Bei der Yoni-Massage sind die Rollen klar verteilt: Du bist die Empfängerin, und dein Partner ist der Gebende. Das ermöglicht es dir, viel tiefer in das Empfangen einzutauchen. Außerdem tut es vielen Frauen sehr gut, Unterstützung zu bekommen und das Wohlwollen des Gegenübers zu fühlen. Oft haben Frauen gelernt, alles allein zu machen, und sich daran gewöhnt. Gerade dann ist eine Yoni-Massage ein besonderes Geschenk, denn auch Empfangen will geübt werden.

Dabei gehen Yoni-Massagen weit über den rein sexuellen Aspekt hinaus: Sie bringen dich auf ganzheitliche Weise mit deinem Körper und deinen Gefühlen in Kontakt, sie heilen tiefe Schichten von Verletzung, Unverbundenheit und Ablehnung deines Körpers. Nicht zuletzt öffnen sie dir den Raum zur spirituellen Dimension von Sexualität.

Was hast du als Mann von der Yoni-Massage?

Gegenfrage: Willst du, dass dich deine Freundin anstrahlt? Willst du sie sexuell befriedigt und glücklich erleben? Genießt du es, wenn sie sich ganz hingibt? Magst du ihren Körper sexuell wach und lebendig? Denkst du, dass diese Qualitäten eurer Beziehung guttun und sie vertiefen?

Indem du die Yoni-Massage erlernst, erfährst du viel darüber, wie Frauen sexuell ticken, was ihren Körper öffnet und ihnen Lust bereitet und was sie sich verschließen und zurückziehen lässt. Dieses Wissen macht dich zu einem großartigen Liebhaber und fördert deine eigene Liebesfähigkeit. Du kannst eine Frau mit einer Yoni-Massage reich beschenken und beweisen, dass die Devise »Diamonds are a girl's best friend« eine Lüge ist. Frauen suchen einen Mann, der sie so sieht, wie sie wirklich sind, sie genau so akzeptiert und liebt und ekstatische Gefühle in ihr auslösen kann, die sie allein nicht erleben kann. Ihr eine solche Erfahrung zu schenken ist etwas, das immer bei ihr bleibt.

Die meisten Männer sehnen sich nach der sexuellen Hingabe ihrer Partnerin. Sie wünschen sich eine Offenheit, die sie sich als Mann lebendig und willkommen fühlen lässt. Die sexuelle Lust ihrer Partnerin können sie genauso genießen, als sei es ihre eigene. Mithilfe der Yoni-Massage kannst du Frauen genau in diese Hingabe führen, über die du vorher noch gerätselt hast – ein Grund, weshalb du dir vielleicht schlechte Tipps aus Pornos geholt hast.

Ein weiteres Motiv, um die Yoni-Massage zu lernen, ist der Wunsch vieler Männer, der Frau etwas Gutes zu tun. Alison Armstrong, eine Autorin, die ich sehr verehre, sagt »Men play for points«, also: »Männer spielen für Punkte«. Sie führt weiter aus, das viele Frauen mit einer »Ich kann das selber«-Haltung Männern die Möglichkeit genommen haben, bei ihnen Punkte zu sammeln. Deshalb wenden sich viele Männer gerne schwächeren Frauen zu, bei denen sie damit mehr Erfolg haben. Kommt dir das als Mann bekannt vor? Bist du frustriert, wenn du keine Chance hast, die Frau glücklich zu machen und ihr ein Strahlen aufs Gesicht zu zaubern? Es ist gut, sich über diese Dynamik in Beziehungen bewusst zu sein, denn so kannst du eingreifen und etwas verändern. Vielen Frauen ist dieses Motiv nicht bewusst, ja, noch mehr: Sie haben Angst, in der Schuld des Mannes zu stehen, wenn sie etwas geschenkt bekommen. Wenn du das als Mann weißt, kannst du es berücksichtigen und deutlich machen, dass du keine Gegenleistung erwartest.

Darüber hinaus lernst du durch die Yoni-Massage, deine männlichen Qualitäten zu stärken: Präsenz, Klarheit, Stärke, Berührbarkeit und Annahme von dem, was gerade ist. Je mehr du diese Qualitäten in dir entwickelst, desto besser werden deine Yoni-Massagen. Und umgekehrt ist die Art und Weise, wie du Yoni-Massagen gibst, ein Gradmesser dafür, wie du deinen Mann im Leben stehst.

Warum schreibe gerade ich ein Buch über Yoni-Massage?

Der wichtigste Grund dafür ist: Die Welt braucht mehr Yoni-Massagen! Im Sommer 1999, während meines ersten Besuchs in der Lebensgemeinschaft Zegg in der Nähe von Berlin (www.zegg.de), lud mich eine mir nur flüchtig bekannte, sehr sympathische Frau nach einem entspannten Saunagang zu einer Tantra-Massage ein, und ohne weiter darüber nachzudenken, stimmte ich zu.

Das Sommercamp war für mich ein wunderbarer Ort, um mit Menschen in einer Tiefe über Sexualität und Beziehungen zu sprechen, die ich bisher so nicht kannte. Auch einige vorsichtige praktische Experimente hatte ich gewagt. Tantra sagte mir nicht viel, doch ich wusste, dass es etwas mit Sex zu tun hatte. Und als ich nach meinen Grenzen für die Massage gefragt wurde und ob ich eine Yoni-Massage wolle, musste ich erst einmal fragen, was das ist, um dann neugierig auch dazu Ja zu sagen.

Für mich war es ein großer Schritt, denn Sexualität war für mich immer mit Beziehung und Männern verbunden gewesen, und nun tat sich eine völlig neue Perspektive auf. Was folgte, waren Stunden, die im Flug vergingen. Die Sauna war lange geschlossen, als ich den Massageraum verließ. Die Gruppe, an der ich als Nächstes vorbeischwebte, lachte laut und fragte, ob ich frisch verliebt sei: War ich! In Yoni-Massagen!

Und ich war voller Fragen: Wie konnte eine fast fremde Frau meine Vagina so berühren, wie es vorher noch keiner der Männer in meinen Beziehungen getan hatte? Warum schwebte ich wie auf Wolken, nachdem eine Frau sich mit ihrer vollen Aufmerksamkeit zwei Stunden meiner Vagina gewidmet hatte? Warum war ich verliebt in die Massage, aber nicht in die Gebende? Was hatte sie da eigentlich genau gemacht?

Ich ergriff die nächste Gelegenheit, mehr darüber zu lernen: einen siebentägigen Yoni-Massage-Kurs für Frauen. Eine Woche lang erkundete ich meine Yoni und die anderer Frauen auf eine völlig neue Art und Weise. Diese Frauen schienen es für völlig normal zu halten, sich in einem Raum auszuziehen und intim zu berühren, ihren Yonis eine Stimme zu geben, als könnten sie sprechen, und sowohl Lust als auch Schmerz laut hörbar mitzuteilen.

Nach dieser Woche war endgültig klar: Mit der Yoni-Massage würde es nicht nur eine heiße Affäre geben, sondern eine lange Liebesgeschichte. Ich machte daraus meinen Beruf.

Ich begann, professionell Tantra-Massagen zu geben, und lernte und lernte und lernte. 2005 gründete ich meine eigene Tantra-Massagepraxis in Essen. Bis 2012 habe ich dort Yoni-Massagen gegeben und ein Team von bis zu 14 Menschen in Tantra-Massagen ausgebildet und in der Arbeit begleitet. Seit 2010 gebe ich mein Wissen in Form von Vorträgen, Workshops, Büchern und Einzelcoachings weiter. So sind schon ein Buch über den G-Punkt sowie Kurzanleitungen zu verschiedenen Formen der Tantra-Massage entstanden. Und die Liebesgeschichte geht weiter ...

Gebrauchsanweisung für dieses Buch

Vorweg ein paar Worte, wie du dieses Buch am besten nutzen kannst. Das Beste ist, wenn du es komplett liest, und zwar in der Reihenfolge, in der dieses Buch auch aufgebaut ist. Ich finde es sehr verständlich, wenn du neugierig bist und gleich zu den Bildern springen möchtest, am liebsten sogar sofort mit der Yoni-Massage loslegen möchtest. Wenn es dir so geht: Schau dir die Bilder einfach an, und komm dann wieder zurück, denn der Teil davor ist ebenso wichtig wie die Massage selber. Eine gute Yoni-Massage beginnt mit einer guten Vorbereitung und mit der richtigen Einstellung. Ein ganzes Buch über Yoni-Massage zu lesen braucht zwar etwas Zeit, doch betrachte es einfach als eine Investition in dein Glück. Wenn du bereit bist, jetzt etwas mehr zu investieren, wirst du später bessere Yoni-Massagen erleben – sowohl als Gebender als auch als Nehmende. Versprochen!

Was du hier alles lernst und warum das notwendig ist

In diesem Buch lernst du über die Techniken der Yoni-Massage noch viel darüber hinaus. Denn die reine Technik wird nicht reichen, damit eine

Frau dir als Mann ihren Körper, geschweige denn ihre Yoni anvertraut. Als Frau weißt du sowieso, dass die beste Technik allein nichts nützt, sonst hätten alle Frauen nach einem einfachen Grundkurs für Männer die ganze Zeit tollen Sex und Superorgasmen.

Es kommt auf das Gefühl an, und das Gefühl wird maßgeblich durch die innere Haltung bestimmt. Wie gut eine Yoni-Massage wirklich ist, hängt also davon ab, wie du als Mann eine Yoni-Massage gibst und wie du als Frau eine Yoni-Massage empfängst. Etwas über deine innere Haltung zu lernen bedeutet jedoch nicht, langweilige Gespräche auf dem Sofa zu führen oder dich mit endlose Theorien zu befassen. Die Ideen, die ich dir vorstelle, werden dir Spaß machen und vor allem zu mehr Intensität und Verbindung zwischen euch führen.

Als Mann lernst du, mit Frauen so Kontakt aufzunehmen, dass sie sich dir gerne zuwenden und öffnen. Als Frau lernst du, dich beschenken zu lassen und deinen Körper wahrzunehmen. Als Paar lernt ihr viel über Kommunikation: über Yoni-Massage und über alles, was dazugehört. Außerdem gewinnt ihr wertvolle Einsichten darüber, wie ihr Intimität, Lust und Verbindung in eurer Beziehung vertiefen und gestalten könnt.

Mit dieser inneren Haltung wird es dann ganz praktisch: Zuerst erläutere ich die anatomischen Grundlagen, die die Basis für das Lustempfinden sind, denn in Schulbüchern kommt dieses Thema viel zu kurz. Im praktischen Teil sind alle Massagegriffe anschaulich in Wort und Bild beschrieben, damit du ein stabiles Fundament hast, um mit deinen Erforschungen zu beginnen. Auch auf mögliche Probleme und Stolpersteine gehe ich ein, dann kannst du sie im Vorfeld vielleicht vermeiden. Und wenn etwas auf Anhieb nicht klappt, ist das auch nicht weiter schlimm. Trau dich einfach, zu experimentieren und deine eigenen Erfahrungen zu sammeln.

> *»Bei der Yoni-Massage ist es wie beim Kino: Erst wenn das Drumherum stimmt, spielt der Film die Hauptrolle. Ein tuschelnder Nachbar kann schnell ablenken und stören.«*
>
> *Yella Cremer*

Zum Gelingen spielt auch das Drumherum bei der Yoni-Massage eine wichtige Rolle. Du kannst es dir ein bisschen wie im Kino vorstellen. Man könnte meinen, der Film sei das Wichtigste im Kino. Doch das ist nur der Fall, wenn alles andere stimmt: die Beleuchtung, der Ton, die Sitze, die Raumtemperatur, die Geräuschkulisse. Wenn der Sitznachbar zum Beispiel ständig knistert, wird das plötzlich viel wichtiger als der Film. Auch wenn es zu kalt ist, ist es schwierig, den Film zu genießen.

Bei der Yoni-Massage ist das ähnlich: Sie steht für den Film. Ist der Massageraum etwa zu kalt, funktioniert die schönste Yoni-Massage nicht, denn die Empfängerin wird sich nicht entspannen können.

Die richtigen Worte finden

Die deutsche Sprache ist in vielen Dingen wunderbar klar, sehr detailliert und feinsinnig. Wenn es darum geht, Männer und Frauen gleichzeitig anzusprechen, ist sie allerdings eher grob und einseitig: Der Standard dabei ist immer die männliche Form. Da ich hier über Yoni-Massagen schreibe, ist die Empfängerin immer »Bei der Yoni-Massage ist es wie beim Kino: Erst wenn das Drumherum stimmt, spielt der Film die Hauptrolle. Ein tuschelnder Nachbar kann schnell ablenken und stören.« Yella Cremer eine Frau. Die Person, die die Massage gibt, kann allerdings eine Frau, ein Mann oder jeder andere jenseits dieser Definition sein. Um der Lesbarkeit willen werde ich hier nur die männliche Form verwenden. An alle anderen hier ein großes: Sorry!

Ich spreche außerdem von »Partnerin«, wenn ich über die Empfängerin der Yoni-Massage schreibe. Damit meine ich die Partnerin für diese Yoni-Massage. Wie ihr darüber hinaus zueinander steht, kann ganz unterschiedlich sein. Dazu findest du mehr im Kapitel »Beziehungsformen«.

Für die Themen, über die ich schreibe, also unter anderem weibliche Genitalien und all das, was ihr damit macht, gibt es im Deutschen viele verschiedene Ausdrücke. Ich habe mich bewusst für die medizinischen Begriffe entschieden. Begriffe wir »Pussy«, »Muschi« und »Schwanz« zu verwenden, hat zwar den Vorteil, etwas näher an den Worten zu sein, die du vielleicht im Alltag benutzt. Dennoch sind diese Begriffe auch sehr privat, und jeder hat sein eigenes Vokabular dafür. Setze bei Bedarf also am besten die Begriffe dafür ein, die dir am passendsten erscheinen.

Geschlechterstereotype

In dem Buch geht es immer wieder um »die Frau« und »den Mann«. Ich bin mir bewusst, dass es sich dabei um Verallgemeinerungen handelt und sich manche Menschen weder mit den Geschlechterrollen noch mit der körperlich eindeutigen Zuweisung identifizieren, und löse bei einigen Menschen vielleicht Empörung aus.

Es geht mir nicht darum, Menschen in eine Box zu pressen, der sie sich nicht zugehörig fühlen. Und ich möchte auch nicht, dass sich jemand um jeden Preis an die von mir vorgeschlagenen Ideen anpasst.

Es geht mir vielmehr darum, Prinzipien zu erkennen und Verständnis für bestimmte Verhaltensweisen und Gewohnheiten zu ermöglichen. Daher bitte ich alle, die sich nicht gut mit den vorgeschlagenen Kategorien identifizieren können für sich das herauszulesen, was ihnen nützt, und alles andere beiseitezulassen.

Nimm's persönlich: Füge deine Erfahrungen hinzu

Was immer du hier liest – richtig spannend wird es, wenn du es überprüfst und anwendest. Füge also deine persönlichen Beobachtungen zu dem, was du liest, hinzu, überprüfe die vorgeschlagenen Thesen und wende an, was dir nützlich ist. Wenn du möchtest, diskutiere mit deiner Partnerin oder deinem Partner darüber, wie sie oder er das Ganze sieht. Auf diese Weise bekommt das Buch einen persönlichen Charakter für dich und kann seine beste Wirkung entfalten.

> *»Wenn Wissen wie Wasser ist, kannst du es nur aufnehmen, wenn Platz in deinem Glas ist.«*
>
> *Yella Cremer*

Der allererste Schritt dazu ist, innerlich einen Raum für neues Wissen zu schaffen. Wenn Wissen wie Wasser ist, kannst du es nur aufnehmen, wenn Platz in deinem Glas ist. Ist dein Glas schon voll, weil du glaubst, alles zu wissen, was es zu wissen gibt, geht alles an dir vorbei. Auch wenn es eine Kleinigkeit zu sein scheint: Stelle sicher, dass in deinem Kopf Raum für neues Wissen ist.

Die Sache mit »der einen Wahrheit«

Als Autorin gehe ich natürlich das Risiko ein, dass du manchem, was ich schreibe, nicht zustimmst und in keinster Weise meiner Meinung bist. Das ist sogar wahrscheinlich; ich würde dir vielleicht nichts ganz Neues erzählen, wenn du nicht ab und zu in den Widerstand gehen würdest oder anderer Meinung wärst. Ich schlage vor, du liest einfach weiter. Nimm das, was sich für dich wahr anfühlt, und lass alles andere einfach an dir vorbeigehen. Es geht in diesem Buch um dich und das, was mit dir in Resonanz geht und dir nützt.

Dieses Buch basiert auf bestimmten Annahmen, die mir zum aktuellen Zeitpunkt wahr erscheinen. Ein Freund von mir spricht so bildhaft »vom aktuellen Stand des Irrtums«, denn oft genug stellten sich Dinge, die eine Weile als wahr galten, später als Irrtum heraus. Mir liegt nicht daran, »die eine Wahrheit« zu verkünden, sondern aus vielen kleinen Puzzleteilen aus Erfahrungen ein größeres, schöneres Bild zu malen.

Die Vorschläge, die du in diesem Buch findest, beruhen auf meiner jahrzehntelangen Erkundung von Sexualität und der Frauen- und Männerrolle. Sie basieren auf einer Mischung aus Forschung und eigenen Erfahrungen. Dazu habe ich viel studiert, gelesen, scharf hingeguckt, analysiert und gefühlt. Trotzdem ist es wahrscheinlich, dass du zu ganz anderen Schlüssen gekommen wärst, selbst wenn du genau dasselbe erlebt hättest.

Der beste Indikator, ob etwas für dich nützlich ist oder nicht, liegt in dir: dein Gefühl. Besonders interessant sind dabei zwei Punkte:

1. Welchen Ausführungen stimmst du zu?
2. Was lehnst du am vehementesten ab?

> *»Wissen ist wie ein Mosaik: Es setzt sich aus vielen kleinen Puzzleteilen zusammen, die ein größeres, schöneres Bild erzeugen als die Einzelteile.«*
>
> *Yella Cremer*

Letzteres ist ein besonders spannendes Signal, hinter dem sich ein wahrer Schatz von Einsichten verbergen könnte: Würde es sich nicht stimmig anfühlen, wie etwa der Satz »Du bist ein blauer Affe«, würden wir einfach lächeln und darüber hinweggehen. Es wäre uns egal. Wenn wir uns dagegen über etwas aufregen, gibt es dafür immer einen Grund, und dieser führt häufig zu sehr interessanten Erkenntnissen über uns selbst. Ich lade dich also ein, Signale wie Ablehnung, Ärger oder Widerstand, die in dir auftauchen, neugierig zu beobachten

An Männer: Warum ein Extrakapitel für Männer?

Männer haben keine Yoni

Deshalb wisst ihr nicht, wie es sich anfühlt, eine Yoni zu haben. Viele Frauen kennen ihre Yoni auch nicht besonders gut und sprechen mit Männern wenig über sie. Daher gibt es viele Unsicherheiten bei Männern darüber, was sie mit einer Yoni am besten machen, und wann. Ein besseres Verständnis darüber, wie eine Yoni und ihre Besitzerin ticken, was sie sich wünschen und wie sich die sexuellen Bedürfnisse zwischen Frauen und Männern unterscheiden, ist die beste Voraussetzung für Nähe, Intimität, echten Kontakt – und gute Yoni-Massagen.

Ich rede mit Männern anders als mit Frauen

In diesem Buch richte ich mich in einem Kapitel speziell an Männer, weil ich mit Männern anders rede als mit Frauen. Du tust das wahrscheinlich auch, es geschieht ganz automatisch. Dabei geht es nicht nur um die Sprache, sondern auch um den Inhalt: Männer bitten mich gerne, ihnen schnell die richtige Technik beizubringen; sie suchen den direkten und geraden Weg zum Ziel, nämlich eine Frau sexuell zu erfüllen. Doch wie schon gesagt, das Drumherum ist viel wichtiger als gute Technik: persönlicher Kontakt, die innere Einstellung des Masseurs, ein gut vorbereiteter Raum, das Lesen von Körpersignalen. Männer überhören das meiner Erfahrung nach gerne. Daher ist es mir besonders wichtig, ihre Ohren dafür zu öffnen.

Wie lerne ich am besten?

Ich erlebe es immer wieder, dass Männer gerne gute Liebhaber sein wollen, aber nicht wissen, wie sie das lernen können. Mit anderen Männern wird eher geprahlt und angegeben und nur selten über die Herausforderungen geredet. Vor der eigenen Partnerin wollen sie nicht dumm dastehen. Bei vielen Männern ist außerdem die Vorstellung tief verankert, dass Sexualität von allein klappen müsste. Ich glaube, das hat viel mit der Kultur zu tun, in der Männer ständig zueinander in Konkurrenz stehen. Was Sexualität anbelangt, gibt es inzwischen unzählige Studien, die über die Sprachlosigkeit der Männer berichten. Etwas nicht zu können, könnte wie eine Schwäche wirken, daher reden viele Männer nicht über ihre sexuellen Erfahrungen, Nöte und (unerfüllten) Wünsche. Und weil es niemand tut, denken alle, sie seien die Einzigen, die nicht eine super Zeit im Bett haben. Was also tun? Wie lässt sich erfüllende Sexualität lernen?

Workshops sind aufwändig, und wer weiß, ob man dort eine attraktive Partnerin für die Übungen findet oder sich nicht gar vor der Traumfrau blamiert. Videos scheinen eine gute Alternative. Allerdings: Es gibt »Sex Education«, die eigentlich nur ein geschickt verkaufter Porno ist und niemandem etwas beibringt. Und DVDs über Yoni-Massagen zeigen zwar gute Anleitungen, können jedoch in 1,5 Stunden nie so viel abdecken wie ein Buch, und meistens konzentrieren sie sich nur auf die Massage selbst. Deshalb: Herzlichen Glückwunsch, dass du ein Buch gewählt hast!

Das ist längst nicht selbstverständlich

Ein weiterer Grund, warum ich gezielt an Männer schreibe: Manche Dinge sind für Frauen vollkommen selbstverständlich – so selbstverständlich, dass sie mit Männern nicht darüber reden. Unter Frauen reicht eine kurze Bemerkung.

Diese Dinge werden natürlich nicht bewusst geheim gehalten, doch wenn Männer davon erfahren, löst das oft ein großes Aha-Erlebnis aus. So wissen zum Beispiel die wenigsten Männer, wie stark es eine Frau ablenkt, wenn dreckige Wäsche im Schlafzimmer herumliegt, oder wie wichtig Sicherheit für sie ist.

Viele Frauen kennen die Sorgen der Männer nicht

Umgekehrt wissen viele Frauen nicht, wie es Männern geht, weil Männer nicht darüber sprechen. Frauen ist zum Beispiel gar nicht bewusst, wie viel Leistungsdruck Männer spüren, etwa eine Erektion zum richtigen Zeitpunkt zu haben – und zu behalten – oder es der Frau recht zu machen.

An Frauen: Warum ein Extrakapitel für Männer?

Männer wollen lernen, aber nicht dumm dastehen

Liebe Frauen, ihr habt vermutlich keine Ahnung, wie schwer es für einen Mann ist zuzugeben, dass er etwas nicht kann. Erinnert euch nur daran, wie es beim Autofahren sein kann, wenn er »den Weg ganz sicher kennt«. Untersuchungen haben gezeigt, dass es Frauen viel leichter fällt, um Hilfe zu bitten oder sich zuzugestehen, etwas nicht zu wissen.

Wenn dein Partner sich also für etwas Neues interessiert, befindet er sich schon reichlich außerhalb seiner Komfortzone. Natürlich will er gerade vor der Frau, die er glücklich machen will, nicht unsicher wirken. Gib ihm also schon ein mal ein deutliches »Daumen hoch« dafür, dass er lernen will. Schenke ihm viel Freiraum dafür, allein alles durchzulesen, und warte, bis er wieder auf dich zukommt.

Männer brauchen oft eine direktere Ansprache als Frauen

Vermutlich wirst du das Buch auch ganz lesen, einfach weil du neugierig bist. Das habe ich jedenfalls immer wieder so erlebt. Männer wollen meiner Erfahrung nach direkter angesprochen werden, am liebsten würden sie möglichst schnell zur sexuellen Technik kommen. Wenn du dieses Kapitel liest, geht es dir vielleicht manchmal zu schnell zu direkt zur Sache. Behalte also im Hinterkopf, dass es für Männer geschrieben ist.

Wenn du das Kapitel für Männer sowieso schon liest ...

... gratuliere ich dir ganz herzlich dazu. Es zeigt, dass du verstehen willst, wie Männer ticken, und gerne gemeinsam schöne Erfahrungen machen möchtest, statt an ihnen zu verzweifeln. Und ich kenne kaum eine Frau, die nicht ab und zu an den Männern verzweifelt. Du wirst hier wertvolle Hinweise über Männer finden, gerade auch zwischen den Zeilen, wenn ich Männern erkläre, wie Frauen funktionieren. Beim Lesen wird es dir ab und zu wie Schuppen von den Augen fallen, wenn dir plötzlich klar wird, was es bedeutet, dass ein Mann DAS bisher nicht wusste.

An Frauen: Warum ein Extrakapitel für Frauen?

Typische Frauenprobleme, die kein Mann versteht

Es gibt eine Reihe von Fragen, die für Frauen typisch sind, während sie bei den meisten Männern nicht mehr als ein Achselzucken auslösen. Deshalb habe ich diese Themen in ein Extrakapitel für Frauen gestellt. Genau diese Fragen löst du besser mit dir selbst oder mit deinen Freundinnen, als Jahre damit zu verbringen, sie Männern näherbringen zu wollen.

Warum Freundinnen wichtig sind

Genauso wie es gut ist, wenn ein Mann seine Fragen mit Männern klärt und dir als erwachsener Mann und nicht als kleiner Junge gegenübertritt, ist es gut, wenn du ihm als Frau und nicht als Mädchen begegnest. Frauen reden über viele Dinge miteinander, doch manchmal lassen sie dabei Wesentliches aus: Wie kann ich als Frau in mir ruhen, bevor ich auf einen Mann zugehe? Wie kann ich meine eigene Emotionalität ausbalancieren, sodass er nicht mein seelischer Mülleimer ist? Wie kann ich ein positives Bild von meinem Körper finden, damit er mir nicht ständig bestätigen muss, dass ich hübsch bin? Und nicht zuletzt: Wie kann ich einen Mann wirklich schätzen und seine Stärken sehen und ihn nicht etwa für seine Andersartigkeit kritisieren oder gar verachten? Frauenkreise und Freundinnen sind genau dafür da, sich über diese Themen auszutauschen. Denn diese Fragen bewegen alle Frauen, die Antworten unterscheiden sich allerdings. Voneinander zu lernen spart viele Therapiestunden!

Die Rolle als Empfängerin

Du denkst vielleicht, dass es ganz einfach und wunderbar ist, eine Massage zu bekommen. Doch meine Erfahrung als Empfängerin und als Gebende von Yoni-Massagen bestätigt das Gegenteil. Unsere Kultur sagt gerne »Geben ist seliger als Nehmen«, und so denken wir dann auch: »Nehmen ist gefährlich«, »Bloß nicht zu viel nehmen«, »Was muss ich zurückgeben?« oder »Ich habe es nicht verdient«. Außerdem haben Frauen sich häufig sehr lange antrainiert, zu gefallen und zu lächeln, statt ihren Körper wahrzunehmen und zu genießen.

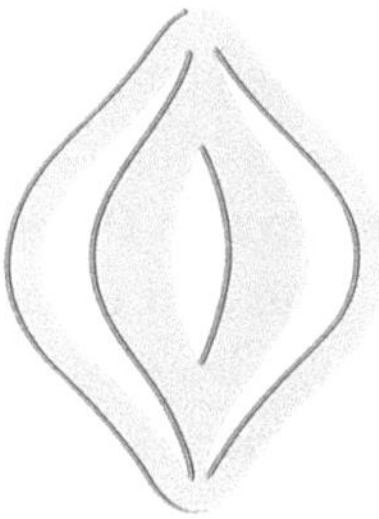

Dein Fundament: Grundlagenwissen

In diesem Kapitel geht es um die Grundlagen der Yoni-Massage. Die Theorie ist das Fundament, auf dem du eine gute Yoni-Massage aufbaust. Denn wie du schon ahnst – die Yoni-Massage ist weit mehr als eine Massagetechnik. Du erfährst hier mehr über die tantrischen Hintergründe der Yoni-Massage und die innere Haltung, mit der Yoni-Massagen gegeben werden.

Außerdem erfährst du von verschiedenen Modellen, die es leicht machen, etwas Neues zu lernen. Gerade im Bereich Sexualität sind wir das nicht gewohnt, und es ist gut, wenn du dich darauf vorbereitest und Lust zum Experimentieren hast.

Hier findest du auch die Kapitel für Männer und für Frauen, in denen es besonders um die Aspekte geht, die wir vom anderen Geschlecht oft nicht wissen.

Mythen über die Yoni-Massage

Als Erstes möchte ich mit ein paar Mythen aufräumen, die sich rund um die Yoni-Massage ranken. Sie mögen dir im Außen begegnet oder in deiner eigenen Vorstellung aufgetaucht sein. Es wird dir leichterfallen, dieses Buch zu lesen, wenn du sie gleich zur Seite legst.

Bei Yoni-Massagen geht es um den Orgasmus

Nein! Die Yoni-Massage ist eine aufmerksame und liebevolle Massage der Yoni, die sexuelle Energie weckt, ohne dabei eine bestimmte Absicht zu verfolgen. Die Massage kann sehr lustvoll sein, und ein Orgasmus ist willkommen, nicht jedoch das erklärte Ziel. In der Yoni-Massage kann es auch um Heilung oder um die Erforschung des eigenen Körpers gehen – oder um alles gleichzeitig. Das Entscheidende dabei ist Offenheit, damit Raum für all diese Erfahrungen vorhanden ist. Wenn du unbedingt etwas Bestimmtes erreichen willst, spürt die Frau das sehr genau, und wenn ihr Körper nicht in dieselbe Richtung will, fühlt sie sich »falsch« und geht möglicherweise in den Widerstand – keine gute Idee!

Aber bei einer Yoni-Massage berühre ich doch die Vagina, ist das nicht immer lustvoll?

Nicht jede Berührung der Vagina ist lustvoll. Sonst würden ja alle Frauen gerne zum Frauenarzt gehen. Die Vagina ist erst einmal ein Körperteil wie alle anderen auch. Sie genießt bewusste und liebevolle Berührungen, sie kann jedoch genauso unangenehme Erinnerungen speichern oder verspannt sein. All dem begegnest du in der Yoni-Massage. Die Yoni ist ein guter Ausgangspunkt – wenn auch nicht der einzige –, um sexuelle Energie zu wecken. Doch selbst sexuelle Energie ist nicht nur lustvoll, sie verstärkt alles, womit sie in Kontakt kommt. Das heißt, jede Emotion wird intensiver – sei es Lust oder Trauer, Ekstase oder Schmerz. Deswegen ist es wichtig, dass du ruhig und ausgeglichen bist, damit du die Wellen, die durch die Frau hindurchgehen, begleiten kannst. Außerdem unterstützt es euch, wenn ihr die Massage im Rahmen eines Rituals ausführt.

Die Yoni-Massage ist nur etwas für Tantriker

Nein, du musst weder einer neuen Religion beitreten, noch fünf Jahre Tantra studieren, um Yoni-Massage zu lernen … oder zu mögen! In der Yoni-Massage kommen bestimmte tantrische Ideen zum Tragen, sie sind jedoch leicht zu verstehen. Wenn es dich interessiert, wirst du vermutlich von allein tiefer ins Tantra eintauchen. Wenn nicht, erfährst du in diesem Buch alles, was du darüber wissen.

Wenn man Yoni-Massagen kennt, weiß man, was Tantra ist

Oh oh! Das ist ein Irrtum, der mir oft begegnet ist, als ich noch meine Tantra-Massagepraxis geleitet habe. Viele Menschen denken, Tantra sei gleichbedeutend mit Tantra-Massagen. Doch Tantra ist viel mehr als nur eine Massagetechnik. Es ist eine ganze Lebensphilosophie, und – wer hätte das gedacht? – Meditation und geistiges Forschen spielen eine weit größere Rolle im Tantra als Sex oder Massagen. Du kannst die Tantra-Massage mit dem linken Vorderrad an einem Auto vergleichen: Sie ist ein wichtiger Teil von Tantra, ohne den es nicht geht, aber sie ist bei Weitem nicht alles, was Tantra ausmacht!

Alle Frauen lieben Yoni-Massagen

Irrtum! Viele Frauen lieben Yoni-Massagen, jedoch nicht alle. Manche Frauen lieben Yoni-Massagen noch nicht, weil Blockaden wie Scham dem im Weg stehen. Andere mögen sie nicht, weil sie sich vor unangenehmen Erinnerungen fürchten, die bei der achtsamen und bewussten Massage hochkommen könnten. Oder auch davor, dass der Masseur damit vielleicht nicht umgehen kann. Manche Frauen haben Angst vor dem Vulkan, den sie wecken könnten und dann nicht mehr gebändigt bekommen. Wieder andere finden einfach keinen Gefallen an der Yoni-Massage. Respektiere das auf jeden Fall!

Die Yoni-Massage ist eine ungeheuer komplizierte Technik

Ja und nein. Das kommt darauf an, wo du startest. Hast du noch keinerlei Erfahrung mit Achtsamkeit, kann dir der Weg weit erscheinen. Er ist jedoch nicht kompliziert, in erster Linie geht es um ein gravierendes Umdenken. Demnach bedeutet ein nackter Körper nicht gleich Sex, die Vagina zu berühren auch nicht. Die eigentliche Technik ist leicht zu erlernen, nur die innere Haltung erfordert etwas Übung.

Man muss als Mann nur die richtige Technik können, und jede Frau wird begeistert sein

Nein, denn mehr als auf die Technik kommt es darauf an, dass ihr einen guten Draht zueinander habt und du einen sicheren Raum für das kreierst, was sich bei der Frau abspielt. Klappt das nicht, hilft die beste Technik nicht. Vor der genialen Technik kommt also immer die geniale Kommunikation: Sprecht darüber, was jedem von euch gerade am meisten gefallen würde. Vielleicht hat die Frau auch mehr Lust, die Aktive zu sein, statt zu empfangen. Oder sie möchte lieber etwas Gemeinsames. Und: Es gibt tatsächlich Frauen, die keine Yoni-Massagen mögen.

Yoni-Massagen sind das Vorspiel

Techniken aus der Yoni-Massage können Teil des Vorspiels sein, doch die Idee ist eine andere: Die Yoni-Massage ist ein »Hauptgang« und steht für sich allein. Denn in der Yoni-Massage sind die Rollen in aktiv und passiv, geben und nehmen aufgeteilt, während sich beim Sex beides vermischt. Ein Wechsel zwischen diesen Rollen gelingt besser, wenn er bewusst vollzogen wird. Das braucht etwas Zeit. Außerdem glaube ich, dass du das Beste verpasst, wenn du direkt nach der Yoni-Massage Sex hast: das Strahlen der Frau, ihre Entspannung, ihr Satt-Sein. Es ist deshalb gut, eine kleine Pause zu machen und zum Beispiel eine Kleinigkeit zu trinken oder zu essen, wenn ihr danach Sex haben wollt.

Yoni-Massagen kann doch jeder, der schon einmal mit einer Frau gefummelt hat

Und Sex kann doch auch jeder. Hier geht es um den Unterschied zwischen Fastfood aus der Mikrowelle und einem fünf-Sterne-Menü. Wer bereit ist, Zeit ins Lernen und Üben zu investieren, wird reich belohnt! Die Yoni-Massage ist etwas ganz anderes als einfach nur »fummeln«, die Rollen sind klar verteilt, die Berührungen bewusst und absichtslos.

Guter Sex beginnt im Kopf: Wie funktioniert Lernen?

Dieses Kapitel beschäftigt sich mit deiner inneren Haltung gegenüber der Yoni-Massage und gegenüber dem Lernen selbst. Erinnerst du dich an den Vergleich mit dem Kino am Anfang des Buches? Die Yoni-Massage ist der großartige Film, auf den du dich freust. Vorher richtest du quasi das Kino so ein, dass du den Film voll und ganz genießen kannst, dich kein Rascheln des Nachbarn ablenkt, die Lautstärke stimmt, es nicht zu kalt ist, und du es gemütlich hast.

Ich weiß, dass die Versuchung groß ist, gleich zum »Film« zu springen, und wenn du neugierig bist, kannst du gerne schon einmal Vorblättern.

Doch ich versichere dir: In diesem Kapitel findest du absolut notwendige Voraussetzungen für eine gelungene Yoni-Massage, die genauso wichtig sind wie die Massagetechnik selbst. Auch später, wenn du die Yoni-Massage immer weiter verfeinern und verbessern möchtest, findest du in diesem Kapitel wahrscheinlich noch beim zweiten Lesen nützliche Hinweise.

Kontras und Widerstände

Du hast dich entschieden, die Yoni-Massage zu lernen, und dazu dieses Buch gekauft. Das ist eine großartige Idee! Vielleicht gibt es in dir aber auch andere Stimmen, die fragen: Muss ich das überhaupt lernen? Kommt es nicht nur auf das Gefühl an? Ist Sex nicht ein natürlicher Trieb?

Es ist ganz normal, auch Widerstände gegen das Lernen zu haben. Lernen ist ein gewisser Aufwand, und es wäre doch viel schöner, wenn wir alles schon könnten. Vielleicht ist es auch etwas peinlich, etwas Sexuelles zu lernen, denn das bedeutet ja, dass du vorher noch kein perfekter Liebhaber oder keine perfekte Geliebte warst. Diese Bedenken sind eine gute Anregung, deine Einstellung zum Lernen zu reflektieren, und anstatt sie zur Seite zu schieben, kannst du hier ein paar Gedanken dazu lesen.

Kann ich das nicht von allein? Muss ich Yoni-Massagen wirklich lernen?

Ja, du musst! Es ist ein Irrtum zu meinen, gute Yoni-Massagen würden von ganz allein geschehen. Ungefähr genauso unwahrscheinlich, wie du automatisch ein guter Koch bist, weil du gerne isst.

Und es wäre auch erstaunlich, wenn dir all die Dinge, die in jahrelanger Arbeit entwickelt wurden, beim Anblick einer nackten Frau einfach so einfallen würden. Um bei dem Vergleich mit dem Essen zu bleiben: Die Zubereitung eines einfachen Gerichts kannst du dir sicher mit Grundkenntnissen selbst aneignen, doch ein Gourmetkoch wirst du nur durch viel Lernen, Ausprobieren und Üben.

Es gibt so viel mehr als konventionellen Sex, und die Medien und Pornos zeigen nur einen kleinen Ausschnitt von dem, was möglich ist. Außerdem hat lustvoller Sex mit Sex in Pornos ungefähr genauso viel gemeinsam wie Verfolgungsjagden im Fernsehen mit normalem Autofahren.

Etwas zu lernen, ist kein Zeichen von Schwäche, sondern von tiefem Interesse. Das ist uns in jedem anderem Bereich klar. Kein Profifußballer ist eines Tages auf den Platz gegangen, hat sein Talent entdeckt und als Nächstes in der ersten Liga gespielt. Dummerweise denken wir das aber beim Sex: Wir sollten automatisch in der ersten Liga mitspielen. Dennoch soll Lernen natürlich Spaß machen, und dieses Buch zeigt dir, wie's geht.

Sollten Sex und damit auch die Yoni-Massage nicht immer spontan sein?

Wirklich? Was spricht dagegen, sich zu etwas Schönem zu verabreden? Manche Menschen haben Angst, dass die richtige Stimmung nur entsteht, wenn eine sexuelle Begegnung spontan ist.

Nach meiner Erfahrung stimmt das nicht, und es spricht viel dafür, eine Begegnung zu planen: Beide haben Zeit und können sich in Ruhe vorbereiten, etwa eine Dusche nehmen. Außerdem ist Vorfreude wunderbar! Wenn es sich für dich einfach »merkwürdig« anfühlt, sich für ein sexuelles Erlebnis zu verabreden, prüfe einmal, wie es bei einem Date ist. Gibt es da nicht oft auch eine gewisse Hoffnung auf den Ausgang des Abends? Wenn dein Gefühl etwas mit Scham zu tun hat, erfährst du dazu später noch mehr.

Ist eine Technik beim Sex nicht eher kontraproduktiv?

Wenn du nur eine Technik anwendest, kann sich eine Yoni-Massage tatsächlich etwas kühl und sachlich anfühlen, ein bisschen wie eine medizinische Untersuchung. Wenn du jedoch deine ganze Liebe und Aufmerksamkeit einbringst und eine Technik anwendest, ist das Ergebnis exquisit: das, was Liebe und Zuneigung allein schon bewirken, plus ein Stück Kunst.

Ist es nicht peinlich zu üben?

»Peinlich« ist eine Bewertung, die darauf beruht, dass wir alles schon können sollten. Es ist merkwürdigerweise gerade im Zusammenhang mit Sex eine häufige Annahme. Doch woher sollten wir es können? Wo sollten wir es gelernt oder uns abgeschaut haben?

Hier ist eine andere Betrachtungsweise: Findest du es peinlich, wie ein Kind laufen lernt? Oder die ersten Worte ausspricht? Wenn du nicht von dir erwartest, perfekt zu sein, kann Lernen durchaus Spaß machen. Und die Veränderungen zu beobachten und sich darüber auszutauschen bringt Paare näher zusammen.

Die Motivation, die Yoni-Massage zu lernen

Ich möchte dir eine sehr persönliche Frage stellen: Warum willst du die Yoni-Massage eigentlich lernen? Erfahrungsgemäß gibt es zwei Hauptmotive:

1. Es klappt im Bett nicht, wie du willst. Also suchst du nach etwas, damit es zwischen euch klappt. Du hast also ein Problem, das du lösen willst.
2. Euer Sex ist toll, und ihr versteht euch super. Genau deswegen willst du jetzt alles ausprobieren, was geht. Vielleicht gibt's ja noch

etwas Tolleres oder etwas, das auf andere Weise toll ist. Du willst die Grenzen ausloten und hast eine gute Basis.

Beide Motive sind häufig zu finden, und beide sind in Ordnung. Sei ehrlich zu dir, zu welcher Gruppe du eher zählst.

Hier ein wohlgehütetes Geheimnis, wenn du denkst, du gehörst zur ersten und alle anderen gehören zur zweiten Gruppe: Genau das denken die meisten anderen auch. Sehr viele Menschen sind mit ihrem Sexleben unzufrieden, und noch viel mehr Menschen ahnen, dass ihr Sexleben besser sein könnte, auch wenn sie es ganz okay finden.

Die gute Nachricht: Wenn das, was du jetzt schon machst, nicht so gut funktioniert, lernst du hier etwas Neues. Und du kannst so lange etwas Neues ausprobieren, bis du etwas findest, was für dich funktioniert.

Das Y-Modell für Wachstum

Mit dem sogenannten Y-Modell für Wachstum bekommst du einen Leitfaden dafür an die Hand, wie Lernen funktioniert. Ich finde dieses Modell auch deshalb sehr hilfreich, weil man es auf viele andere Bereiche übertragen kann: auf Sex, auf Liebe, auf das ganze Leben. Es basiert auf der Arbeit des Philosophen und Autors Ken Wilber und wurde für dieses Buch erweitert.

Das Modell besagt, dass Wachstum in drei verschiedenen Bereichen stattfindet:

- » Aufräumen
- » Aufwachsen
- » Aufwachen

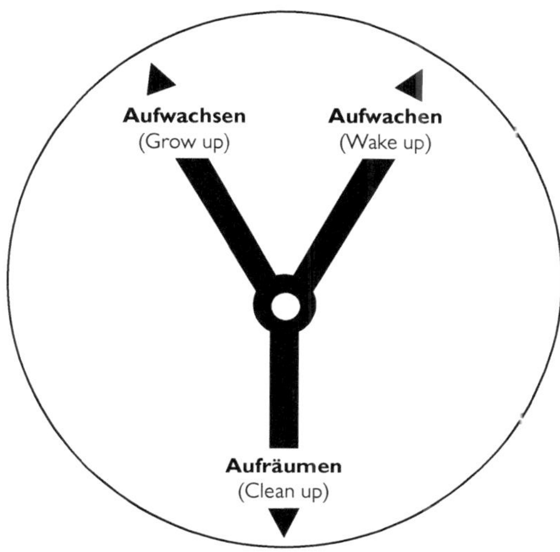

Das Y-Modell für Wachstum ist ein Leitfaden für das Lernen.

Jeder dieser Bereiche trägt zum Wachstum bei, und umgekehrt ist eine ausgewogene persönliche Entwicklung nur möglich, wenn man sich in jedem dieser Bereiche verändert. Zu unterschiedlichen Zeitpunkten im Leben können unterschiedliche Bereiche wichtig sein und einen Schwerpunkt darstellen. Für eine gute Balance ist es wichtig, alle Bereiche zu beachten.

Aufräumen

»Aufräumen« bedeutet, Blockaden und belastende Erinnerungen aus dem Weg zu räumen. Dafür gibt es viele verschiedenen Methoden. Ich schätze besonders Neurolinguistisches Programmieren (NLP), Emotional Unlinking, EMDR, Brainspotting, Körperarbeit und das Glückstraining. Diese Methoden sind wirksam und mit gut vertretbarem Aufwand persönlich zu lernen, es gibt jedoch auch Coaches und Therapeuten, die diese Methoden anbieten. Sich Hilfe zu suchen ist gerade bei Themen sinnvoll, bei denen man sich allein schwertut. Aufräumen ist nach meiner Beobachtung in unserer Gesellschaft bei den meisten Menschen notwendig. Wir wachsen in einer relativ unnatürlichen Umgebung auf und werden von Menschen geprägt, die selbst viele unverarbeitete schmerzhafte Erfahrungen gemacht haben und diese auf uns übertragen oder uns mit ihren eigenen Verletzungen neue Verletzungen zufügen.

Aufwachsen

»Aufwachsen« steht bei Ken Wilber für das Leben auf der »relativen Erscheinungsebene«, wie er es nennt. Er meint damit, dass der Mensch im Lauf seiner Entwicklung mehr Weitsicht gewinnt. Das lässt sich auch auf die Entwicklung von Werten in der Ethik von Menschen übertragen, so wie sie in der »Spiral Dynamics«-Theorie dargestellt werden. Nach meiner Ansicht macht es auch Sinn, den Begriff »aufwachsen« wörtlich zu nehmen: Wir entwickeln uns vom Baby über das Kind zum Erwachsenen und erwerben dabei mehr Fähigkeiten und werden immer selbstständiger. Wir werfen uns im Supermarkt nicht mehr auf den Boden und schreien, wenn unser Lieblingsgetränk ausverkauft ist. Wir entscheiden, welchen Beruf wir ergreifen, wählen Beziehungspartner und finden Freunde. Wir lernen täglich dazu, um im Alltag Verantwortung für unser Handeln zu übernehmen und unser Leben gestalten zu können. Dabei wird deutlich, dass unsere Erfahrungen und unsere Entscheidungen auch von der Vergangenheit und dem Ausmaß, in dem wir aufgeräumt haben, beeinflusst werden. Eine neue Fähigkeit wie die Yoni-Massage zu erlernen fällt in diesen Bereich.

Aufwachen

»Aufwachen« bezieht sich auf die spirituelle Entwicklung, die eine Person im Lauf ihres Lebens durchläuft. Das kann eine Religion betreffen, der man sich verbunden fühlt. Oder man setzt sich mit Philosophie auseinander und damit, wie man sich selbst im Zusammenhang mit der Gesellschaft und dem, was im Leben geschieht, sieht. Auch das Aufwachen beschreibt – ähnlich wie das Aufwachsen – eine Veränderung, die teilweise von ganz allein stattfindet. Vielleicht beginnst du als Jugendlicher mit der Suche nach dem Sinn des Lebens, oder du wurdest in eine stark religiöse Familie geboren und hast schon früh erlebt, wie Glaube für andere funktioniert. Dein Weltbild wird mit 20 Jahren vermutlich anders sein als mit 40 Jahren, und oft verändern einschneidende Erlebnisse unsere Haltung zu Spiritualität. Tod und Geburt sind Themen, von denen wir wissen, dass sie stattfinden, die sich aber nur schlecht in Worte fassen lassen.

Was in diesem Bereich zu deinem Wachstum beitragen kann, sind zum Beispiel Meditation, Rituale, Gottesdienste jeder Art, Gebete und Yoga. Die Yoni-Massage enthält nach meiner Erfahrung spirituelle Anteile sowohl für Gebende als auch für Empfangende. Aufwachen ist zugleich auch der Bereich, in dem wir am wenigsten mit Wollen erreichen können, sondern es geschieht oder es geschieht nicht. Wir können nur günstige Umstände dafür schaffen.

Mit diesem Modell von Wachstum wird deutlich, dass du beim Lernen der Yoni-Massage verschiedene Bereiche berührst. Du wirst beim Lernen bemerken, dass die einzelnen Bereiche – sei es Aufräumen, Aufwachsen oder Aufwachen – für dich unterschiedlich wichtig sind und sich diese Gewichtung im Lauf der Zeit vielleicht verändert. Wenn du feststellst, dass dir einer der drei Bereiche wichtiger ist als die anderen, kannst du dir in diesem Bereich gezielt zusätzliche Unterstützung suchen.

Komfortzone und Komfortmuskel

Ein weiteres schönes Modell, das den Prozess des Lernens beschreibt, ist das Modell der »Komfortzone«. Das ist die Zone, in der wir uns »komfortabel« fühlen: Alles ist bekannt, nichts ist eine große Herausforderung, und unser Stresslevel ist auf null oder nur ab und zu knapp darüber. In dieser Komfortzone bewegen wir uns jeden Tag, und sie ist nützlich, weil wir uns so leicht im Alltag zurechtfinden und orientieren können. Sich in der Komfortzone aufzuhalten, kann jedoch auch etwas langweilig sein, weil wir kein Risiko eingehen und wie auf Schienen durch eine uns schon bekannte Umgebung gleiten. Wenn es eine Komfortzone gibt, existiert auch ein Bereich außerhalb dieser Komfortzone. Und darin wiederum befinden sich Bereiche, die nur ein wenig außerhalb unserer Komfortzone liegen, und solche, die wirklich, wirklich weit davon

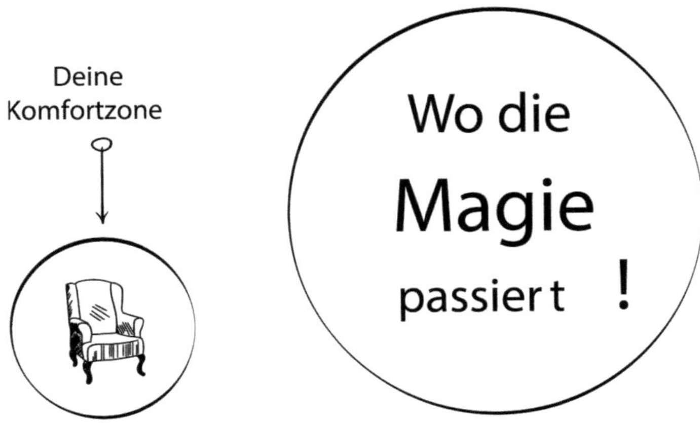

Innerhalb unserer Komfortzone gehen wir eher auf Nummer sicher.

entfernt sind. Irgendwann beginnt die Angst- und Panikzone – einfach weil es sich zu unbekannt und damit bedrohlich anfühlt. Dann sind wir gestresst und fühlen uns nicht mehr wohl.

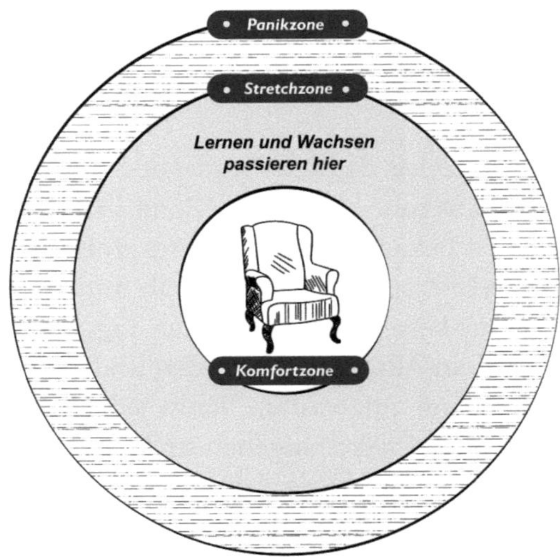

Die Komfortzone besteht aus mehreren Schichten.

Lernen findet an der Grenze der Komfortzone statt, dort, wo sich Bekanntes mit Unbekanntem mischt. Es kann und muss manchmal ein bisschen unkomfortabel sein, wenn wir Dinge ausprobieren, die wir noch nicht kennen, und etwas zum ersten Mal unternehmen, dessen Ergebnis ungewiss ist. Schließlich wagen wir dabei das Risiko, uns auf Unvorhergesehenes einzulassen, und wissen im Voraus nicht, was passiert – sei es etwas ganz Wunderbares oder eher etwas Unangenehmes. Daher nennt sich diese Zone auch die »Stretchzone«.

Bewegen wir uns allerdings zu weit von der Grenze unserer Komfortzone weg, ist der Stresslevel zu hoch, und wir lernen gar nichts mehr. Ein hoher Stresslevel führt nur zu dem Impuls, sich entweder tot zu stellen oder in den Kampf-oderFlucht-Modus umzuschalten. Unser Gehirn ist in dieser Verfassung nicht aufnahmefähig.

Sich außerhalb der Komfortzone zu bewegen lässt sich wie ein Muskel trainieren: Tun wir es regelmäßig, wissen wir, wie sich die Belastung anfühlt. Und wir wissen auch, dass sich der Muskel nach einer Phase der Anstrengung wieder ausruht. Durch Wiederholung wird der Muskel immer kräftiger. Wir sind eher bereit, einmal ein wenig Belastung in Kauf zu nehmen, weil wir uns über die Erweiterung unserer Grenzen freuen. Verlassen wir unsere Komfortzone sehr selten, fühlt sich auch ein sehr kleiner Schritt sehr anstrengend und bedrohlich an, und unser Stresslevel steigt schnell.

Eine gute Idee ist es daher, den »Komfortmuskel« immer wieder mit kleinen Übungen zu trainieren. Wenn du deine Aufmerksamkeit dafür schulst, wirst du jeden Tag kleine Situationen entdecken, in denen du an die Grenze deiner Komfortzone kommst – sei es, eine Bitte zu stellen, einen fremden Menschen anzusprechen, ein unbekanntes Restaurant zu besuchen oder allein in ein bekanntes Restaurant zu gehen ... Dir fallen sicher noch mehr Dinge ein.

Auch das Erlernen der Yoni-Massage wird dich sicher ab und zu herausfordern und aus deiner Komfortzone bringen: Vielleicht ist es für dich mit Scham besetzt, darum zu bitten, was du gerne hättest, genau zu benennen, wie du dich bei der Yoni-Massage fühlst, nackt zu sein, »zu viel« Lust zu empfinden oder »zu laut« zu sein.

Mit diesem Modell der Komfortzone an der Hand ist dir jetzt klar, dass ein bisschen Unbequemlichkeit gut ist. Du lernst, genauer abzustimmen, wie viel davon okay ist, bevor du in die Angstzone gerätst. Als gutes Trainingsbuch kann ich dir »Wunder geschehen da, wo deine Komfortzone endet: 101 Übungen, um Routinen zu durchbrechen und Abenteuer zu erleben« empfehlen (siehe Anhang).Ab und zu herausgefordert zu sein gehört zum Lernen einfach dazu. Auch einen Muskel musst du erst herausfordern, bevor er wächst. Doch so wie die moderne Sportwissenschaft inzwischen weiß, dass Muskelkater kein Zeichen für gutes Wachstum ist, sondern dafür, dass das Training nicht ideal an den Körper angepasst ist, weißt du auch, dass Herausforderung nicht unangenehm sein muss, sondern nur ein vorübergehender Zustand ist, der deine Grenzen auf gute Art und Weise erweitert.

Experiment: Dem Lernen einen Rahmen geben

Etwas, was dir beim Lernen hilft, ist ein besonderer Rahmen, den du um das Lernen setzt – eine Erlaubnis an dich selber, Fehler zu machen: der Experiment-Rahmen. Im Alltag haben wir bestimmte Erwartungen an uns selbst: Es gibt Dinge, die wir gut können, und Dinge, die wir weniger gut können. Dabei geben wir uns immer alle Mühe, möglichst perfekt zu sein. Wenn wir etwas Neues lernen möchten, ist es wichtig, dass wir uns dafür einen Schutzraum geben.

Ich möchte dir dazu ein Beispiel geben: Stelle dir vor, dass du eine neue Sprache lernst. Du beginnst, die Vokabeln und die Grammatik zu lernen, und irgendwann geht es darum, die ersten Sätze selbstständig zu bilden. Zuerst kannst du vielleicht ein paar auswendig gelernte Sätze, von denen du weißt, dass sie stimmen. Doch irgendwann musst du dich trauen, neue Sätze zu formulieren und einfach zu reden, obwohl es vielleicht merkwürdig klingt.

Das bedeutet, dass du dir innerlich selber die Erlaubnis gibst, Fehler zu machen und weiter zu üben. Denn es ist dir im Moment wichtiger, überhaupt zu sprechen, als perfekt zu sein. Während du in deiner Muttersprache Deutsch vielleicht großen Wert darauf legst, dich korrekt auszudrücken und die Worte sorgfältig zu wählen, gestehst du dir hier eine Phase des Lernens und des Ausprobierens zu.

Für die Yoni-Massage brauchst du genau diese Haltung: die innere Erlaubnis, beim Üben Fehler zu machen. Es ist normal, dass du zuerst theoretisches Wissen erwirbst, das du noch nicht genauso umsetzen kannst, wie du es dir wünschst. Es ist normal, dass du Fehler machst. Es ist normal, dass sich nicht gleich alles wunderbar, sondern vielleicht erst einmal schräg, ungewohnt oder merkwürdig anfühlt.

Wenn es nicht so wäre, würdest du nichts Neues lernen, denn dabei stößt du unweigerlich ab und zu an deine Komfortgrenze. Gerade die Erfahrungen, die noch nicht perfekt sind, sind dabei besonders wertvoll: Wenn du sie genau erforschst, findest du am schnellsten heraus, was es noch zu lernen gilt.

Dazu eine wichtige Bemerkung: Auch Tantra-Massage-Profis lernen immer noch dazu. Es ist nicht so, dass du irgendwann alles weißt und deine Yoni-Massagen dann besonders gut wären. Vielmehr ist jede Yoni-Massage immer wieder neu und ein Gesamtkunstwerk aus zwei Personen – jede davon in einem bestimmten Zustand –, die auf eine bestimmte Art zueinander stehen, mit sich und dem anderen präsent sind und in einem gut vorbereitetem Raum Berührung miteinander teilen, die genau in diesem Moment die beste ist, die möglich ist. Gerade als Profi wäre es arrogant zu denken »Ich brauche nichts mehr zu lernen«, denn diese Haltung verführt dazu, das Einzigartige und Neue in jeder Yoni-Massage zu übersehen.

Wie beim Lernen einer neuen Sprache wirst du auch beim Lernen der Yoni-Massage im Lauf der Zeit immer mehr Sicherheit gewinnen und immer häufiger wissen, wie du etwas ausdrückst. Mache dir stets aufs Neue bewusst, dass alle Situationen, die du als »Scheitern« empfinden könntest, in Wahrheit deine besten Lehrer sind.

Tantrische Grundlagen der Yoni-Massage

Über Tantra lässt sich sehr viel schreiben, und viele Menschen haben das auch schon getan. Tantra ist eine Philosophie, die das ganze Leben umfasst und dementsprechend viele verschiedene Themen beinhaltet. Hier findest du daher einen Auszug aus der Gedankenwelt des Tantra, der die für die Yoni-Massage relevantesten Aspekte enthält. Wenn dir gefällt, was du hier liest, empfehle ich dir ein vertiefendes Studium, denn im Tantra gibt es noch viele weitere Perlen zu bergen.

Tantra: Zugang zum Heiligen

Eine schöne Definition für Tantra stammt von André van Lysebeth: »Fügt man der Wurzel »tan« (ausbreiten, erweitern) das Suffix »tra« (welches das Instrumentelle ausdrückt) hinzu, dann erhält man »Tantra«, im wörtlichen Sinn also das Instrument zur Erweiterung des Bewusstseins, um Zugang zum Überbewussten zu erlangen, das die Grundlage des Seins und Zentrum unbekannter Kräfte ist, die das Tantra erwecken und einsetzen will (aus: »Tantra für Menschen von heute«).«

In dieser Definition wird deutlich, dass Tantra weit über das Thema »Sexualität« hinausgeht. Tantra, könnte man sagen, ist eine spirituelle Lebensweise, die sich damit beschäftigt, Erleuchtung in Form von Einheit mit dem Kosmos (wieder) herzustellen, die erst durch die Vereinigung von Gegensätzen wie »männlich« und »weiblich« und die Überwindung dieser Trennung gelingt. Das große Paar der Gegensätze ist Yin und Yang. Dabei steht Yin für das weibliche Prinzip oder Shakti, Yang repräsentiert das männliche Prinzip oder Shiva. Beide Aspekte sind aufeinander bezogen und enthalten jeweils auch das Gegenteil in sich.

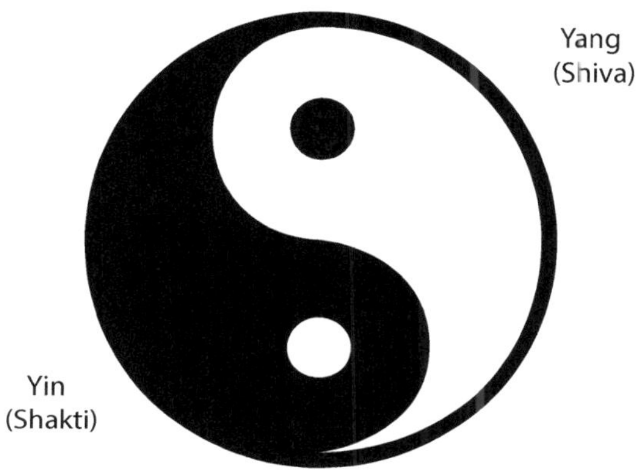

Yin und Yang stehen für das weibliche und das männliche Prinzip.

Eine besonders wichtige Annahme, von der Tantra ausgeht, ist die Einheit von Körper, Geist und Seele, wobei kein Teil weniger oder mehr wert ist als der andere. Wenn diese Einheit optimal gestaltet wird, kann der Mensch nach tantrischer Vorstellung erleuchtet werden, das heißt, er verschmilzt dann mit dem Kosmos. Tantra macht auch konkrete Vorschläge, wie Körper, Geist und Seele entwickelt werden können, sodass der Mensch mehr mit sich, seinen Mitmenschen und dem Kosmos in Einklang ist.

So etwas wie die »Urschuld« im Christentum ist im Tantra unbekannt. Tantra geht davon aus, dass wir alles schon in uns tragen, was wir zur Erleuchtung brauchen, und auch nicht erst auf den Tod warten müssen, um womöglich ins Paradies zu gelangen. Erleuchtung meint dabei nicht, dass wir engelsgleich auf einer abgehobenen Wolke sitzen, sondern dass wir das Leben in vollen Zügen genießen und andere inspirieren.

Auch in der Vereinigung von Mann und Frau sieht die tantrische Lehre eine Möglichkeit, die Dualität, also die gegensätzlichen Pole »Mann« und »Frau«, aufzulösen und eins zu werden. Tantra nimmt an, das jede Dualität nur scheinbar ist und sich die Pole gegenseitig anziehen, um wieder zu einer Einheit zu verschmelzen.

Um diese Einheit als Transformation der Dualität zu erleben, gibt es viele Rituale im Tantra. Sie sind quasi der Gottesdienst. In den Ritualen geht es sowohl um persönliche Transformation und unmittelbares Erleben als auch um einen überpersönlichen Aspekt. Männer und Frauen schlüpfen symbolisch in die Rollen des weiblichen und des männlichen Prinzips. Dabei wird in den Ritualen kein Ausdruck des Körpers verdammt oder für sündig erklärt: Der Körper ist ja nur ein anderer Pol. Für Menschen im Westen ist das revolutionär: Sexualität dient nicht nur der Fortpflanzung – so wie im Christentum beschrieben – oder dem persönlichen Vergnügen, sondern ist ein wichtiger Teil der persönlichen Entwicklung. Der Körper ist nicht bloß ein notwendiges Übel, er ist der Tempel der Seele.

Dass sich Tantra ausschließlich mit körperlichen und sexuellen Erlebnissen beschäftigt, ist eine häufige Fehlinterpretation. Geistige Klarheit, emotionale Offenheit, Kommunikation, Herzöffnung, Willenskraft und eine gute Verankerung im Leben spielen eine genauso große Rolle: Es geht nicht darum, einen Aspekt besonders hervorzuheben, sondern darum, mit dem Kosmos und allen anderen Menschen in Harmonie zu leben. Aus tantrischer Sicht sind alle diese Aspekte miteinander verwoben, und keine Qualität kann optimal entwickelt werden, ohne auch die anderen zu entwickeln. Daher geht ist auch in diesem Buch um weit mehr als nur um eine tolle Massagetechnik für die Yoni, vielmehr findest du hier Inspiration und Anleitung für dein persönliches Wachstum.

Was Sexualität betrifft: Wer seinen Körper wie einen Tempel pflegt und auf kunstvolle Weise viel sexuelles Vergnügen erlangt, tut also etwas für seine Erleuchtung. Hört sich doch super an, oder?

Ganz so einfach ist es jedoch nicht. Ziehen wir noch einmal den Vergleich zwischen Sexualität und Essen heran: Es gibt Fastfood, es gibt Hausmannskost, und es gibt Gourmetessen. Was einen Gourmetkoch zum Gourmetkoch macht, ist nicht die Verwendung möglichst vieler und möglichst teurer Zutaten. Die Kunst besteht darin, die Zutaten raffiniert zuzubereiten und zusammenzustellen. Und da kommt der Aspekt des Lernens ins Spiel. Tantra lehrt eine Art Gourmet-Sex. Doch damit die sexuelle Begegnung wirklich zum Genuss wird, gilt es, die Kunst der Intimität zu erlernen.

Viele Menschen lieben Tantra wegen dieser neuen Verknüpfung: Statt Sexualität als schuld- und schamvoll oder nur als einen tierischen Trieb zu begreifen, fasst Tantra sie als heilig auf und feiert sie. Auf diese Weise fand Tantra auch den Weg in den Westen.

Die Geschichte von Tantra begann sehr früh: Wir wissen heute, dass sowohl im Hinduismus als auch im Buddhismus Untergruppen existierten, die sich »Tantriker« nannten und aus 4000 Jahre alten Schriften eine umfassende Philosophie über das Leben, den Körper und den Weg zur Erleuchtung entwickelten. Wenn du dir vor Augen führst, wie viele unterschiedliche Richtungen im Christentum in etwas mehr als 2000 Jahren entstanden sind, kannst du dir das Chaos – liebevoll »Vielfalt« genannt – vorstellen. Es gibt also nicht »das Tantra«, und es gibt genauso wenig »die Yoni-Massage«.

Außerdem unterscheidet man im Tantra »weißes« Tantra, das sich eher mit Meditation befasst, und »rotes« Tantra, das ganz explizite sexuelle Übungen einschließt. »Schwarzes« Tantra beschäftigt sich mit der Sexualmagie und hat einen eher schlechten Ruf: Manche Menschen, die es praktizieren, beabsichtigen, durch Manipulation des Gegenübers mehr Macht zu gewinnen. Auch heute widmen sich einige Lehrer dem traditionellen Tantra wie Helmut Poller. Weiter verbreitet ist jedoch das »Neotantra« in verschiedenen Variationen. Daraus entstand auch die Yoni-Massage.

Modernes Tantra: Neotantra

Das Neotantra ist stark von dem Weisheitslehrer und Guru Osho geprägt, der alte Quellen aus dem Tantra und neues Wissen aus der Psychologie, insbesondere die Ansätze von Wilhelm Reich, miteinander kombinierte und so seine Anhänger begeisterte.

Osho vereinfachte dabei die strengen Anforderungen, die Tantralehrer des klassischen Tantra an ihre Schüler und an die Praxis des Übens stellten, und passte sie an westliche Verhältnisse an. Dabei berücksichtigte er, dass Menschen aus einer christlichen Kultur – ob nun selber gläubig oder nicht – oft sehr negative Glaubenssätze über Sexualität hatten und dort als Erstes nach Heilung suchten.

Seine Ideen wurden von seinen Schülern weitergetragen und weiterentwickelt. Dabei wird oft ausgelassen, dass es sich um Neotantra und nicht um traditionelles Tantra handelt. Dennoch behaupten alle möglichen verschiedenen Richtungen von sich, das einzig wahre Tantra anzubieten. Das ist insbesondere deswegen absurd, weil Tantra gerade das Brechen von Regeln lehrt und immer wieder dazu ermutigt, niemandem zu glauben, sondern eigene Erfahrungen zu machen.

Bei aller Vielfalt: Wie keine andere Strömung oder Religion hat Neotantra es geschafft, Sexualität aus der Schmuddelecke zu holen, und die tiefe Sehnsucht vieler Menschen erfüllt, Sexualität mit Spiritualität zu verbinden. Neotantra stellt uns dafür nicht nur viele Werkzeuge zur Verfügung, sondern bietet auch eine umfangreiche Liebes- und Sexschule an. Die Yoni-Massage ist eines der zahlreichen Angebote davon.

Eine weitere Konsequenz aus der tantrischen Philosophie ist die große Selbstverständlichkeit, mit der die Sehnsucht nach Berührung – ähnlich wie das Bedürfnis nach Essen und Trinken – verstanden wird. Es wird keine große Geschichte daraus gemacht. Ich nenne diese Sehnsucht daher »Hauthunger«. Auch die Sehnsucht nach sexuellem Erleben wird eher nüchtern betrachtet, denn es geht darum, gut im »Fluss« zu sein. Dabei ist Tantra bei Weitem nicht auf Paare beschränkt und braucht auch keine Übungsgruppe. Bis ein geeignetes Gegenüber gefunden ist, gibt es Rituale der Selbstliebe, die weit mehr als »Befriedigung« bieten.

Die Mütter und Väter der Yoni-Massage

Die Ursprünge der Yoni-Massage liegen im Tantra, Neotantra und Tao, und es gibt verschiedene Menschen, die wesentlich zu ihrer Entwicklung beigetragen haben. Die möchte ich dir hier kurz vorstellen.

Die Tantra-Massage und speziell die Yoni-Massage als eine besondere Form wurde in Deutschland ab 1977 erstmals von dem Tantra-Lehrer Andro (bürgerlich Andreas Rothe, www.diamond-lotus.de) im Rahmen seiner Tantra-Kurse gelehrt.

Schon vorher hatte Josef Kramer in Kalifornien aus tantrischen und taoistischen Elementen die Genitalmassage für den Mann, die Lingam-Massage, entwickelt und 1984 dazu die »Body Electric School« gegründet (www.bodyelectric.org). Aufgrund der steigenden Popularität entwickelte er später gemeinsam mit der berühmten und schillernden Künstlerin und Sexeducaterin Annie Sprinkle die Yoni-Massage (www.anniesprinkle.org). Viele der Griffe heißen heute noch so, wie die beiden Urheber sie genannt haben.

Margot Anand hat die Arbeit mit der Yoni im Rahmen ihrer Skydancing-Tantrakurse ebenfalls früh integriert. Sie war eine Schülerin von Osho, die Neotantra kontinuierlich weiterentwickelt hat (www.margotanand.com).

Ab etwa 1990 gab es erste professionelle Tantra-Massagepraxen in Deutschland, und Nhanga Ch. Grunow (www.tantramassage-lernen.de), Michaela Riedl (www.tantramassagen.de) und andere boten die ersten Ausbildungen in der professionellen Tantra-Massage mit Schwerpunkt auf der Yoni-Massage an. Der 2004 gegründete Tantramassage-Verband (www.tantramassage-verband.de) standardisierte die Ausbildungen für die professionelle Tantra-Massage, und verschiedene Institute verfeinerten das Angebot für interessierte Laien. Die Adressen einiger empfohlener Institute finden sich im Anhang.

Energie und Polaritäten im Tantra

Nach tantrischer Auffassung fließt durch den Körper nicht nur Blut, sondern auch Energie. Falls dir diese Idee ein wenig merkwürdig vorkommt, lade ich dich ein, einfach mit Neugier weiterzulesen und alles, was du liest, zu hinterfragen. Es geht nicht darum, irgendetwas blind zu glauben, sondern offen für Neues zu sein und davon das zu verwenden, was dir nützlich ist. Das wird dir leichterfallen, wenn du die Idee nicht von vornherein zu Blödsinn erklärst, sondern deine Zweifel und Fragen auf später verschiebst. Für die Yoni-Massage ist es zwar nicht notwendig, das Konzept von Energie zu übernehmen, es ist jedoch nützlich.

Das tantrische Energiemodell lässt sich in vielen anderen östlichen Religionen und Philosophien (Hinduismus, Taoismus, Buddhismus) sowie Heilkünsten (Traditionelle Chinesische Medizin, Shiatsu, Yoga, Thaimassage) in ähnlicher Form wiederfinden. Es basiert auf der Annahme, dass der Fluss von Energie eine ideale Art und Weise hat und durcheinandergeraten kann. Der Mensch ist gesund und im Einklang, wenn die Energie ungehindert fließt. Gibt es an bestimmten Stellen im Körper zu viel oder zu wenig Energie oder stockt die Energie, ist der Mensch energetisch aus der Balance. Wenn dieser Zustand länger anhält, kann er körperlich krank werden und auch geistig und seelisch leiden. Denn gehen wir – wie Tantra – davon aus, dass Körper, Geist und Seele eine Einheit bilden, unser ganzes System also zusammenhängt, wirkt sich zum Beispiel ein Ungleichgewicht auf körperlicher Ebene auch auf geistiger und seelischer Ebene aus. Eine gute Yoni-Massage freut daher nicht nur deine Yoni.

Dabei folgt der Energiefluss in unserem Körper einfachen Grundregeln, ähnlich wie in der Physik. Frauen und Männer haben nach tantrischer Vorstellung jeweils einen Plus- und einen Minuspol, zwischen denen – wie zwischen elektrischen Polen – Energie fließt, und zwar vom Plus- zum Minuspol. Der Unterschied ist: Bei Frauen liegt der Minuspol in den Genitalien und der Pluspol im Herzen, bei Männern ist es genau umgekehrt.

Um bei dem Bild mit der Elektrizität zu bleiben: Die Energie setzt sich vom Pluspol aus in Bewegung, und erst wenn genügend Energie geflossen ist, erreicht sie den Minuspol. In der alten Volksweisheit ist also ein Funken Wahrheit, derzufolge bei Frauen erst das Herz offen sein muss, damit Liebe fließen kann, erst dann wird ihr sexueller Pol aktiviert. Bei Männern ist es andersherum: Sie zeigen als Erstes ihre Lust, und wenn die Lust willkommen ist und fließt, wird ihr Herz erwärmt.

Mithilfe der Pole lässt sich auch noch ein zweites Phänomen erklären: Wie wir aus der Physik wissen, ziehen sich gegensätzliche Pole an, während sich gleiche

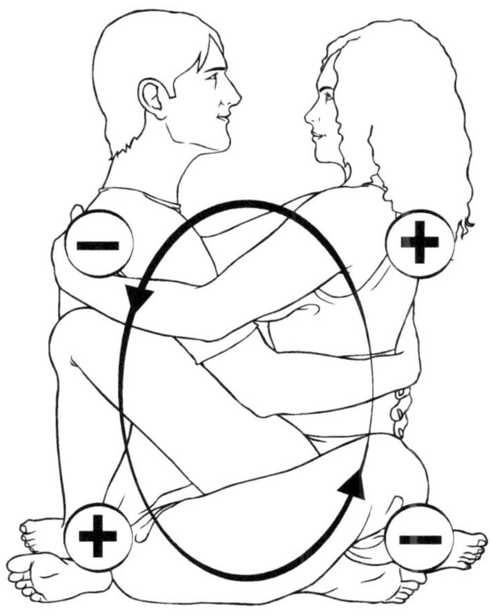

Nach tantrischer Vorstellung fließt die Energie zwischen Mann und Frau im Kreis.

Pole abstoßen. So ist es auch bei Männern und Frauen, die sich also wirklich auf eine Art »magnetisch« anziehen, weil sie entgegengesetzt gepolt sind.

Das Energiemodell im Tantra lässt sich noch weiter differenzieren. Danach sind über den Körper sieben sogenannte »Chakren« oder Kraftzentren verteilt, an denen sich die Energie bündelt und die jeweils für bestimmte Aspekte des Lebens stehen. Das Herz und die Genitalien sind jeweils eins dieser Zentren. Im Idealfall fließt die Energie ungestört zwischen den Chakren hin und her, und jedes Zentrum ist ausreichend mit Energie versorgt, nicht zu viel und nicht zu wenig. Trifft das nicht zu, kann man die Zentren auf verschiedene Art und Weise wecken: durch Atmung, Meditation, Bewegung (zum Beispiel Yoga oder Tai-Chi) oder Massagen, wie eben die Yoni-Massage.

Der Fluss und der Level der Energie kann sich im Lauf eines Tages immer wieder verändern, und viele Dinge haben darauf einen Einfluss: unsere Gedanken, was wir essen, wie wir uns (nicht) bewegen, wo wir uns aufhalten oder mit wem wir zusammen sind. Es geht auch hier – wie immer im Leben – nicht um Perfektion, sondern darum zu entscheiden, wer wir sind und was wir eventuell anders machen möchten, wenn uns ein Zustand nicht gefällt. Das Prinzip von Selbstverantwortung ist wichtiger, als perfekt sein zu wollen und uns damit unter Druck zu setzen.

Die Vorstellung, dass Energie fließt und kreist, ist nicht auf einen einzelnen Menschen beschränkt, Energie kann auch zwischen verschiedenen Menschen fließen. Da erweist es sich als besonders praktisch, dass Frauen und Männer umgekehrt gepolt sind: Sie ziehen sich an, und gerade bei der genitalen Vereinigung sind die Voraussetzungen bestens, dass die Energie in einem gemeinsamen großen Kreislauf durch beide Partner strömt.

Und auch ohne genitale Vereinigung fließt – dem Tantra zufolge – Energie zwischen Menschen, besonders wenn sie sich – wie zum Beispiel bei der Yoni-Massage – physisch nah sind. Eine besondere Möglichkeit ist es, Energie durch bewusste Aufmerksamkeit in die Hände fließen zu lassen und sich so mit einem anderen oder auch mit dem eigenen Körper zu verbinden. Geübte Menschen können Energie auch in einigem Abstand vom Körper noch wahrnehmen und in einer Art Massage bewegen.

Nach tantrischem Weltbild fließt Energie auch zwischen Menschen und Dingen, Menschen und Tieren sowie Menschen und Pflanzen. Es gibt in diesem Weltbild keine »tote« Materie, die nicht auf uns reagiert. Und die moderne Forschung der Quantenphysik kommt langsam zu denselben Ergebnissen.

Energie ist also überall, sie ist im Fluss – und das nicht willkürlich, sie folgt vielmehr bestimmten Gesetzen. Daher ist es auch nicht so, dass dein Nachbar dir »Energie wegnehmen« kann, weil er gerne ein bisschen mehr hätte, oder du aus Versehen Energie »verlieren« könntest. Es ist allerdings auch nicht möglich, Energie für längere Zeit auf Vorrat zu sammeln. Dein energetischer Zustand ist immer ein exaktes Abbild des jeweiligen Moments. Das ist insofern eine gute Sache, als du mit jeder kleinen Änderung deine Energie wieder in Ordnung bringen kannst, sollte sie einmal nicht so gut im Fluss sein: Ein liebevoller, statt ein angstvoller Gedanke, ein tiefer, statt ein flacher Atemzug – und schon ist deine Energie wieder besser in Balance.

Bei der Yoni-Massage spielen zwei Energiekreisläufe eine Rolle: der Energiefluss in jedem Einzelnen und der Energiefluss zwischen den beiden Partnern. Deshalb ist es zum Beispiel so wichtig, dass es auch der Mann bei der Massage bequem hat, denn sonst schwappt seine »unbequeme Energie« zu seiner Partnerin hinüber.

Wir sind ekstatische Wesen

Tantra hegt die Vorstellung, dass unser natürlicher Zustand ein ekstatisches Sein ist – mit allem in Liebe verbunden. Es ist also nicht so, dass wir uns Ekstase als neue Fähigkeit Schritt für Schritt erobern müssen und dazu zu Beginn unserer Reise noch gar nicht in der Lage sind, sondern es ist umgekehrt: Als Babys waren wir vermutlich die meiste Zeit in diesem Zustand, und erst später haben sich Schicht für Schicht Blockaden aufgebaut. Wir tragen diese Blockaden jetzt also Schicht für Schicht wieder ab.

Doch es gibt Ekstase auch schon als starke Kraft in uns, nämlich die sexuelle Energie, die wir ab und zu vielleicht schon erlebt haben. Womöglich haben wir uns dann immer wieder gefragt, wie wir dieses Erlebnis wiederholen können. Wenn die Umstände stimmen, haben wir zu dieser Form von Ekstase wieder Kontakt, etwa durch eine Yoni-Massage. Und ähnlich wie wir Blockaden von außen abtragen können, ist es auch möglich, Blockaden durch Zustände von Ekstase von innen aufzulösen. Ich stelle mir das wie einen Vulkan vor, dessen kraftvolle Lava von innen heraus Platz schafft und Verkrustungen aufbricht.

Ekstatische Erfahrungen setzen zusätzlich einen neuen Maßstab für das, was möglich ist, und üben damit einen gewissen Sog aus. Ich finde das Bild vom »Sog« sehr nützlich für persönliche Entwicklung. Statt Leidensdruck oder Anspruch verlockt uns ein magischer Sog zu mehr guten Erfahrungen.

Warum Yoni statt Pussy?

»Yoni« ist ein Wort aus dem Sanskrit, der Sprache, in der die heiligen Texte des Hinduismus abgefasst sind. Es gibt viele Übersetzungen dafür, die wörtlichste ist »Ursprung«, daneben heißt »Yoni« auch »Quelle«, »heiliger Ort«, »Ruheplatz« oder »Höhle«. Die Yoni umfasst die Gesamtheit der weiblichen Genitalien: Vulva, Vagina und Uterus. Der Begriff wird vor allem im Neotrantra gerne verwendet. Das Äquivalent für die männlichen Genitalien ist »Lingam«. Gemeinsam sind Yoni und Lingam in vielen Tempeln als Symbole zu finden und auch heute noch Bestandteil von Verehrungsritualen.

Viele Menschen, die sich mit Tantra beschäftigen, wählen die tantrischen Begriffe für die Genitalien, weil sie neu und unverbraucht sind. Ihnen haftet weniger das Gefühl der bisher bekannten Sexualität an, und sie implizieren schon einen exotischen Vorgeschmack auf die ekstatische Zukunft. Es fühlt sich leichter und weniger peinlich an, diese Begriffe auszusprechen. Eine »Yoni-Massage« hört sich für »Nichteingeweihte« eher wie eine weitere Wellness-Massage an, nicht wie ein sexuelles Erlebnis.

Ein neues Wort erlaubt es auch, eine neue Geschichte zu erzählen, einen neuen Anfang zu machen und neue Erfahrungen zu sammeln, nicht zuletzt aufgrund der erweiterten Bedeutung des Begriffs: »Yoni« steht für viel mehr als nur für ein Körperteil. Darüber hinaus beschreibt »Yoni« auch eine bestimmte Energie, die mit ihr verbunden ist. Und auch die Vorstellung, dass Sex etwas Natürliches und Heiliges ist und es neben den rein körperlichen Aspekten vielleicht noch mehr zu erleben gibt, ist in dem Wort »Yoni« enthalten.

Lust, Heilung und womöglich Erleuchtung

Die Yoni-Massage wurde nicht nur mit dem Gedanken an den Spaß, den man damit haben kann, entwickelt. Die Idee dahinter ist größer: Ein Anliegen von Tantra ist es, das eigene sexuelle Potenzial ganz auszuschöpfen, möglichst viel sexuelle Energie durch den Körper fließen zu lassen und diese Energie vielleicht sogar zur Erleuchtung zu nutzen.

Du strebst wahrscheinlich nicht die Erleuchtung an. Oder vielleicht doch? Das spielt jedenfalls hier keine Rolle, jeder kann diese Idee nutzen. Forscher sagen, dass wir normalerweise nur ungefähr zehn Prozent unseres Gehirns nutzen. So ähnlich ist es mit unserem sexuellen Potenzial: Wir schöpfen lediglich etwa zehn Prozent unser Genussfähigkeit, unsere Kapazität für Lust und Ekstase, aus. Möchtest du dich da nicht auch sofort auf den Weg machen, um die restlichen 90 Prozent zu finden?

In der Yoni-Massage lernst du neue Techniken kennen, um sexuelle Energie zu wecken, zu bewegen und zu halten. Irgendwann wird dir der bisher bekannte Orgasmus im Vergleich zu dem Ganzkörperorgasmus, den du erleben kannst, wie ein Niesen vorkommen.

Bevor du allerdings dahin kommst, musst du bereit sein, ein paar Blockaden aufzulösen. Das können zum Beispiel Scham, Peinlichkeiten, Verspannungen und schmerzliche Erinnerungen sein. Sie verhindern, dass die sexuelle Energie fließen kann, so wie ein verspannter Muskel verhindert, dass du dich frei bewegen kannst.

Damit du offen für die Erfahrung der Yoni-Massage bist, ist es auch wichtig, dass du sie nicht nur für eine andere Form des Vorspiels hältst, sondern eine ganz eigene Kategorie dafür aufmachst, ihr quasi eine eigene Schublade in deinem Verständnis gibst. Wenn du mit derselben Vorstellung an Yoni-Massagen herangehst wie an Sex, wirst du nicht nur eine Menge verpassen, sondern vermutlich auch enttäuscht sein.

Stelle dir vor, du siehst auf dem Teller vor dir eine leckere Weintraube, du steckst sie dir in den Mund und stellst fest: »Huch, das war eine grüne Olive!« Hättest du eine Olive erwartet, hätte sie dir geschmeckt. Doch so verziehst du vermutlich das Gesicht, weil du etwas anderes erwartet hast. So ähnlich ist es, wenn du dir von einer Yoni-Massage dasselbe versprichst wie von Sex: Deine Erwartungen werden enttäuscht, nicht weil Yoni-Massagen nicht schön wären, sondern weil du dir etwas anderes vorgestellt hast.

Übung: Yoni-Talk

Die Yoni wird oft als selbstverständlicher Teil des Körpers wahrgenommen. Doch genauso wie Männer ihrem Penis gerne ein Eigenleben zusprechen, hat auch die Yoni ein Eigenleben. Genau darum geht es in dieser Übung: Was würde deine Yoni sagen, wenn sie sprechen könnte? Diese Übung lässt sich auf zweierlei Weise durchführen, allein oder mit Partner.

Wenn du die Übung allein machst, suche dir einen ruhigen Platz und mache es dir bequem. Für viele Frauen funktioniert es gut, mit aufrechter Wirbelsäule zu sitzen. Das kann zum Beispiel auf einem Meditationskissen sein. Atme tief und schließe deine Augen. Dann schickst du deine Aufmerksamkeit zu deiner Yoni und beginnst zu lauschen. Du kannst dir selber auch die Frage stellen: »Was würde meine Yoni sagen, wenn sie sprechen könnte?« Vielleicht willst du auch eine Hand oder beide Hände auf die Yoni legen, um eine bessere Verbindung zu ihr aufzubauen. Wie eine Beobachterin hörst du nun zu, als würde eine gute Freundin zu dir sprechen, eine alte, vielleicht lange nicht gehörte Vertraute. Manche Yonis schicken eher Bilder, Farben oder Töne als Wörter oder Sätze. Lass deine Vorstellungen los und mache dich so leer wie möglich, um aufmerksam zuzuhören. Lausche so lange, wie es sich für dich passend anfühlt. Nach einer Weile kannst du auch noch weitere Fragen stellen. Wenn du das Gefühl hast, dass es jetzt rund ist, nimm noch einen tiefen Atemzug, bedanke dich und öffne wieder die Augen. Voilà! Dein erster »Yoni-Talk«.

Wenn du als Frau schon ein wenig erfahrener bist, kannst du einen »YoniTalk« auch zusammen mit deinem Partner machen. Begib dich – wie oben beschrieben – in eine lauschende Haltung.

Dann sprichst du laut aus, was dir in den Sinn kommt. Meine Erfahrung ist: Das funktioniert nur, wenn du hundertprozentig alles aussprichst, sonst versiegt der Wortstrom schnell.

Diese Übung macht in Workshops immer wieder viel Freude. Es ist erstaunlich, was Yonis so alles zu erzählen haben – häufig völlig Überraschendes für ihre Besitzerinnen.

Wie es euch gefällt: Die drei Ausrichtungen der Yoni-Massage

Eine Yoni-Massage ist wie eine Reise: Unterwegs lässt sich viel erleben, und es geht nie nur um das Ziel. Wer eine Reise plant, macht sich meistens ein paar Gedanken darüber, was er erleben will und warum er überhaupt reist. Während der Reise gibt es vermutlich immer wieder größere oder kleinere Abweichungen vom Reiseplan, manchmal, weil man an einem Ort länger verweilen möchte, manchmal weil etwas doch nicht so schön ist, wie erwartet, und manchmal, weil man gerade überraschend eine Eisdiele entdeckt hat, die unbedingt besucht werden will. So ist es auch bei der Yoni-Massage.

Doch wohin soll es überhaupt gehen? Darum geht es in diesem Abschnitt. Die Yoni-Massage kennt drei Ausrichtungen:

1. Forschen
2. Heilen
3. Lust und Ekstase

Alle drei Ausrichtungen eignen sich für genussreiche und intime Yoni-Massagen, und jede Ausrichtung birgt ihre besonderen Qualitäten. Keine ist »besser« oder »schlechter«, speziell für »Anfänger« oder »Fortgeschrittene«. Es kommt immer nur darauf an, was dich jetzt gerade am meisten einlädt, was dich lockt oder wonach sich dein Herz sehnt.

Diese drei Ausrichtungen lassen sich den drei Bereichen im Y-Modell für Wachstum zuordnen – wenn auch nur in bestimmten Aspekten und nicht zu 100 Prozent. Forschen entspricht dem Aspekt »Aufwachsen«, Heilen dem Aspekt »Aufräumen« und Lust und Ekstase dem Aspekt »Aufwachen«. Die drei Ausrichtungen schließen einander nicht aus, sie können während einer Massage nacheinander auftauchen und sich miteinander abwechseln. Wie bei einer Reise werdet ihr manchmal lange im Voraus planen und manchmal ganz spontan mit dem Fluss gehen. Ich empfehle dir, die verschiedenen Ausrichtungen alle auszuprobieren und damit zu experimentieren.

Forschen

Die Qualität von »Forschen« bei der Yoni-Massage dient der Erkundung deines erotischen Potenzials als Frau. Das kann sowohl deinen Körper betreffen als auch deine emotionale und psychische Kapazität, Lust zu empfinden. Dabei kannst du das Spektrum an Gefühlen erforschen, das deine Yoni haben kann. Vielleicht kannst du sogar Empfindungen in Bereichen aufspüren, die du vorher als taub wahrgenommen hast.

Die Grundannahme dieser Forschungsreise ist, dass wir – ähnlich wie wir nur einen Bruchteil unseres Gehirns nutzen – nur einen geringen Teil unserer Kapazität ausschöpfen, Körperempfindungen und Gefühle wahrzunehmen. Der größte Teil unseres Potenzials für Ekstase und Genuss liegt brach. Der Grund dafür ist nicht etwa, dass wir etwas falsch gemacht hätten. Genauso wenig wie es nicht falsch ist, das unser Unbewusstes größer ist als unser Bewusstes. Es ist jedoch auch nicht so, dass wir im Lauf unseres Erwachsenwerdens und durch die Erfahrungen unserer Liebesbeziehungen automatisch etwas über unser ekstatisches Potenzial lernen würden, »wenn es denn wichtig wäre«. Es gibt kein Schulfach für Glück oder Ekstase, und unsere Eltern tun in der Regel auch nicht viel für unsere sexuelle Bildung.

Du hast einen neuen Weg eingeschlagen und liest dieses Buch, damit du ein Stück mehr von diesem wunderbaren Potenzial entschlüsselst, entdeckst und erforschst, und diese Reise lohnt sich in jedem Fall. Eine wichtige Voraussetzung zum Forschen ist das Wissen, dass du das Unbekannte noch nicht kennst und dass du noch nicht weißt, wie es dort aussieht, wie es sich anfühlt und was dich dort erwartet. Wenn du auch nur ahnst, dass etwa 90 Prozent deiner erotischen Kapazität noch unerforscht sind, bekommst du vielleicht – wie ich – eine Gänsehaut. Echtes Forschen ist ein Abenteuer und immer ergebnisoffen. Als die Erde noch unentdeckt war, haben sich neugierige Menschen mit Segelschiffen auf den Weg gemacht und ihr Leben aufs Spiel gesetzt. Du brauchst nur Öl und Gleitmittel für deine Reise, und dein Leben ist ganz sicher nicht in Gefahr. Gleichwohl gibt es großartige Schätze und neue Welten zu entdecken. »Forschen« hört sich also vielleicht viel harmloser an, als es ist.

Ich gebe dir hier ein paar Beispiele, in welche Richtungen du forschen kannst: Forschen schließt ein, dass sich dein Körper zu Beginn der Yoni-Massage anders anfühlt als nach einer Stunde, vor einem Orgasmus anders als nach einem Orgasmus. Dass dein Körper zu Beginn des Menstruationszyklus anders reagiert als in der Mitte. Dass du mit bestimmten Tönen deinen Körper zum Vibrieren bringen kannst und sich jede Berührung dann anders anfühlt. Dass die Stimulation an einer Körperstelle ein bestimmtes Gefühl auslöst und dass, wenn du zwei Stellen miteinander kombinierst, aus dem Verschmelzen der beiden Gefühle ein drittes entsteht.

Eine forschende Yoni-Massage braucht eine enge Kooperation zwischen dir als Empfangender und deinem Partner als Gebendem. Ihr solltet euch immer wieder darüber austauschen, was genau geschieht. Und dann verändert die Berührung um einen Millimeter oder den Druck um das Gewicht eines Reiskorns und spürt wieder hin. Es ist auch möglich, dass der Gebende die Massage leitet und zwischendurch immer wieder innehält und wartet, bis die Empfangende ein neues Signal sendet.

Forschen lohnt sich, um deine Yoni zu erkunden, deine Komfortzone zu erweitern, indem du entlang deiner Grenzen forschst, und eine engere Verbindung zu Bereichen deines Körpers aufzubauen, die noch im Schatten liegen.

Heilen

Heilung geschieht in jedem Moment, in dem sich eine alte Wunde schließt, eine unterbrochene Bewegung vollständig ausgeführt wird, ein nicht ausgedrücktes Gefühl ausgedrückt wird und wir ein Stück auf einer der drei Achsen der Veränderung gehen: aufräumen, aufwachsen, aufwachen. In jedem Fall steht uns neue Energie zu Verfügung, neue Lebendigkeit in einem Bereich, der vorher noch nicht sichtbar oder erstarrt war.

Viele Menschen denken, dass sie zu Profis gehen müssen, um zu heilen. Und das ist meiner Erfahrung nach nur ein Teil der Wahrheit. Unser »Noch-nicht-heil-sein« ist alltäglich, normal und bei Weitem nicht immer ein Fall für professionelle Unterstützung. Heilung geschieht vielmehr durch eine neue Erfahrung mit mehr Bewusstsein, einer anderen Haltung und einer anderen Ausrichtung. So wie sich unser Körper von selbst heilt, will auch unsere Psyche gesunden und tut das auch ganz von allein, wenn wir dafür einen geschützten Raum und ausreichend Zeit zur Verfügung stellen.

Das tantrische Grundprinzip der Anziehung von Gegensätzen, um zur Einheit zu verschmelzen, ist auch hier am Werk: Schmerz zieht Heilung an, Heilung will geschehen, und daraus resultiert Einheit. Ähnlich wie körperliche Wunden brauchen auch seelische Wunden die Unterstützung von außen, etwa besondere Umstände oder Zuwendung. Heilung ist gleichzeitig etwas sehr Großartiges und etwas sehr Banales. Ebenso wie bei Paaren Nähe entsteht, wenn sie mit offenem Herzen einfach Zeit miteinander verbringen, so geschieht Heilung bei bewusster, liebevoller Berührung.

Es ist als Frau oft nicht ganz einfach, die Art der eigenen Wunden zu erkennen, denn wir haben uns mit der Zeit meistens so an sie gewöhnt, dass wir die Beschränkungen nicht mehr wahrnehmen. Ich gebe im Abschnitt »Sexuelles Trauma« ein paar Beispiele dafür, welche Auswirkungen unsere Wunden haben können, und die Liste ist nicht annähernd vollständig. Alles, was dich davon abhält, jeden Moment ekstatisch zu genießen, ist im Grunde genommen ein Irrtum und eine Einschränkung, die auf die eine oder andere Weise aufgelöst werden kann. Wenn du weißt oder vermutest, dass du ein intensives Trauma erfahren hast, empfehle ich sehr, dass du dir therapeutische Unterstützung holst. Eine Yoni-Massage in einem geschützten Raum kann eine gute Ergänzung dazu sein, ist aber nicht in jeder Situation das Richtige. Daher bitte ich dich, sehr genau in dich hineinzufühlen, Signale für Grenzen ernst zu nehmen und insbesondere die Kommunikation, wie sie im Kapitel »Gute Kommunikation« beschrieben ist, anzuwenden. Informiere auch deinen Partner.

Heilen geschieht in vielen kleinen Schritten, und diese Schritte können noch viel kleiner sein, als du jetzt vielleicht annimmst. Womöglich ist es eine Hand, die 30 Minuten auf deinem Bauch liegt und sich gut anfühlt. Oder eine Hand, die auf deiner Brust liegt, während du mit deinem Partner Augenkontakt hältst. Heilung beginnt bei vielen Frauen beim Selbstbild. Sie haben Angst davor, sich nackt zu zeigen, weil sie sich hässlich fühlen. Als Mann wirst du ganz leicht den Unterschied zwischen einer Frau erkennen, die sich in ihrem Köper wohlfühlt, und einer Frau, die mit ihrem Körper unzufrieden ist. Viele Frauen wissen nicht, wie es ist, sich pudelwohl in ihrer Haut zu fühlen. Durch eine Yoni-Massage kann eine Frau ihren Körper so genießen und sich so tief mit ihm verbinden, dass es fast unmöglich ist, sich darin nicht wohlzufühlen – und schwups, ist ein kleiner Schritt zu mehr Selbstliebe getan.

Nicht jede Form von Heilung geschieht fast von allein. In der tantrischen Vorstellung der Yoni spielt Energie dabei eine große Rolle. Wie ich schon erläutert habe, fließt die Energie im Idealfall ungehindert durch den Körper. Ansonsten gibt es Blockaden, die die Energie mehr oder weniger vom Fließen abhalten. Das kann dazu führen, dass sich Energie an bestimmten Stellen anstaut und zu viel ist oder dass insgesamt sehr wenig Energie zirkuliert. Es besteht auch die Möglichkeit, dass die Pole sich »entmagnetisieren« und nur noch eine sehr schwache oder gar keine Anziehungskraft besitzen. Es kann sogar sein, dass die Pole vorübergehend die andere Polarität annehmen. Nach tantrischer Ansicht ist das eine Erklärung dafür, warum viele Frauen dadurch, dass sie im Alltag »ihren Mann stehen«, in der Liebe nicht den Partner finden, den sie sich wünschen: Ihre Ausstrahlung ist so männlich geworden, dass sie wenig anziehend auf männliche Energie wirken. Umgekehrt sind viele Männer so in ihrer Männlichkeit verunsichert, dass ihr männlicher Pol nur sehr schwach ist und sie wenig Anziehung auf Frauen ausüben. Beide Geschlechter bewegen sich dann mehr zur Mitte: Sie sind ein wenig männlich und ein wenig weiblich, und es gibt wenig Anziehungskraft, weil die Polaritäten kaum ausgeprägt sind.

Heilung in Bezug auf die Polaritäten geschieht bei der Yoni-Massage besonders in zweierlei Hinsicht:

» Die Erlaubnis an die Frau, die empfangende Rolle voll und ganz einzunehmen und zu genießen, sich mit ihrem Körper zu verbinden und nichts tun zu müssen, stärkt ihren weiblichen Pol.

» Blockaden in Bezug darauf, empfangen zu können, werden überhaupt erst sichtbar, wenn es nichts zu tun gibt und es um Ruhe und Entspannung geht. Wenn eine solche Blockade auftaucht, ist es als Erstes wichtig, sie anzuerkennen und nicht etwa in Aktionismus zu verfallen, denn ein Zuviel an Aktivität ist ja genau das Muster, durch das die Blockade entstanden ist.

Eine andere Form der Heilung betrifft Schmerzen und vage, unangenehme körperliche Gefühle. Das tantrische Bild vom Körper geht davon aus, dass Gefühle und Erinnerungen nicht nur im Gehirn, sondern auch im Körper gespeichert werden, und zwar an dem Ort, den sie betreffen. Das heißt, dass in der Yoni alle sexuellen Erinnerungen und Berührungen jeder Art gespeichert sind. Durch die bewusste Berührung und die besonders aufmerksame Wahrnehmung während der Yoni-Massage kann es sein, das diese Erinnerungen in Form von Schmerzen, Stechen oder anderen unangenehmen Körperempfindungen auftauchen. Diese Signale sind nie da, um uns das Leben schwer zu machen, sondern sie sind ein Hinweis darauf, dass es noch etwas zu verarbeiten gibt. Sie sind eine Einladung, dort blockierte Energie wieder freizusetzen. Insofern ist der erste Schritt zur Heilung immer, diese Signale zu würdigen und so gut wie möglich wertzuschätzen. Zu einem früheren Zeitpunkt im Leben war es die bestmögliche Verarbeitung einer schmerzlichen Situation, diese Blockade, diesen Schmerz, diese Taubheit oder dieses Signal abzuspeichern und quasi zur »Wiedervorlage« abzulegen. Das heißt nicht, dass du diese Blockade für immer behalten musst, es gilt einfach, sie anzuerkennen, bevor du sie transformierst.

Um Heilung zu erlauben, sind zwei Dinge erforderlich: Die Verletzung oder die Blockade ist spürbar, und man macht eine neue, positive Erfahrung. Es geht nicht darum, die alte Blockade möglichst intensiv zu spüren, im Gegenteil: Wenn du auf eine Erfahrung stößt, also eine Erinnerung sozusagen aktivierst, oder plötzlich ein Gefühl hochkommt, gehst du als Masseur einen klitzekleinen Schritt, einen Zehntelmillimeter zurück und bleibst dann – zusammen mit deiner Partnerin – bei dem Gefühl.

Als Frau ist es gut, für solche Fälle die »Beobachterin« – wie im Kapitel »Frauenfragen« erwähnt – zu stärken, sodass ein Teil von dir die Erfahrung beobachtet und du nicht komplett mit allen Gefühlen in die alte Geschichte hineinpurzelst. Auf diese Weise kann das alte Gefühl erfahren und gefühlt werden, statt blockiert zu sein, und kommt wieder in Fluss, ohne dass du als Frau »abstürzt«. Wenn das passiert, ist ein Stück Heilung eingetreten, eine neue Balance, mehr Ordnung in deinem System. Und du hast eine neue Erfahrung davon gemacht, wie es sich anfühlt, heil und ganz zu sein.

Als Mann sind in solchen Situationen deine Präsenz und deine Bewusstheit gefragt. Es geht weniger darum, etwas zu tun, als vielmehr darum, Zeuge zu sein und der Frau durch die Qualität deiner Berührung und durch deine Aufmerksamkeit eine neue, gute Erfahrung zu ermöglichen.

Heilung geschieht – wie gesagt – nicht von heute auf morgen. Es mag in einer Session einen großen Durchbruch geben, und in anderen Sessions sieht es vielleicht so aus, als hätte sich nichts verändert. Lass dir Zeit und versuche nichts zu forcieren, denn sonst versuchst du Heilung auf demselben Weg zu erreichen, wie die Wunde entstanden ist: durch zu große Intensität, die nicht verarbeitet werden konnte.

Lust und Ekstase

Die dritte Möglichkeit, auf die du die Yoni-Massage ausrichten kannst, ist Lust und Ekstase. Diese Ausrichtung ist eine wunderbare Gelegenheit, dir als Frau den Luxus zu gönnen, deine volle Aufmerksamkeit auf dich, deinen erotischen Genuss und deine Ekstase zu lenken und deinen Körper als Tempel zu feiern. Die Komfortzone, die du dabei vielleicht verlassen musst, ist das Gefühl von »Darf ich wirklich so viel genießen?« oder »Darf ich so viel nehmen, ganz für mich?«. Hier darfst du richtig in die Vollen gehen und jedes Mal auf die Frage »Darf's ein bisschen mehr sein?« mit einem genussvollen Ja antworten. Deine Lust und deine Ekstase können dabei sehr unterschiedliche Ausdrucksformen annehmen: laut oder leise, mit viel oder mit wenig Bewegung. Vielleicht möchtest du ein und dieselbe Berührung und Massagetechnik 30 Minuten lang genießen, vielleicht auch nur drei Minuten. Die Kunst besteht darin, dem Fluss zu folgen, dich in die Mitte des Stroms zu begeben und dich auf nichts anderes als auf deinen Genuss zu fokussieren.

Bei dieser Ausrichtung der Yoni-Massage erschafft ihr als Massagepartner bewusst einen Raum dafür, die Dinge, die gut funktionieren, zu kombinieren und ein Fest daraus zu machen. Dafür ist es gut, wenn ihr ein eingespieltes Team seid, wenn eure Kommunikation leicht fließt und der Mann den Körper der Frau gut kennt und ihre Reaktionen lesen kann. Ihr begebt euch zusammen in einen Fluss und vertraut euch dem Strom an – sei er nun ruhiger oder wilder, leise rieselnd oder reißend. Der Strom fließt in seinem ganz eigenen Rhythmus, und ihr lernt, eventuellen Hindernissen gemeinsam auszuweichen – vielleicht macht ihr eine mentale Notiz für eine spätere Erforschung oder Heilung –, und legt eure Aufmerksamkeit auf die Leichtigkeit, mit der der Strom euch immer wieder wie von allein trägt. Die Bewegungen des Stroms haben eine eigene Harmonie und werden euch irgendwann ans Ufer spülen – genauso selbstverständlich, wie sie euch vorher davongetragen haben.

Es geht darum, dem Genuss zu folgen, statt Lust und Ekstase mit Druck erzeugen zu wollen. Der Körper ist viel schlauer als unser Denken, und Genuss findet im Körper schon statt, wenn du dich nur entspannst und atmest. Das soll nicht heißen, den Kopf zu ignorieren, sondern ihn so zu nutzen, dass er hilfreich ist und nicht im Weg steht. Du kannst eine Expertin für feine Wahrnehmung werden und eine Spürnase für Energie entwickeln, statt unnötigen Konzepten oder Vorstellungen davon, wie etwas funktionieren sollte, nachzuhängen, nur um dann von einer völlig überraschenden Realität eingeholt zu werden. Im Tantra ist diese Art, Lust und Ekstase zu feiern, wie ein Gottesdienst. Ist das nicht wunderbar? Die Vorstellung, dass du vor Lust vibrierst, vor lauter Ekstase verzückst bist und vor Lebendigkeit sprühst, wird im Tantra als einer der besten Wege angesehen, deine Verbindung zum Kosmos zu pflegen.

Deine innere Haltung für die Yoni-Massage

Wer du im Leben bist, wird sich auch in deinen Yoni-Massagen widerspiegeln. Bist du ein entspannter und optimistischer Mensch, wird es dir leichtfallen, entspannte Yoni-Massagen zu geben, und du wirst es dir zutrauen, eine Yoni-Massage so zu gestalten, dass sie deiner Partnerin und dir guttut. Als Empfängerin wirst du dich auf die neue Situation problemlos einlassen können. Stehst du dem Leben misstrauisch gegenüber und erwartest erst einmal das Schlimmste, wird sich diese Lebenshaltung in den Yoni-Massagen ebenfalls zeigen.

Jeder Mensch hat seine eigenen Erfahrungen und seinen eigenen Weg, damit umzugehen. Meine Überzeugung ist es, dass es allen Menschen möglich ist, ein glückliches und erfülltes Leben zu führen. Es ist so gedacht, dass wir uns – jeder auf seine Weise – dahin entwickeln. Yoni-Massagen zu erlernen ist eine Option auf diesem Weg. Und je nachdem, wo du startest und welche Präferenzen du hast, gibt es viele andere Möglichkeiten für persönliches Wachstum. Das Gute daran ist: Alles, was du in deinem Leben in Ordnung bringst, wird auch deine Yoni-Massagen genussvoller, klarer, leichter und fließender machen.

Ein guter Yoni-Masseur zu sein definiert sich nicht in erster Linie darüber, dass du eine tolle Technik kannst, sondern darüber, wie deine Haltung Frauen und dir selbst gegenüber ist. Eine große Rolle spielt es bei Yoni-Massagen auch, wie präsent und vertrauenswürdig, wie wach und neugierig du und dein Partner seid. Magst du als Frau deinen Körper, fühlst du dich sicher und kannst die Situation genießen?

Dieses Kapitel umfasst eine ganze Reihe von Themen, die dir – sei es als Gebender oder als Empfängerin – dabei helfen, gute Yoni-Massagen zu erfahren. Darüber allein ließe sich natürlich schon ein ganzes Buch oder auch mehrere schreiben. Daher werde ich hier auf die einzelnen Punkte nur kurz eingehen. Falls dich einzelne Themen mehr interessieren, lege ich dir sehr ans Herz, mehr dazu zu lesen oder Workshops und Coachings zu besuchen.

Einige Ideen aus diesem Kapitel werden dir bekannt vorkommen, andere sind wahrscheinlich neu für dich. Anders als eine Massagetechnik lässt sich eine innere Haltung nicht so offensichtlich üben, denn es ist schwieriger, Übungssituationen zu gestalten. Betrachte deshalb deinen Alltag als Übungssituation. Gerade in Bezug auf die innere Haltung ist der Unterschied zwischen Theorie und Praxis sehr deutlich. Am Beispiel von Ernährung lässt sich das gut erklären: Viele Menschen wissen, was gesund ist und was nicht. Doch nicht ganz so viele Menschen halten sich auch daran. Wie fast alles, was wir erlernen, entsteht und festigt sich eine innere Haltung durch Übung. Wenn dir etwas neu ist, erwarte nicht, dass du es sofort umsetzen kannst, bloß weil dir die Idee gefällt. Übe Schritt für Schritt und setze neu an, wenn du einmal herausgepurzelt bist.

Achtsamkeit – Sei neugierig auf dich und dein Gegenüber

Jede Yoni-Massage ist einmalig – selbst wenn ihr euch schon länger kennt und sogar einige Yoni-Massagen miteinander geteilt habt. Die beste Haltung ist, sich immer wieder aufs Neue davon überraschen zu lassen, was genau in dieser Yoni-Massage geschieht.

Du kannst Achtsamkeit bei der Yoni-Massage am besten umsetzen, indem du selbst eine achtsame Haltung einnimmst. Das bedeutet, dass du bewusst auf die Gegenwart fokussiert bist und das, was du wahrnimmst, weder bewertest noch versuchst zu kategorisieren, sondern einfach akzeptierst und beobachtest. Manche beschreiben diese Haltung so, als würden sie die Welt mit den Augen eines Kindes betrachten: Alles ist neu, nichts hat bereits eine Geschichte. Dabei beziehst du sowohl die Außenwelt (das Zimmer, den Partner) als auch deine Innenwelt (»Wie fühle ich mich?«) mit ein.

Achtsamkeit heißt auch, dass du erst beobachtest und nicht sofort auf einen Impuls reagierst. Ein sehr anschauliches Beispiel ist ein kleiner Juckreiz an der Nase. Du kannst dich kratzen, doch dann unterbrichst du die Massage. Wenn du diesen Juckreiz einen Moment beobachtest und bis zehn zählst, geht er oft von allein wieder weg. Dieser Trick funktioniert auch sehr gut, wenn ein Gefühl aufkommt und du denkst, dass du unbedingt darauf reagieren willst: lieber erst einmal durchatmen und still bis zehn zählen, wieder durchatmen und noch einmal fühlen.

Wie du in dem Kapitel über die Anatomie noch lesen wirst, hat unser vegetatives oder autonomes Nervensystem zwei Teile, die einander entgegenwirken: den Parasympathikus und den Sympathikus. Das Dumme daran ist, dass der Parasympathikus, der für Entspannung und Regeneration zuständig ist, nicht funktioniert, wenn wir unter Stress geraten. Und der Sympathikus, der bei Stress anspringt und uns dabei unterstützen will, gegebenenfalls zu kämpfen oder so schnell wie möglich zu fliehen, trifft nicht immer die besten Entscheidungen. Gibst du dem Parasympathikus eine Chance einzugreifen, indem du dich selber mit deinem Atem und dem Zählen beruhigst, kommen oft bessere Ergebnisse dabei heraus.

Achtsamkeit schließt auch ein, nicht an einem Ereignis hängen zu bleiben – sei es eine Beobachtung oder ein Gedanke über eine Massagetechnik, die du gerade angewendet hast –, sondern immer wieder neu anzusetzen und in den gegenwärtigen Moment zurückzukommen. Das Bild, dass das Leben wie ein Fluss ist, kann dir dabei helfen: Leben ist ständig in Bewegung, mal schneller, mal langsamer. Du kannst darin schwimmen und kommst ganz leicht voran. Doch wenn du dich am Ufer festhältst oder in die andere Richtung willst, wird es anstrengend.

Präsenz

Aus der Achtsamkeit ergibt sich die Präsenz. Präsenz bedeutet deine Anwesenheit im Moment. Deine volle Aufmerksamkeit ist auf das Hier und Jetzt gerichtet, ohne dich von etwas ablenken zu lassen. Präsenz ist etwas, was Frauenaugen zum Leuchten bringt, denn sie ist deutlich zu spüren. Du wirst für eine Frau fühlbar, wenn du ihr deine Aufmerksamkeit schenkst. Dabei muss gar nichts Großartiges geschehen, vielleicht guckst du ihr einfach tief in die Augen. Sind zwei Menschen, die sich begegnen, präsent, entsteht automatisch Nähe. Mehr braucht es nicht.

Präsenz ist bei der Yoni-Massage noch aus einem anderen Grund sehr interessant: Bist du als Mann für die Frau fühlbar, kann sie entscheiden, ob sie dir vertraut oder nicht. Denk daran: Eine Frau hat viele Antennen, und was immer du versuchst zu verstecken, wird sie vermutlich mit Leichtigkeit wahrnehmen, bewusst oder unbewusst.

Absichtslosigkeit

Absichtslosigkeit ist ein großer Begriff, und er lässt sich in Grund und Boden diskutieren. Denn: Ist hundertprozentige Absichtslosigkeit überhaupt möglich? Natürlich nicht! Denn es braucht ja auch eine Absicht, eine Hand zu haben und einen Yoni-Massagetermin zu vereinbaren.

Was damit gemeint ist, ist Folgendes: Die Yoni-Massage stellt – innerhalb eines verabredeten Rahmens – eine Möglichkeit für ein gemeinsames Erlebnis zur Verfügung. Was genau die Frau und der Mann erleben, ergibt sich aus dem Moment und folgt keiner Absicht. Diese Haltung ist wichtig, damit nicht die Erwartung entsteht, dass diese Yoni-Massage jetzt besonders heilsam oder besonders lustvoll wird, die Frau mindestens zehn Orgasmen hat, sie auf alle Fälle laut stöhnt und so weiter. All diese Dinge können geschehen, müssen aber nicht. Wenn sie von der einen oder anderen Seite erwartet werden, erzeugt das Druck, und die Entspannung ist aus der Tür raus, bevor die Massage überhaupt begonnen hat.

Absichtslosigkeit ist auch wichtig, damit sich die Yoni-Massage nicht als Mittel zum Zweck anfühlt. Ein Mittel zum Zweck könnte zum Beispiel sein, mehr Intimität herzustellen oder die Frau sexuell glücklich zu machen. Beides kann eine Konsequenz aus einer Yoni-Massage sein, aber diese Konsequenzen anzustreben wäre weder absichtslos noch präsent im Moment. Und je mehr du einer Absicht hinterherjagst, desto weniger stellt sich der Effekt ein, den du anstrebst. Eine Yoni-Massage steht am besten für sich selbst. Als Mann darf es natürlich deine Absicht sein, die beste Yoni-Massage zu geben, die dir möglich ist, und als Frau, die Yoni-Massage mit jeder Faser deines Körpers zu genießen.

Akzeptieren, was ist

Aus der Absichtslosigkeit folgt der nächste Punkt: Auch wenn du vielleicht gerne viel Lust hättest, ist vielleicht im Moment eher ruhiges Halten und Heilen dran. Zu akzeptieren was ist, bedeutet, Erwartungen loszulassen, wenn sie sich bewusst oder unbewusst eingeschlichen haben, und das willkommen zu heißen, was jetzt gerade da ist – egal, was es ist. In dem Moment, in dem du es voll und ganz annimmst, kann es sich wandeln und wie in dem Bild des Flusses einfach weiterfließen. Innerlich oder äußerlich in den Widerstand zu gehen ist, wie sich am Ufer festzuhalten: anstrengend. Je mehr du etwas ablehnst, desto wahrscheinlicher bleibt es lange da! Akzeptanz ist eine der Königsübungen bei der Yoni-Massage, denn es können Gefühle hochkommen und sich zeigen, die einer von euch vielleicht beängstigend findet wie Tränen, Wut oder Schmerz. Als Mann ist es in diesem Fall deine Aufgabe, alles, was auftaucht, willkommen zu heißen, so gut du es kannst. Mit der Zeit bekommst du darin mehr Übung. Aus diesem »Akzeptieren, was ist« erwächst ein Gefühl von Ruhe, das dich in die Lage versetzt, ein Ruhepol für die Frau sein, die in der Yoni-Massage möglicherweise auf eine intensive Gefühlsreise geht

Wertschätzung und Neugier

Wertschätzung geht noch einen Schritt weiter als Akzeptanz. Ein anderes oft verwendetes Wort ist Dankbarkeit. Es geht darum, sich bewusst zu machen, was alles schon gut und schön im Leben ist, und dafür Wertschätzung oder auch Dankbarkeit zu empfinden und auszudrücken. Die Sachen, die im Leben gut laufen, nehmen wir oft als selbstverständlich hin. Dadurch erobern die Sachen, die weniger gut laufen, einen unverhältnismäßig großen Raum in unserer Wahrnehmung.

Mit der Haltung von Wertschätzung und Dankbarkeit korrigieren wir diesen Fokus in uns selbst. Die Tatsache, dass du dieses Buch gerade lesen kannst, bedeutet schon, dass viele Dinge in deinem Leben gut laufen: Du hattest Geld, um das Buch zu kaufen. Vermutlich hast du auch genug zu essen, fließendes Wasser, eine Heizung und ein Dach über dem Kopf. Du hast Zeit und Aufmerksamkeit, das Buch zu lesen. Hurra! Diese Liste ließe sich lange fortsetzten, und es lohnt sich, wenn du das tust.

Der zweite Aspekt von Dankbarkeit betrifft andere Menschen, zum Beispiel den Menschen, mit dem du gerade die Yoni-Massage teilst. Ein kurzer Austausch von gegenseitiger Wertschätzung ist eine der Maßnahmen, die Beziehungen am meisten stärken. Sei dabei so spezifisch wie möglich und nimm auch kleine Gesten zum Anlass für deine Wertschätzung, zum Beispiel den Kaffee, den dir jemand gebracht hat. Eine gute Möglichkeit ist es, jeweils drei Dinge zu nennen, über die man sich gefreut hat, und dann ist der andere dran.

Aus der Wertschätzung für all das, was gut und schön ist, ist es einfach, neugierig auf die Zukunft zu sein. Neugier ist eine offene Haltung, die weder voller positiver noch voller negativer Erwartungen ist, sondern alle Antennen auf Empfang stellt, um alles genau mitzubekommen, was geschieht. Neugier ist gleichzeitig entspannend, und das ist eine wunderbare Haltung, um offen für das Leben zu sein.

Verbindung und Nähe

Wichtiger als jede Massagetechnik ist die Verbindung zwischen euch. Als Mann bist du bei der Yoni-Massage als Person genauso wichtig wie dein Können. Bist du als Mann nicht präsent und fühlbar, kann deine Partnerin keine Verbindung zu dir aufbauen. Sie wird sich darüber unsicher sein, was in dir vorgeht und ob die Massage überhaupt von beiden Seiten gewollt ist. Es ist unmöglich, eine gute Yoni-Massage ohne Verbindung zu geben.

Eine Verbindung aufzubauen ist einfach, wenn du die schon angesprochenen Punkte beachtest: Sei präsent, zugewandt und achtsam, habe keine bestimmte Absicht und akzeptiere, was ist. Eine Verbindung bezieht sich immer auf das Hier und Jetzt, und im besten Fall kannst du einfach loslassen, was du schon über dein Gegenüber weißt. Natürlich ist das in Langzeitbeziehungen eher schwierig. Doch mithilfe von Ritualen ist es trotzdem möglich, innerhalb eurer Beziehung einen Raum zu schaffen, in dem ihr euch »wie neu« begegnen könnt.

Scham und Peinlichkeit

Wir leben in einer Gesellschaft, die einerseits sehr offen und plakativ mit Sexualität umgeht, aber immer nur von der Zuschauertribüne aus. Geht es um die eigene Sexualität, wird es stiller. Es ist normal, dass wir unser Innerstes nicht jedem mitteilen, davon hält uns eine gesunde Scham ab. Scham ist ein Mechanismus, der verhindern soll, dass wir Dinge tun, die gegen gesellschaftliche Regeln verstoßen und zu unserem Ausschluss führen würden. Doch wenn uns Scham darüber hinaus davon abhält, unsere Wünsche und Gedanken mitzuteilen, steht sie uns im Weg.

Für eine Yoni-Massage ist es wichtig, dass du dich so wenig wie möglich schämst, weder für deinen eigenen Körper noch für Nacktheit oder deine Sexualität. Wenn du als Mann Scham empfindest, wirst du bei der Yoni-Massage angespannt sein. Deine Scham überträgt sich dann leicht auf die Empfängerin, die sich womöglich fragt, ob es etwas gibt, wofür sie sich schämen müsste, auch wenn sie selber das vielleicht vorher gar nicht so wahrgenommen hat.

Wenn du erlaubst, dass Scham zwischen dir und deinem erfülltem Sexleben steht: Wer hat dann das Sagen? Scham entwickelt sich oft sehr früh im Leben aus Erfahrungen, die wir als kleine Kinder noch nicht reflektieren konnten. Außerdem übernehmen wir oft die Schamgefühle unserer Eltern. Als Erwachsene hinterfragen wir diese Gefühle dann nicht mehr, sondern versuchen, sie zu vermeiden. Doch so bleiben sie uns ewig erhalten. Das Gute ist: Scham hat quasi ein Verfallsdatum. Machst du eine positive Erfahrung und konfrontierst dich mit deiner Scham, läuft ihre Daseinsberechtigung ab, und sie zieht sich langsam, aber sicher zurück.

Eine kleine, feine Übung, um Scham über den eigenen Körper aufzulösen, ist der Besuch einer Sauna. Dort laufen Menschen in vielerlei Gestalt herum, und wenn du genau hinfühlst, wirst du bemerken, wer sich in seiner Haut wohlfühlt und wer nicht. Das ist deutlich sichtbar, und es hat wenig mit der tatsächlichen Körperform zu tun. Guck dir ab, wie sich diese Menschen fühlen und bewegen, und ahme sie nach, bis es dir auch gelingt. In uns allen steckt das Potenzial, glücklich und entspannt wie Kinder in unserm Körper zu sein und uns nicht mit den Idealen irgendeiner Schönheitsindustrie zu vergleichen.

Eine weitere Übung ist es, sich vor den Spiegel zu stellen und sich selber – laut ausgesprochen – Komplimente zu machen. So wie eine Freundin oder ein Freund, der dich wirklich gerne mag, dir Komplimente machen würde, um dich aufzuheitern. Gnadenlos zu übertreiben ist erlaubt. Achte auf den kleinen Funken in dir, der sich freut, auch wenn er Angst davor hat, dass es zu schön ist, um wahr zu sein, sich so wohlzufühlen.

Wenn dir das wirklich gut gelingt, kannst du auch noch einmal die Dinge, für die du dich schämst, vor dem Spiegel laut aussprechen und dabei beobachten, dass die Worte einfach nur Worte sind, die vielleicht genauso wahr oder unwahr sind, wie die, die du vorher ausgesprochen hast.

Ein guter Test ist auch, ob du es schaffst, verschiedene Worte für Genitalien laut auszusprechen – ohne irgendein Gefühl der Beklemmung oder der Lust (!), sondern einfach nur freundlich und entspannt. Das nützt dir nämlich bei der Kommunikation, um die es später noch ausführlich geht, erheblich.

Scheitern und Konflikte sind normal, Lösungen auch

Es ist normal, wenn eine Yoni-Massage – gerade zu Anfang – nicht hundertprozentig rundläuft, und daran solltet ihr weder als Mann noch als Frau die Massage messen. Interessant ist vielmehr, wie ihr mit den Problemen und Herausforderungen umgeht. Es gibt einen schönen Leitsatz dazu: »Konflikte bringen uns näher zusammen.« Wäre es nicht prima, wenn ihr Konflikte dafür nutzt, einander tiefer zu verstehen und besser kennenzulernen? Auf diese Weise seht ihr bei einem Konflikt nicht den Partner oder die Partnerin als Problem und zeigt mit dem Finger aufeinander, sondern schaut euch den Konflikt gemeinsam an, der sich bei genauerer Betrachtung meist nur als ein Missverständnis herausstellt.

Geben und Nehmen und warum die Rollen gar nicht so einfach sind

Bei der Yoni-Massage sind die Rollen eindeutig verteilt: Der Mann gibt, die Frau empfängt. Das hört sich erst einmal ganz einfach an. Doch vielen Menschen fällt es gar nicht so leicht, diese Rollen auszufüllen.

Erstaunlicherweise ist es für viele schwerer zu empfangen, insbesondere für Frauen, denn selbst beim Empfangen wollen sie alles »richtig« machen und dem anderen nicht »zur Last« fallen. In der Vorstellung freuen wir uns zwar über Geschenke, doch wenn du als Mann deiner Partnerin ein, zwei oder sogar mehr Stunden deiner Zeit schenken und sie ganz in den Mittelpunkt stellen möchtest, kann sie dieses Geschenk möglicherweise nicht ohne Weiteres annehmen. Oder sie möchte dabei auch etwas zurückgeben und fängt an, die Massage zu erwidern, und irgendwann gebt ihr beide, und keiner nimmt mehr.

Zum Geben und Nehmen gibt es ein sehr klares Modell, das die amerikanische Körpertherapeutin Betty Martin entwickelt hat (www.bettymartin.org). Dieses »Konsensrad« (»Wheel of Consent«) beschreibt vier mögliche Rollen, die aus der Kombination von »aktiv« und »passiv« beziehungsweise »geben« und »nehmen« entstehen. Überraschend dabei ist für viele, dass sie auch passiv geben können.

1. Aktiv geben: Ich handele und gebe dabei. »Hättest du gerne xy?« (Angebot) »Ja, ich bin bereit, dir xy zu geben.«
2. Passiv geben: Ich erlaube und gebe dabei. »Ja, du darfst.«
3. Aktiv empfangen: Ich darf etwas, ich bekomme die Erlaubnis, etwas zu tun. »Darf ich xy?«
4. Passiv empfangen: Ich empfange und tue nichts. »Bist du bereit, xy für mich zu tun?« (Anfrage).

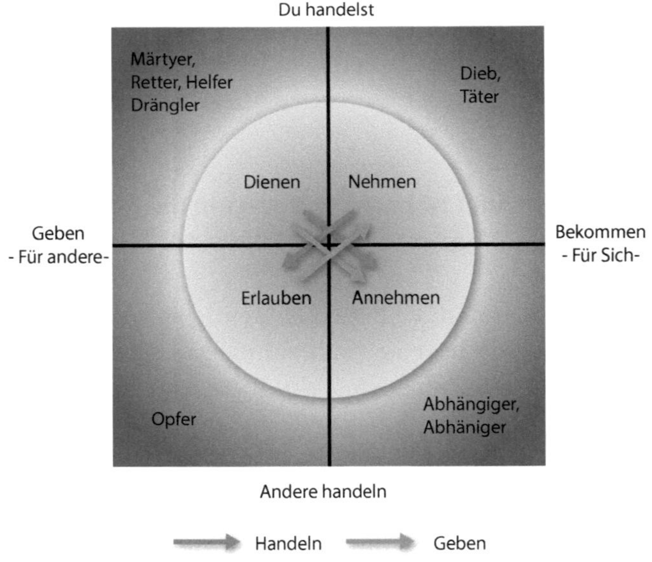

Das »Konsensrad« beschreibt vier Möglichkeiten, wie wir – aktiv oder passiv – geben und nehmen können.

Alle Rollen können sehr angenehm sein. Stress und Unwohlsein entstehen nur, wenn die Rollen nicht klar abgesprochen sind und Grenzen überschritten werden. Dann bewegen wir uns außerhalb des Konsens.

Die zentrale Frage, mit der sich herausfinden lässt, wer in welcher Rolle ist, lautet: Für wen ist es?

Damit die Yoni-Massage nicht plötzlich im gegenseitigen Massieren endet, solltet ihr vorher einen Konsens finden und die Rollen klar festlegen. Stellt euch dazu also die Frage: »Für wen ist es?« Diese Person ist dann der Empfänger. Das ist bei der Yoni-Massage in der Regel die Frau. Deine Aufgabe als Frau ist es, dich zu entspannen und zu genießen. Als Mann gibst du ihr außerdem am besten ausdrücklich die Erlaubnis, sich Änderungen zu wünschen, damit die Massage für sie noch schöner wird.

Bei der Yoni-Massage ist allerdings auch die umgekehrte Konstellation vorstellbar: In die passive Geber-Rolle kann die Frau schlüpfen, wenn der Mann darum bittet, ihr eine Massage geben zu dürfen, und sie ihm die Erlaubnis gibt. Die Massage geschieht dann für ihn, weil er zum Beispiel in den Genuss des Anfassen-Dürfens kommt. Diese Konstellation hört sich vielleicht erst einmal ungewöhnlich an, ist jedoch gar nicht so selten. Umso wichtiger, die Rollen vorher klar festzulegen.

Bist du als Mann in der Geber-Rolle, ist es für dich wichtig, dich ganz auf das Geben einzulassen und nicht bewusst oder unbewusst zu erwarten, etwas im Austausch dafür zu bekommen. Wir wurden oft so erzogen, dass Geben besser als Nehmen ist und wir mit einer indirekten Belohnung rechnen dürfen, wenn wir genug geben – und sei es nur Dankbarkeit. Es ist jedoch eine Falle, wenn wir geben, um unausgesprochen etwas dafür zu bekommen, denn dann geben wir nicht wirklich, sondern machen einen Tauschhandel. Tauschhandel sind im Prinzip nichts Schlechtes, sie werden erst unangenehm, wenn der Ausgleich nicht abgesprochen ist und damit ungeklärte Erwartungen im Raum stehen. Vereinbart ihr einen Ausgleich, dem beide zustimmen, ist die Balance dagegen gewahrt.

In jeden Fall braucht die Frau vor der Massage Klarheit darüber, ob du ihr als Mann eine Yoni-Massage schenkst oder dich über einen Ausgleich freust. Dazu ist es als Mann wichtig, deine Motivation zu prüfen. Wenn du nicht um einen Ausgleich bittest, musst du deiner Partnerin sehr überzeugend vermitteln, dass du ihr die Yoni-Massage ohne weitere

Hintergedanken schenken möchtest. Sonst wird deine Partnerin immer denken, dass sie der Ausgleich ist.

Eine Yoni-Massage, die du gibst, um etwas zu erreichen – sei es der Wunsch nach mehr Nähe oder danach, dass sie dich toll findet, mit dir Sex haben will, dir dankbar ist oder in deiner Schuld steht –, wird sich für die Empfängerin immer etwas schräg anfühlen, weil die Massage dann nicht absichtslos ist. Insbesondere, wenn du deiner Partnerin gegenüber diese Absicht verheimlichst, denn auf diese Weise sendest du eine Doppelbotschaft: Verbal sagst du »Ich will dir einfach eine Yoni-Massage schenken«, unbewusst und nonverbal steckt darin vielleicht die Botschaft »Ich will dich ins Bett kriegen«. Allein dieses fühlbare Spannungsfeld sorgt dafür, dass die Frau dir nicht vertrauen kann. An dieser Stelle zu lügen, lohnt sich nie, denn unser Unbewusstes registriert den Widerspruch. Eine gute und ehrliche Möglichkeit ist es dagegen, der Frau gegenüber zu äußern »Ich möchte dich besser verstehen« oder »Ich möchte dir nah sein«. Das geschieht bei einer Yoni-Massage auf alle Fälle.

Solltest du als Mann oder als Frau einen Ausgleich vorziehen, kann der ganz verschieden aussehen: Du kannst dem Mann zum Beispiel ein leckeres Essen kochen, ihm bei einer schwierigen oder ungeliebten Aufgabe helfen, oder ihr findet gemeinsam eine andere gute Idee, die euch beiden gefällt. Wichtig ist, dass ihr euch vor der Massage darüber einigt.

Frauenfragen

Warum liest eine Frau ein Buch über Yoni-Massagen? Warum bekommt sie nicht einfach eine Yoni-Massage? Vermutlich, weil sie neugierig ist und ahnt, dass es auch für sie etwas zu lernen gibt. Und tatsächlich ist das auch so. Empfangen will gelernt sein, und hier findest du Tipps, die dir dabei helfen, dich in der Rolle der Empfängerin wohlzufühlen und die Yoni-Massage von deiner Seite aus so mitzugestalten, dass du sie maximal genießen kannst. Auch Männer dürfen dieses Kapitel gerne lesen, auch wenn ich hier Frauen direkt anspreche.

Empfangen will gelernt sein

Dein Körper – dein Genuss

Als Erstes geht es um deinen Körper und wie du dich in ihm zu Hause fühlst. Wir leben in einer Kultur, in der 95 Prozent aller Frauen mit ihrem Körper nicht zufrieden sind – ganz unabhängig davon, wie sie aussehen. Dafür gibt es viele Gründe, im vorherigen Kapitel habe ich bereits einige davon erläutert. Einfach gesagt: Wir leben in einer Gesellschaft, in der eine ganze Industrie davon profitiert, dass sich Frauen hässlich fühlen. Und solange Frauen mit ihrem Körper unzufrieden sind, kaufen sie immer mehr und immer wieder Produkte, um das zu ändern

> *Laura Penny, eine wunderbare Feministin, hat einmal gesagt: »Wenn sich über Nacht alle Frauen plötzlich schön finden würden, würde die Wirtschaft zusammenbrechen.«*

Wichtig ist hier: Es ist deine Verantwortung, wie du dich in deinem Körper fühlst. Ich weiß, dass viele Frauen denken, es wäre unmöglich, sich so, wie sie sind, schön zu fühlen, weil sie die Botschaft von außen immer wieder hören. Doch wenn du dich umschaust, wirst du auch Gegenbeispiele finden. Das Gute ist: Wenn du dich entscheidest, dich so zu lieben, wie du bist, hast du die freie Wahl, ob du etwas und was du ändern möchtest, und es ist viel leichter, als wenn du dich dabei selbst ablehnst.

Mit der Entscheidung dich selber anzunehmen, tust du auch deiner Beziehung etwas Gutes, denn es entlastet deinen Partner ungemein, wenn du deine Unsicherheit oder die Ablehnung deines eigenen Körpers nicht auf ihm ablädst. Wie soll er dich lieben und schön finden, wenn du es nicht tust? Er versucht es dann quasi für euch beide, und das ist doppelte Arbeit.

Blockaden sind normal

Dich selber zu mögen und zu lieben bedeutet nicht, dass es keine Blockaden oder Stolpersteine in dir gibt. Blockaden jeder Art sind normal, und es geht nicht darum, sie zu ignorieren oder zu bewerten. Je mehr du sie weghaben willst, desto hartnäckiger bleiben sie bei dir. Es geht darum zu entscheiden, ob du sie behalten willst oder nicht, und wenn nicht, einen geeigneten Weg zu finden, sie aufzulösen. Yoni-Massagen können ein kraftvoller Weg dazu sein. Sie können dich auf dem Weg zu mehr Selbstliebe und zu mehr Genuss in deinem Körper begleiten oder der Weg selber sein. In diesem Buch erfährst du mehr darüber. Es gibt auch viele andere Wege. Gut zu wissen ist einfach, dass sich Blockaden grundsätzlich auflösen lassen. Wenn du danach Ausschau hältst, dann findest du den besten Weg für dich.

Scham auflösen

Viele Frauen finden ihren Körper nicht nur hässlich, sondern schämen sich auch für ihn und für ihre Sexualität. Wie schon im Kapitel über die innere Haltung erwähnt, gibt es einen normalen Anteil von Scham, der die gute Absicht hat, uns davor zu bewahren, aus der Gemeinschaft oder von Familie und Freunden ausgestoßen zu werden, weil wir gegen geschriebene oder ungeschriebene Gesetze verstoßen. Der größere Teil der Scham entsteht jedoch daraus, sich selbst abzulehnen und Dinge peinlich zu finden, die eigentlich nicht peinlich sein sollten.

Wenn dir das bekannt vorkommt, ist es an dir, diese Scham aufzulösen. Solange du sie hinnimmst und Gelegenheiten ausweichst, in denen du sie erleben könntest, bist du eingeschränkt und kannst weniger genießen. Niemand kann dir das Auflösen von Scham und die Entscheidung dazu abnehmen, und wenn du deinen Partner einspannst und er vermeiden soll, dass du dich schämst, habt ihr beide immer einen stark verkleinerten Spielraum für eure sexuellen Erlebnisse.

Ich behaupte: Scham lässt sich relativ leicht auflösen, und es lohnt sich! Alles beginnt mit deiner Entscheidung. Das Auflösen und Loslassen geschieht am besten in kleinen Schritten von Konfrontation mit der Scham und dem bewussten Erleben, für was du dich schämst. Denn du kannst am besten auflösen, was du kennst und benennen kannst. Scham gedeiht nach meiner Erfahrung im Unbewussten, und einmal ans Licht geholt, löst sie sich relativ schnell auf, besonders wenn du dich wieder und wieder mit ihr konfrontierst. Einige Übungen dazu findest du im vorherigen Kapitel. Wenn es dir schwerfällt, hole dir Unterstützung oder besuche einen Workshop.

»Schamlos« zu sein ist übrigens nicht das Ziel, denn es gibt nach meinem Gefühl einen gesunden Anteil von Scham, der uns schützt und uns nicht an Lust und Genuss hindert, sondern uns zu Achtsamkeit und Langsamkeit aufruft, wenn es um nahen persönlichen Kontakt geht.

Für die Yoni-Massage ist es hilfreich, wenn du dich nackt wohlfühlst und dich deinem Partner gerne zeigst. Eine kleine Extraaufgabe für dich: Finde deine Lieblingsworte für deine Genitalien. »Yoni« ist eine Möglichkeit, doch nicht die einzige. Außerdem ist es gut, wenn du deine eigene Anatomie kennst und Worte für die einzelnen Körperteile wie Klitoris oder Vulvalippen hast. Im Kapitel »Grundlagen der Anatomie« findest du genaue Beschreibungen dafü.

Deine Aufgabe bei der Yoni-Massage

Wenn du etwas verschenkst, wie wünschst du dir dann, dass dieses Geschenk angenommen wird? Stell dir vor, du schenkst einer Freundin ein Buch zum Geburtstag. Du hast es ausgesucht, weil du weißt, dass sie sich für dieses Thema interessiert. Du hast das Buch selbst gelesen und findest es wunderbar. Jetzt wartest du gespannt, wie es deiner Freundin gefällt. Welche Reaktion erhoffst du dir? Ist es dir egal, wie sie mit deinem Geschenk umgeht? Möchtest du am liebsten, dass sie es gleich aufmacht, weil sie neugierig ist? Macht es einen Unterschied für dich, ob sie das Geschenk achtlos aufreißt oder sorgfältig auspackt? Freust du dich, wenn ihr das Buch gefällt? Und wenn sie das Buch schon hat, aber trotzdem deine Absicht zu schätzen weiß – wie geht es dir damit? Du siehst, es geht nie nur um das Geschenk, sondern auch um den Kontakt und das, was auf menschlicher Ebene geschieht.

Bei der Yoni-Massage ist das ganz ähnlich: Es macht einen großen Unterschied für den Gebenden, wie du als Frau dieses Geschenk annimmst. Und nicht nur das Geschenk selbst ist wichtig, sondern auch die Art und Weise, wie es gemacht und wie es angenommen wird.

Idealerweise überreicht man ein Geschenk völlig ohne Erwartungen. Es ist eine Einladung, und du kannst Ja oder Nein sagen, je nachdem, wie du dich fühlst. Das macht keinen Unterschied. Du kannst auch Ja »unter Vorbehalt« sagen und deine Wünsche äußern, dann kann der Gebende wieder entscheiden, ob das für ihn passt.

Lernen, Ja zu sagen

Ein wichtiger Punkt bei der Yoni-Massage ist es zu lernen, Ja zu sagen, wenn du Ja meinst. Nicht »vielleicht« oder »hört sich ganz nett an«, sondern klar und deutlich »Ja«. Nur so weiß dein Gegenüber, dass du wirklich Lust auf eine Yoni-Massage hast.

Manchmal ist es vielleicht gar nicht so einfach, ein direktes Ja zu äußern – vielleicht, weil du dich schämst, dir das Geschenk etwas oder viel zu groß ist oder du Befürchtungen davor hast, was in der Yoni-Massage passieren könnte. All das ist völlig normal und lässt sich im Gespräch klären. Es geht dabei auch darum, dein Ja zu differenzieren, genau herauszufinden, wozu du ein Ja fühlst und wozu nicht, denn eine Yoni-Massage besteht aus vielen Elementen. Das zu entscheiden fällt vielen Frauen oft nicht leicht, weil sie nicht gelernt haben herauszufinden, was sie wirklich möchten.

Warum ist das so wichtig? Auch der Mann wagt mit seiner Einladung zu einer Yoni-Massage viel, und die einzige Grundlage, auf der er weiß, ob seine Einladung willkommen ist oder nicht, ist dein Wort. Wenn er sich nicht sicher sein kann, färbt das auf die Yoni-Massage ab, und er kann keine gute Massage geben.

Hier ist eine Übung, mit der du im stillen Kämmerlein entdecken kannst, wozu du ein Ja hast.

Übung: Ja sagen

Nimm dir ein Stück Papier und notiere ganz oben die Frage: »Was würde ich mir wünschen, wenn ich wüsste, dass ich alles bekomme, nicht scheitern kann, nicht verurteilt werde und niemand damit verletze?« Auf die Plätze, fertig, los: Schreiben, ohne abzusetzen. Wenn dir nichts mehr einfällt, wiederholst du einfach das, was du zuletzt aufgeschrieben hast, bis dir wieder etwas Neues einfällt. Das Schreiben ohne Unterbrechung ist eine gute Möglichkeit, den inneren Zensor zu umgehen. Dieser Zensor sagt oft »Sei nicht unbescheiden«, »Es könnte schiefgehen«, »Wenn du A sagst, musst du auch B sagen« und vieles andere.

Lernen, Nein zu sagen

Genauso wichtig wie das eindeutige Ja ist das eindeutige Nein, wenn du Nein meinst. Dein Partner kann sich nur auf dein Ja verlassen, wenn er weiß, dass du auch Nein sagen kannst. Vielleicht ist es ein »Nein, nicht heute, ein andermal gerne« oder ein »Nein, vorher muss ich noch klären, ob …«. Wichtig ist auch hier, dass die Absage klar ist, denn sonst hinterlässt sie beim Mann eine Verwirrung, und er ist nicht sicher, ob du seine Einladung nun annimmst oder nicht, ob er noch nachhaken muss oder nicht.

Viele Frauen haben nicht gelernt, eindeutig Nein zu sagen, sondern wurden als kleine Mädchen dazu erzogen, lieber höflich zu lächeln, wegzugehen und Kontakt zu vermeiden, statt ein klares »Nein, ich bin nicht interessiert« oder »Nein, das will ich nicht« zu äußern. Als Kind galt es als unhöflich, einem Erwachsenen eine Bitte abzuschlagen, und so wurden aus Bitten eigentlich Forderungen. Mädchen lernten, die Wünsche anderer vorwegzunehmen und zu erfüllen, und bekamen kaum Werkzeuge an die Hand, um Wünsche freundlich, aber bestimmt abzulehnen. Und so verhalten sich viele erwachsene Frauen aufgrund dieser unbewussten Programmierungen noch heute: Es fällt ihnen schwer, anderen einen Wunsch abzuschlagen. Sie haben dann das Gefühl, etwas falsch zu machen und weniger liebenswert zu sein.

Das ist paradox, denn als erwachsene Frau wird gleichzeitig von ihnen erwartet, dass sie eindeutig Position beziehen und ihre Grenzen selber wahren können. Auf der anderen Seite ist es oft nur ein Hirngespinst zu befürchten, wir würden abgelehnt oder es uns mit anderen verscherzen, wenn wir Nein sagen. Um Absagen zu trainieren, hier eine konkrete Übung dazu.

Übung: Absagen »kassieren«

Für diese Übung nimmst du dir vor, täglich eine Absage zu bekommen. Du äußerst also einen Wunsch, von dem du vermutest, dass du eine Ablehnung »kassierst«. Fang am besten klein an und »übe dich hoch«. Du kannst zum Beispiel nach einer Vergünstigung für deinen Kaffee oder nach einem kleinen Extra fragen. Oder du bittest eine Kollegin um einen Gefallen. Nimm dabei natürlich Dinge, die dir eine Freude bereiten würden. Diese Übung erweitert deine Komfortzone in zweierlei Hinsicht: Du lernst, um etwas zu bitten. Gleichzeitig übst du dich darin, eine Absage einzustecken.

In Bezug auf die Yoni-Massage kannst du diese Übung als »Trockenübung« machen: Prüfe in dir, ob du deinem Partner gegenüber sowohl Ja als auch Nein mit Leichtigkeit und Freundlichkeit sagen könntest. Wenn das nicht der Fall ist, kannst du auch das kommunizieren und hast ein Wachstumsfeld für dich gefunden.

Entspannen fördert den Genuss

Der menschliche Körper befindet sich im Wesentlichen in einem dieser beiden Modi:

1. Entspannung: Regeneration oder Genuss
2. Stress: Flucht oder Kampf

Dafür zuständig sind zwei verschiedene Bereiche des Nervensystems, von denen jeweils nur einer aktiviert sein kann. Der Grad der Aktivierung kann unterschiedlich sein, es gibt jedoch – vereinfacht gesagt – nur diese beiden Modi. Mehr dazu findest du im Kapitel »Grundlagen der Anatomie« .

Um zu genießen und überhaupt differenziert wahrzunehmen, musst du im Modus »Entspannung« sein. Im Modus »Stress« werden die Signale, die mit Genuss und Sexualität zu tun haben, stark herausgefiltert und erreichen das Gehirn nur zu einem geringem Teil. Anspannung erkennst du zum Beispiel daran, wie sehr die Muskeln in deinem Körper angespannt sind und wie tief oder flach deine Atmung ist.

Entspannung ist also ein wichtiger Bestandteil der Yoni-Massage, denn nur dann steht deine Wahrnehmung wirklich auf Empfang, im Flucht- oder KampfModus ist deine Wahrnehmung sehr eingeschränkt. Der Beginn der Yoni-Massage ist deshalb speziell der Entspannung gewidmet, und während der Massage wird der Mann die Frau auch immer wieder daran erinnern, sich zu entspannen. Als Frau ist es wichtig, dass du dich innerlich darauf einstellst zu entspannen und sowohl geistig als auch körperlich auf Entspannung umschaltest. Das klingt vielleicht selbstverständlich, ist es jedoch nicht. Wir befinden uns im Alltag häufig im Stress, und für viele Menschen ist Stress fast ein Dauerzustand geworden.

Zum Entspannen gibt es viele Techniken. Die einfachste Technik ist, regelmäßig, langsam und tief zu atmen und dabei bei jedem Atemzug bis zehn zu zählen. Für das Nervensystem ist das ein Impuls, sich von Anspannung auf Entspannung umzustellen. Das aktive Mitzählen beschäftigt die Gedanken. Und weil es schwer ist, gleichzeitig an verschiedene Dinge zu denken, lässt der simple Fokus auf das Mitzählen die Gedanken zur Ruhe kommen. Diese Technik kannst du schon vor der Yoni-Massage ausprobieren und jederzeit üben, zum Beispiel abends im Bett.

Hingabe statt Kontrolle

»Hingabe« ist ein Wort, das sich einerseits wichtig und gut anfühlt, andererseits auch ziemlich vage ist. Was bedeutet Hingabe in Bezug auf die Yoni-Massage? Der wichtigste Aspekt dabei ist, die Kontrolle abzugeben und zuzulassen, dass du gerade nicht alles bestimmst und die Massage dich auf eine Reise mitnimmt. Es gibt einen feinen und bedeutenden Unterschied zwischen Hingabe und Grenzüberschreitung. Hingabe findet in den von dir gewählten Grenzen statt. Kontrolle abzugeben heißt nicht, keine Grenzen zu haben oder diese nicht mehr ernst zu nehmen. Daher ist es eine Voraussetzung für Hingabe, dass du weißt, dass deine Grenzen gewahrt werden. Und dafür ist es gut, sie dem Masseur vorher mitzuteilen.

Wenn es dir schwerfällt, dich hinzugeben, liegt das oft an einer Angst, deine Grenzen könnten nicht gewahrt werden und etwas Unangenehmes könnte passieren. Überprüfe in diesem Fall, welche Befürchtungen du hast, und bespreche sie mit dem Masseur. Oft sind es vergangene Erfahrungen wie Geister, die in der Zukunft herumlungern, jedoch nicht wirklich dorthin gehören.

Die Beobachterin in dir

In dir gibt es einen inneren Anteil, der dir dabei hilft, die Kontrolle abzugeben. Ich nenne diesen Anteil »die Beobachterin«. Sie ist ständig wach und nimmt aufmerksam wahr, ob es etwas in unserem Leben gibt, das unsere Beachtung braucht. Eltern kennen diesen Anteil in sich besonders gut, und auch beim Autofahren benutzen wir diesen Beobachter, um den Verkehrsfluss im Blick zu behalten.

Es kann sein, das dieser Anteil bei so etwas Neuem und Aufregendem wie einer Yoni-Massage extraviel Aufmerksamkeit fordert und damit verhindert, dass du genießt und entspannst. Du kannst die Beobachterin jedoch bewusst regulieren, indem du dir klarmachst, ob wirklich eine Gefahr besteht oder ob du in einem sicheren Raum bist. Du kannst dein Unterbewusstsein bitten, diesem Anteil nur fünf Prozent deiner Aufmerksamkeit zu schenken und auf Stand-by runterzufahren, bis die Situation sich stark verändert und erneut deine Aufmerksamkeit braucht. Du kannst auch eine Art Minialarmanlage einbauen: »Bitte gib mir ein Zeichen, wenn das und das passiert«, zum Beispiel, wenn du wegdöst, denn du willst die Yoni-Massage ja nicht verschlafen. Dein Unterbewusstsein arbeitet dann für dich, ohne dass deine Aufmerksamkeit die ganze Zeit gebunden ist. Die Rolle der Beobachterin ist auch nützlich, wenn dich etwas überwältigt oder fast überwältigt: Dann kannst du der Beobachterin mehr Kraft geben, und sie sorgt dafür, dass du einen klaren Kopf behältst.

Sexuelles Trauma

Sexuelles Trauma ist in unserer Gesellschaft so häufig, dass es eher die Regel ist als die Ausnahme. Hier findest du nur ein kurzes Kapitel dazu, weil es nicht der Fokus dieses Buches ist. Nichtsdestoweniger ist es ein wichtiges Thema im Zusammenhang mit Sexualität.

Allein die Definition von sexuellem Trauma ist schwierig, und es gibt verschiedene Richtungen, die Trauma unterschiedlich definieren. Vereinfacht könnte man sagen: Traumata sind Erinnerungen an psychische oder physische Grenzüberschreitungen im emotionalen oder physischen Körper, die entweder einmalig oder wiederholt stattgefunden haben.

Dabei ist es wichtig zu verstehen, dass es hier um weit mehr als die »großen« Gewalterfahrungen von Vergewaltigung und sexueller Nötigung geht. Es sind gerade auch die vielen »kleinen«, unauffälligeren Momente, die einem Kind das Signal senden, dass seine Grenzen nicht akzeptiert werden, zum Beispiel ungewollte Berührungen oder erzwungener Kontakt. Und auch die Wertvorstellungen, die Erwachsene Kindern vermitteln, etwa die Abwertung bestimmter Körperteile oder die Ablehnung eines bestimmten Verhaltens, können (müssen aber nicht) ein Trauma hinterlassen. Ilan Stephani, eine Berliner Körpertherapeutin, beschreibt in ihrem Buch »Lieb und teuer«, wie wir alle in einer sexuellen Matrix landen, die aus den Vorbildern und Werten der Gesellschaft plus unseren ganz persönlichen Erfahrungen gewoben ist und uns in unserem freien Ausdruck, dem Erleben von Glück und im Wahrnehmen davon, was unsere Körper sich wünschen, einschränkt (www.kalis-kuss.de). Ich finde den Begriff der »Matrix« sehr treffend.

Typische Spuren eines Traumas – und diese Liste ist bei Weitem nicht vollständig – können sein:

- sich selbst nicht spüren
- den Körper nicht fühlen, insbesondere die Genitalien
- keinen Bezug zum eigenen Körper haben
- vom Körper in bestimmten Situationen dissoziieren, sich also vom Körpererleben abtrennen
- keine Wünsche haben
- nicht über die eigene Erfahrung sprechen können

» große Scham über den eigenen Körper, Körperfunktionen und sexuelle Gefühle empfinden
» niedriges Selbstwertgefühl
» Toleranz für schlechte Behandlung
» Toleranz für unerfüllten Sex

Diese Symptome können auch andere Gründe haben. Ich kenne viele Frauen, die lange davon ausgehen, dass sie kein sexuelles Trauma erlebt haben, jedoch mit all diesen Symptomen leben. »Sexuell traumatisiert« fühlt sich wie ein Stigma an und so wie »Etwas-stimmt-mit-mir-nicht-brauch-ich-jetzt-jahrelange-Therapie«. Das ist nicht sehr attraktiv. Außerdem herrscht bei vielen Menschen Hilflosigkeit, und sie wissen nicht, wie mit einem Trauma umzugehen ist, ob es aufzulösen ist, und wenn ja, wie. Die gute Nachricht ist: Ja, es gibt einen Weg aus dem Trauma, es gibt sogar viele, und es gibt ganz sicher einen für dich. Und es lohnt sich: Es schenkt so viel Lebendigkeit, so viel Potenzial für Gefühle und Genuss. Dass du als Frau dieses Buch liest, deutet darauf hin, dass dich all diese Dinge interessieren, und die Yoni-Massage kann einen Beitrag zur Heilung leisten. Aber vielleicht ist das nicht die einzige Möglichkeit, und dann will ich dir zurufen: Es gibt Unterstützung in vielen Formen. Einige findest du im Anhang dieses Buches aufgelistet.

Doch das Wichtigste ist, dass du dich auf den Weg machst und Verantwortung übernimmst – in dem Maß, wie es dir jetzt gerade möglich ist. Traumaheilung vollzieht sich in kleinen Schritten, und der Weg ist achtsam, nicht auf die Art und Weise, wie ein Trauma entstanden ist: durch Überwältigung und ohne die Möglichkeit, das Erlebte zu verarbeiten. Nach dem Y-Modell für Wachstum (früher im Buch) geht es bei der Heilung eines Traumas vor allem um das »Aufräumen«. Und alles, was du an neuen Fähigkeiten und neuen spirituellen Dimensionen kennenlernst, unterstützt dich beim Aufräumen – auch die Yoni-Massage. Sie ist wie ein All-inclusive-Angebot für deine Sexualität.

Die Yoni-Massage und der Mann

Männer sind oft zu Recht dafür bekannt, dass sie nicht so viel über sich reden. Und gerade wenn es etwas so Spannendes ist wie die Yoni-Massage, vergisst man als Frau leicht, wie es dem Mann geht. Lass mich hier also wie eine Spionin aus einem fremden Land sein und dir über das Innenleben von Männern berichten.

Er ist aufgeregt

Mehr oder weniger bleibt eine Frau für jeden Mann ein Mysterium, insbesondere ihre Yoni. Er will dir eine wunderbare Erfahrung schenken, doch er ahnt auch, dass es eine Reise in unbekannte Gefilde ist – egal, wie viele Yoni-Massagen er schon gegeben hat. Und kannst du es ihm verübeln? Wahrscheinlich ist deine Yoni dir selbst oft genug ein Rätsel.

Alles, was er tun kann, ist, sich diesem Abenteuer wie ein Mann zu stellen und sein Bestes zu geben, und das will er! Du kannst ihm entgegenkommen, indem du von ihm nicht erwartest, perfekt zu sein, und ihm sagst, dass ihr diese Erfahrung gemeinsam kreiert. Es ist nicht allein seine Verantwortung.

Er tut sein Bestes

Manchmal ist es leicht, den Fehler beim anderen zu suchen, wenn etwas nicht optimal läuft. Doch das Ergebnis davon sind gegenseitige Schuldzuweisungen. Dein Partner sagt dann vielleicht, dass du dich nicht genügend eingelassen hast, du sagst dann wiederum ... Am besten fangt ihr damit gar nicht erst an. Wenn du davon ausgehst, dass der Mann sein Bestes tut, ist es eine ganz andere innere Haltung, mit der du ihm begegnest und ihn würdigst.

Vielleicht ist das Ergebnis (noch) nicht perfekt, und es gibt Dinge nachzubessern, doch auf der Basis von gegenseitiger Wertschätzung ist es viel einfacher, Dinge zu optimieren, als wenn ihr einander Schuld zuweist.

Vertrau deinem Gefühl mehr als seinen Worten

Frauen tendieren oft dazu, anderen mehr zu glauben als sich selbst, besonders, wenn es um Gefühle geht. Das ist schade, denn unser Gefühl ist ein sehr guter Kompass. Aus den verschiedensten Gründen kann es sein, dass ein Mann etwas anderes sagt, als dein Gefühl dir zeigt. Vertraue immer zuerst deinem Gefühl! Wenn es einen Unterschied gibt, kannst du ihn darauf ansprechen. Am besten funktioniert das, wenn er nicht das Gefühl hat, er müsste einen Fehler zugeben, sondern ihr gemeinsam versucht ein Missverständnis auszuräumen.

Er ist nicht für dein Glück verantwortlich

Auch wenn es manchmal so bequem wäre: Dein Partner ist nicht für dein Glück verantwortlich, auch nicht für deinen Genuss bei der Yoni-Massage. Ihr beide kreiert einen Raum, und er gibt sich alle Mühe. Doch die Yoni-Massage kann nur gelingen, wenn auch du dein Bestes tust. Dabei hast du als Frau weniger eine aktive Rolle. Deine Aufgabe ist es vielmehr, dich zu entspannen und hinzugeben, auf deine Grenzen zu achten und klar zu kommunizieren.

... doch er möchte dich glücklich machen

Auch wenn der Mann nicht für dein Glück verantwortlich ist und es gut ist, wenn er sich von diesem Gedanken verabschiedet – es ist trotzdem so, dass er dich gerne glücklich machen möchte. Das widerspricht sich nicht, denn es besteht ein großer Unterschied zwischen dem Wunsch, dich glücklich zu machen, und dem Gefühl, die Verantwortung dafür zu übernehmen. Dieser Wunsch ist ein wesentlicher Grund dafür, warum er die Yoni-Massage lernt, und auch eine Motivation für viele andere Dinge, die er im Leben tut.

»Wunderbar«, sagst du vielleicht, »das kann er gerne machen.« Der Haken daran ist: Es ist gar nicht so einfach, eine Frau glücklich zu machen. Die Autorin Alison Armstrong behauptet, dass viele Frauen nicht Frösche in Prinzen verwandeln, sondern Prinzen in Frösche, weil sie Männern nicht die Chance geben, sie glücklich zu machen, und lieber alles selbst erledigen und kontrollieren wollen. Auf diese Weise würden

Männer oft als »weniger fähig« deklassiert, weil sie die Dinge eben nicht genauso umsetzen wie die Frau.

Sich als Frau glücklich machen zu lassen, ist kein kleines Thema, und ich empfehle die Bücher und Workshops von Alison Armstrong jeder Frau, die sich eingehender damit beschäftigen möchte (www.understandmen.com). Sollte es dir öfter begegnen, dass sich Männer in deiner Gegenwart von Prinzen in Frösche verwandeln – und da ist ehrliche Selbstreflexion gefragt –, ist das ein Ansatz. Bei einer Yoni-Massage hast du die großartige Möglichkeit zu üben: Äußere deine Wünsche, und lass sie den Mann dann auf seine Art und Weise erfüllen, ohne dass du die Yoni-Massage schon hundertprozentig im Voraus planst. Ein wichtiger Punkt dabei: Lass es ihn wissen, wenn es ihm gelingt, dich glücklich zu machen, dann wird er es gerne wieder tun.

Du bist nicht für sein Glück verantwortlich

Umgekehrt bist du auch nicht für das Glück deines Partners zuständig. Dieses Gefühl von Verantwortung schleicht sich oft durch die Hintertür ein: Frauen möchten gerne etwas zurückgeben, wenn sie ein Geschenk bekommen, und sie wollen »nicht zu viel Arbeit machen«, wenn jemand etwas für sie tut. Das kann dazu führen, dass du als Frau während der Yoni-Massage mehr darüber besorgt bist, dass es deinem Partner gut geht, dass er weiß, wie toll er ist und so weiter – und schwups, bist du mehr im Geber- statt im Empfänger-Modus.

Grundsätzlich liegt es in der Verantwortung des Mannes, die Yoni-Massage so durchzuführen, dass er sich zu jedem Zeitpunkt selbst wohlfühlt, und das ist eigentlich auch ganz leicht möglich. Du weißt selber, wie schön es sein kann zu geben.

Er hat Leistungsdruck – mehr als du denkst

Männer sind bei der Yoni-Massage nicht nur häufig aufgeregt, sie messen ihre Leistung auch daran, ob du glücklich bist und dich wohlfühlst. Das erzeugt einen enormen Leistungsdruck, denn wie lässt sich Glück messen, und wann weiß der Mann, dass er gut genug ist?

Außerdem ist es für Männer oft deutlich schlimmer, zu scheitern oder einen Fehler zu begehen, als für Frauen. Du kennst das Beispiel von dem

Mann, der lieber eine Stunde im Kreis fährt, als einmal nach dem Weg zu fragen. Er will gut sein und tut alles dafür, doch der Stress, den er sich damit macht, kann sich negativ auf die Massage auswirken. Es ist seine Aufgabe, diesen Leistungsdruck abzubauen. Doch es ist gut, wenn du davon weißt.

Männerfragen

In diesem Kapitel spreche ich explizit Fragen an, die dich als Mann betreffen, und gebe dir Tipps, die dir dabei helfen, dich in der Rolle des Gebenden sicher und wohl zu fühlen. Außerdem verrate ich dir ein paar Insider-Infos über das Seelenleben von Frauen, die dich Frauen besser verstehen lassen. Natürlich sind auch die Frauen herzlich eingeladen, dieses Kapitel zu lesen.

Geben will gelernt sein

Was sich eine Frau am meisten von dir wünscht ...

... sind keine Diamanten! Das hast du wahrscheinlich schon vermutet. Trotzdem höre ich immer wieder die Frage: Was wollen Frauen eigentlich? Die Antwort auf diese Frage liegt auf einer anderen Ebene, als du vielleicht erwartest. Es geht nicht um materielle Dinge oder um bestimmte Verhaltensweisen. Es geht auch nicht um das Aussehen. Viel wichtiger ist das Geschenk deiner Präsenz und deiner Klarheit. Aus diesen beiden Prinzipien lässt sich fast alles ableiten, was sich eine Frau von dir wünscht. Daher lohnt es sich, diese beiden Prinzipien tiefer zu erforschen.

Präsenz bedeutet, dass du im Hier und Jetzt wach und aufmerksam bist, also so wenig wie möglich durch das, was gestern war oder morgen geschehen könnte, durch deine Geschichte, vorgeprägte Meinungen und Erwartungen beeinflusst bist. Klarheit umfasst die Werte, denen du im Leben folgst. Es heißt, dass du zuverlässig dafür stehst, was dir wichtig ist, und man sich darauf verlassen kann.

Wenn diese beiden Qualitäten bei dir spürbar sind, kannst du der Frau ein Gegenüber sein, der berühmte »Fels«. Dann kann sie sich bei dir sicher fühlen und hat den Raum, sich selbst zu entfalten, sich von ihrer weichen und verletzlichen Seite zu zeigen und sich hinzugeben.

Das bedeutet nicht, dass du als Mann nicht auch schwach sein darfst, ganz im Gegenteil: Klarheit zeigt sich ebenso darin, dass du Grenzen setzt und dich nicht größer oder stärker darstellst, als du jetzt gerade bist. Auch was deine Werte anbelangt, musst du nicht der perfekte Gutmensch sein. Das wäre unrealistisch und wahrscheinlich unehrlich.

Unsicher zu sein ist okay

Unsicherheit ist für viele Männer schambesetzt. Sie erwarten von sich selbst, alles zu können. Ich glaube, dass daran das starke Konkurrenzdenken zwischen vielen Männern schuld ist. Und neben der Schule, in der wir Dinge wie Mathematik und Chemie lernen, gibt es wenige Gelegenheiten, bei denen Jungen und Männer etwas über das Leben lernen können. Die Väter glänzen – in der guten Absicht, Geld für die Familie zu verdienen – häufig mit Abwesenheit, oder sie sind bei einer Trennung so weit aus dem Leben gerückt, dass sie wenig Vorbild sein können.

Wo also können Jungen etwas über das Leben und gerade über das Mannsein lernen? Die allgegenwärtigen Medien sind kein guter Ort dafür. Entweder stecken – wie bei der Werbung – finanzielle Interessen dahinter, oder die Inhalte wie Spielfilme sind nur zu Unterhaltungszwecken gemacht. Und genauso wie niemand aus einem Actionfilm Autofahren lernt, taugen auch die Charaktere nicht für Rollenvorbilder im richtigen Leben. Häufig übernehmen Pornos einen großen Teil der sexuellen Bildung.

Wenn du als Mann also beginnst, etwas über Yoni-Massage zu lernen, hast du wahrscheinlich keine optimalen Startbedingungen gehabt und lebst mit einem Anspruch an dich selbst, der dich unter Stress setzt. Daher hier meine ausdrückliche Ermutigung dazu, dir zu erlauben, unsicher zu sein, etwas nicht zu wissen, Fehler zu machen, dich »dumm anzustellen« oder wie auch immer du es nennen willst. Aus meiner Sicht ist es nicht dumm, sondern nennt sich »lernen«. Wer nie scheitert, hat nie etwas riskiert. Kleines Geheimnis aus der Frauenecke: Männer, die scheitern und es zugeben, sind viel sympathischer als Männer, die lügen oder sich aufplustern.

Sexuelles Trauma – auch ein Thema für dich

Du hast schon ein bisschen über das sexuelle Trauma in diesem Buch gelesen, und es ist ein unbequemes Thema. Bitte beschäftige dich trotzdem damit.

Dafür gibt es verschiedene Gründe:

- » Männer, die weggucken, geben Frauen das Gefühl, dass ein sexuelles Trauma nicht okay ist und sie »beschädigt« sind, wenn sie derartige Erfahrungen gemacht haben.
- » Männer, die weggucken, unterstützen die Gewalt, die andere Männer ausüben, weil sie diese tolerieren.
- » Auch Männer sind Opfer von sexuellen Übergriffen, und oft funktioniert die Verdrängung bei ihnen noch viel besser.
- » Viele Männer haben Angst, selber Täter zu sein, wenn sie ihren sexuellen Impulsen folgen, und verstecken diese Impulse deshalb. Daraus entsteht ein »Signalchaos«, das sie an Frauen senden: »Ich begehre dich« und »Ich schäme mich, dich zu begehren«. Frauen sind irritiert und fragen sich: Wieso schämt er sich? Was ist verkehrt? Will er etwas, für das er sich schämen sollte, und wenn ja, was ist das wohl?

Als Mann lohnt es sich zu üben, sexuelle Signale so auszusenden, dass sie ehrlich sind und die Frau nicht unter Druck setzen. Das ist nicht viel anders, als eine Einladung zu einem Essen oder irgendeiner anderen Aktivität zu äußern: Du willst, dass die Frau frei entscheidet, und du kannst lernen, eine Einladung statt einer Forderung zu äußern.

Übung: Einladung zum Sex

Frage deine Partnerin, ob sie dazu bereit ist, mit dir zu üben und dir Feedback darüber zu geben, wie deine Worte auf sie wirken. Verabredet dazu vorher, dass ihr jetzt nur sprecht und auf keinen Fall wirklich miteinander Sex habt, frühestens sechs Stunden danach. Das heißt, egal, wie gut deine Einladung jetzt ist: Ihr werdet keinen Sex haben. Nur so nehmt ihr den Druck aus der Situation, und deine Partnerin hat keine Angst, dich zu enttäuschen.

Dann formulierst du eine Einladung zum Sex, und deine Partnerin gibt dir Rückmeldung, was bei ihr ankommt. Ihre Aufgabe ist es, so umfassend und präzise wie möglich zu beschreiben, was sie hört und wahrnimmt, auch die total irrationalen Wahrnehmungen. Oder besser: gerade die!

Das sexuelle Trauma als Thema ist vielfältig. Die gute Nachricht dazu: Wann immer es dir – egal, in welcher Form – begegnet, hast du ein gut getarntes Goldstück vor dir. Denn darin ist viel Energie gebunden. Jede Blockade sehnt sich danach, aufgelöst zu werden und wieder frei zu fließen, und du kannst ein Stück dazu beitragen. Als Mann bist du allerdings in einer zwiespältigen Rolle, was Traumata betrifft: Einerseits musst du deine eigene Rolle als Mann definieren und möchtest von der Frau so angenommen werden, wie du bist. Andererseits gibt es gesellschaftlich als »normal« betrachtete Anteile von Gewalt in der Männerrolle, die nicht akzeptabel sind.

Die Yoni ist wie dein Herz

»Harte Schale, weicher Kern« – das gilt für viele Männer. Die tantrische Lehre hat dafür folgende Erklärung: Bei Männern ist das Herz der negative Energiepol. Es ist – im Gegensatz zum positiv geladenen Penis – der empfangende Pol und daher besonders sensibel und ungeschützt. Deshalb ist das Herz viel empfindlicher, als die meisten Männer gerne zugeben möchten. Bei Frauen ist die Yoni der empfindsame Pol, und deshalb ist der Kontakt zu einer Yoni ganz anders, als du ihn dir zu deinem Penis wünschst. Die Yoni nimmt etwas in sich auf, und das macht sie verletzlich. Vielleicht bekommst du eine Idee davon, wie schutzbedürftig sie sich fühlt, wenn du dir vorstellst, wie sich dein Herz anfühlt, wenn dich jemand mit einer gemeinen Bemerkung verletzt. Entscheidend ist, dass du weißt, dass zwischen Yoni und Penis ein großer Unterschied besteht und du die Yoni nicht wie einen Penis behandeln kannst.

Verbindung ist wichtig

Es kann sein, dass du während der Massage die Verbindung zu deiner Partnerin verlierst und sie dann nicht ansprechen möchtest, weil das beim Genuss stören könnte. Deine Verbindung ist jedoch wichtig, und daher lege ich dir besonders die Kommunikationstipps für die offenen und geschlossenen Fragen im Kapitel »Gute Kommunikation« ans Herz. Damit hast du ein paar gute Werkzeuge an der Hand, um deine Partnerin zu erreichen, ohne sie zu stören.

Erwartungen loslassen

Auch wenn du es schon in dem Abschnitt über Absichtslosigkeit gelesen hast – Erwartungen passen nicht in eine Yoni-Massage, wirklich gar nicht. Das Paradoxe daran ist: Was du unbedingt erreichen möchtest, rückt umso weiter von dir weg, je hartnäckiger du versuchst, es zu erlangen. Erwartungen sind auch insbesondere deswegen schmerzhaft, weil sie nie mit dem übereinstimmen, was jetzt gerade passiert. Es ist eine der schwierigsten und gleichzeitig eine der wichtigsten Übungen bei der Yoni-Massage, Erwartungen loszulassen und sich ganz auf den gegenwärtigen Moment einzulassen.

Mäuschen spielen: wichtige Erfahrungen aus dem Leben von Frauen

Bevor du Yoni-Massagen gibst, macht es Sinn, dich ein bisschen damit zu beschäftigen, wie Frauen ticken und wie Sex für Frauen funktioniert. Wir tendieren leicht dazu, von uns auf andere zu schließen, und das kann zu vielen Missverständnissen führen. Ich verspreche dir hier nicht, alle Rätsel aufzulösen, doch mit Sicherheit findest du hier einige wertvolle Informationen, die mehr Licht in das Dunkel weiblichen Verhaltens bringen werden. Und das lohnt sich. Eine Frau, die sich verstanden fühlt, vertraut und öffnet sich.

Frauen sind schön

Frauen werden schon von Kindesbeinen an dazu erzogen, »schön« zu sein. Kleine Mädchen werden dafür gelobt, dass sie »süß« sind, während Jungs dafür gelobt werden, dass sie einen Turm aus Bauklötzen bauen. Später machen Frauen immer wieder die Erfahrung, dass sie an ihrer Schönheit gemessen werden und ihre Attraktivität selten davon abhängt, wie gut sie in Mathematik sind, sondern wie gut sie aussehen.

Das ist eine tückische Sache, denn das Bild von Schönheit ändert sich ständig. Das Sexsymbol Marilyn Monroe hatte Kleidergröße 42 und wäre heute eine »fette Kuh« oder freundlicher ausgedrückt ein Plus-Size-Model. Außerdem sind die Ideale, die man uns vorgaukelt, stark retuschiert, und auch Supermodels sehen in Wirklichkeit nie so aus wie auf den Bildern. Es gibt zahlreiche Beispiele für Vorher-nachher-Vergleiche auf YouTube. Doch während das Gehirn der Frau noch sagt »Siehste!«, reagiert ihr Unterbewusstsein trotzdem auf jede neue Werbung mit dem perfekten Model mit »Ich wusste es doch, ich bin nicht schön genug«.

95 Prozent aller Frauen mögen ihren Körper nicht, die meisten davon gar nicht, und einige haben nur partiell etwas daran zu kritisieren. Diese Einschätzung hat nichts damit zu tun, ob eine Frau fast wie ein Supermodel aussieht oder gerade die 150-Kilogramm-Grenze überschritten hat. Das Gefühl zum eigenen Körper wird selbst dann nicht besser, wenn eine Frau nach gesellschaftlichen Standards als »schön« gilt.

In meiner Arbeit mit Frauen stelle ich immer wieder fest, dass die Haltung von Frauen ihrem Körper gegenüber der Ausgangspunkt dafür ist, Sexualität überhaupt genießen zu können. Denn solange sich eine Frau selbst nicht mag – jedenfalls nicht, bevor sie nicht erst zehn Kilogramm abnimmt oder die Haare endlich in den Griff bekommt –, glaubt sie, dass sie Genuss nicht »verdient« hat, weil sie ihre eigenen Ansprüche nicht erfüllt. Und wenn sie sich selbst nicht schön und liebenswert findet, wie sollte jemand anders das dann tun? Diese Unzufriedenheit mit sich selbst ist einer der Gründe dafür, warum sich manche Frauen schlecht behandeln lassen – sei es in der Beziehung oder im Job. Das Dumme daran: Diese Unzufriedenheit lässt sich nicht ein für alle Mal lösen. Denn kaum hat sich eine Frau mit ihrem Körper angefreundet, verändert sie sich auch schon wieder: Sie wird älter, bekommt vielleicht ein Kind, und die Modeideale ändern sich laufend.

Im Gegensatz dazu haben Männer mit dem Thema »Schönheit« viel weniger Stress. Studien haben herausgefunden, dass sie sich auch mit Glatze und Bierbauch attraktiv finden. Wenn es auch Aufgabe der Frau ist, selbst dafür zu sorgen, dass sie sich mag – als Mann solltest du einfach darum wissen, dass es Frauen schwer damit haben, sich wohl in ihrer Haut zu fühlen. Dieses Wissen kann dir helfen zu verstehen, wie oft Frauen an sich zweifeln, wie oft sie deine Bestätigung brauchen und wie gerne sie deine Komplimente auch zum hundertsten Mal hören.

Frauen haben Angst

Ein zweiter wichtiger Bereich, in dem sich Frauen und Männer enorm unterscheiden, ist das Thema »Angst«. Die Autorin und Lehrerin Alison Armstrong erzählt, dass sie in ihren Seminaren Männer und Frauen getrennt befragt, ob sie schon einmal Angst um ihr Leben hatten. Sie ist Amerikanerin, und unter ihren Teilnehmern sind auch Kriegsveteranen, Soldaten, Polizisten und Männer mit anderen gefährlichen Berufen. Doch bei den Männern bestätigt das nur ein kleiner Teil, während annähernd 100 Prozent der Frauen angeben, dieses Gefühl schon erlebt zu haben. Alison Armstrong begrenzte den Zeitraum daraufhin auf den letzten Monat, die letzte Woche und sogar auf die letzten 24 Stunden. Und selbst im Lauf des letzten Tages lag die Zahl der Frauen, die in diesem Zeitraum Angst um ihr Leben gehabt hatten, immer noch bei fast 100 Prozent.

Warum unterscheiden sich diese Zahlen so gravierend? Dafür gibt es zwei Gründe: Frauen nehmen Gefahr deutlicher wahr, während Männer ein Risiko eher genießen. Ob das jetzt ein angeborener Trieb zum Schutz der noch viel verletzlicheren Kinder oder ein von der Gesellschaft anerzogenes Gefühl ist, ist nicht klar. Die traurige Tatsache ist jedoch, dass Frauen zweifelsohne viel häufiger Gewalt aus dem nahen

Umfeld und insbesondere sexueller Gewalt ausgesetzt sind als Männer. 35 Prozent der Frauen über 15 Jahre haben in Deutschland schon einmal Gewalt erlebt. Fast jede siebte Frau wurde nach einer Studie des Bundesministeriums für Gesundheit schon einmal vergewaltigt, davon kennen 77 Prozent den Täter. Die Täter sind zu 98 Prozent Männer.

Das sind keine schönen Zahlen. Hinzu kommt, dass die Dunkelziffer sehr hoch ist und sich viele Frauen selbst die Schuld zuschieben. (»Ich habe ihn provoziert.«) Solche Verstrickungen führen dazu, dass die Einschätzung einer Gefahrensituation immer schwammiger wird, weil sie von Schuldgefühlen und von der Frage »Hab ich alles richtig gemacht?« beeinflusst wird.

Stell dir vor, du kommst in ein neues Land, in dem auf das kleinste Fehlverhalten drakonische Strafen stehen, und du kennst die Regeln nur zum Teil. Das ist zum Beispiel in China so: Google ist ein No-Go, und das Aufrufen bestimmter Webseiten kann schon dazu führen, auf eine schwarze Liste gesetzt zu werden. Das Falsche zu fragen kann auch andere ins Unglück stürzen. Die Strafen für Fehlverhalten sind hart, und Polizei und Richter sind nicht wohlwollend, man kann auch nicht mit ihnen verhandeln. Im Gegenteil: Du hast das Gefühl, sie treffen ihre Entscheidungen willkürlich und ohne Rücksicht. Wie fühlst du dich dann?

»Sicherheit« ist für Frauen ein schwer erreichbarer Zustand, und es ist gut, wenn du das weißt. Insbesondere in der Yoni-Massage braucht die Frau einen hohen Grad von Vertrauen, um sich bei dir sicher zu fühlen. Dieses Gefühl kannst du unterstützen, indem du sie aktiv nach ihren Grenzen befragst und alle Grenzen, die du kennst, genau beachtest. Frage sie auch, welche Befürchtungen sie gegebenenfalls hat und was ihr dabei hilft, sich sicher zu fühlen. Beziehe die Frage dabei nicht allgemein auf all das, was eventuell schiefgehen könnte, sondern fokussiere sie darauf, wie ihr die Massage gemeinsam so gestalten könnt, dass sich deine Partnerin gut aufgehoben fühlt. Das ist weder ihre noch deine alleinige Aufgabe, sondern eure gemeinsame Verantwortung. Eine Möglichkeit für Sicherheit zu sorgen ist zum Beispiel, dass du in den ersten Yoni-Massagen ankündigst, was du als Nächstes tun wirst.

Frauen haben einen 7. Sinn

Frauen wird der 7. Sinn nachgesagt, und du weißt jetzt vielleicht auch, warum: Sie haben ihre Antennen immer ausgefahren, um jedes Signal aufzunehmen, das Gefahr bedeuten könnte, oder jedes Kompliment einzusammeln, das ihnen bestätigen könnte, dass sie schön und gut genug sind, um geliebt zu werden.

Mit anderen Worten: Es ist schwer, einer Frau etwas vorzumachen. Manchmal wird sie nicht wahrhaben wollen, was sie eigentlich schon weiß, aber ahnen wird sie es in den allermeisten Fällen bereits. Spar dir also am besten gleich das »Sotun-als-Ob« und lerne, ehrlich zu kommunizieren. Das macht nicht nur dein Leben einfacher, sondern deine Beziehungen zu Frauen ungleich tiefer und spannender!

Im Zusammenhang mit der anderen Wahrnehmung von Sicherheit und der erhöhten Aufmerksamkeit gibt es noch einen weiteren Unterschied zu Männern: Frauen nehmen in der Regel viel mehr Details in der Umgebung wahr, und viele dieser Details fühlen sich wie Aufforderungen an: Ein Glas, das rumsteht, gehört in die Spülmaschine. Dreckige Socken gehören in den Wäschekorb. Ein Kleidungsstück, das zerknüllt herumliegt, muss aufgehängt werden. Eine offen stehende Massageölflasche muss zugeschraubt werden.

Deshalb sollte der Raum, in dem die Yoni-Massage stattfindet, schön gestaltet werden, damit deine Partnerin nicht als Erstes den Impuls verspürt aufzuräumen. Dir als Mann fällt es leicht, alles Unwesentliche auszublenden oder zu entscheiden, dass du dich später darum kümmerst. Auf eine Frau wirken unaufgeräumte Dinge wie konstante kleine Erinnerungen. Sie denkt nicht nur einmal, dass das Glas in die Spülmaschine muss, sondern jedes Mal, wenn ihr Blick darauffällt. Und wenn du jetzt denkst »Dann soll sie doch einfach nicht dorthin schauen«, ich gebe ihr eine Augenbinde, dann hast du dich geirrt: Es gibt auch einen inneren Dialog.

Mit einem sexuellem Trauma umgehen

Bei aller Achtsamkeit und dem 7. Sinn: Gewalt und gerade sexuelle Gewalt existieren, und das hinterlässt Spuren. Diese Spuren heißen Trauma. Vergewaltigung ist eine extreme Form der Gewalt, sexuelle Belästigungen und Grenzverletzungen sind entsprechend viel häufiger. Meiner Einschätzung nach haben die meisten Frauen schon Erfahrungen damit gemacht, dass ihre sexuellen Grenzen nicht respektiert wurden, und tragen bewusst oder unbewusst Verletzungen daraus in sich.

Gerade sehr frühe Erfahrungen sind oft unbewusst, jedoch umso relevanter, weil kleine Kinder Dinge nicht relativieren können und alles auf sich selbst beziehen. Wenn sie auf eine Art berührt werden, die sich schlecht anfühlt, gehen sie davon aus, dass der Erwachsene, der das tut, recht hat, und denken: »Ich habe es nicht anders verdient«, »Sein Wille ist wichtiger als meiner«, »Es ist meine Schuld« oder »Mein Gefühl ist falsch«.

Gleichzeitig haben Frauen oft keine Gelegenheit, ihre Gefühle angemessen auszudrücken. Wenn es Traurigkeit ist, werden sie schnell aufgeheitert. (»Ist doch nicht so schlimm, hör auf zu weinen.«) Wenn es Wut ist, werden sie schnell in ihre Grenzen verwiesen, weil sie (zu) laut sind. Außerdem werden sie, wenn sie schon sprechen können, in vielen Fällen nicht ernst genommen, oder die Grenzverletzung wird heruntergespielt. (»Das war doch nur ein Knutscher von Onkel Heinz.«)

Kinder hören auf, eigene Grenzen zu ziehen, wenn sie ständig überschritten werden, und orientieren sich dann mehr daran, was die Umwelt von ihnen erwartet, als ihre eigenen Wünsche zu formulieren. Und gerade Mädchen werden dazu erzogen, immer freundlich zu lächeln und liebenswert zu sein. Aus meiner Arbeit kenne ich unzählige Frauen, die ihre Wünsche nicht formulieren (können) und kaum für ihren eigenen Genuss eintreten: Sie warten ab, was der Mann tut. Kommt dir das bekannt vor?

Gleichzeitig gibt es eine Menge unausgedrückter Wut und viel Misstrauen, die sich oft nicht mehr gegen eine bestimmte Person richten, sondern pauschal gegen alle Männer. So entsteht das Vorurteil »Männer sind Schweine«. Und weil auch Jungen und Männer oft Zeugen von Grenzüberschreitungen und Gewalt geworden sind oder sie selber erlebt haben, bekommen auch sie Angst vor ihrer eigenen Sexualität, denn »ein Schwein« wollen sie nicht sein.

Diese Muster werden dir in der Sexualität immer begegnen, meist unbewusst. Bei einer Yoni-Massage können sie auftauchen, gerade weil beide Partner besonders achtsam sind und vielleicht zum ersten Mal die Möglichkeit besteht, das Erfahrene zu spüren. Heilung geschieht in dem Moment, in dem die alten Gefühle, ohne sie zu bewerten, ausgedrückt werden können und eine neue, positive Erfahrung gemacht wird: Dieser Mann achtet meine Grenzen. Diese Erfahrung kann einer Frau ein Stück Lebendigkeit zurückgeben, denn sie gewinnt Vertrauen ins Leben und in ihre Sexualität zurück.

Ziehen wir noch einmal den Vergleich zum Essen heran: Wäre es nicht schön, wenn wir frei entscheiden könnten, was uns schmeckt und wann wir Hunger haben? Oder mit wem wir zusammen essen? Wenn es uns Spaß macht, lernen wir Kochen, vielleicht sind wir eine Zeit lang Vegetarier. Wir achten darauf, was uns schwer im Magen liegt und was uns gut bekommt oder wann wir satt sind. Und es ist uns keinesfalls peinlich, wenn wir Hunger haben. Klingt verrückt, oder? Das wäre die natürliche Entwicklung unserer Sexualität. Daran, wie stark wir davon abweichen, kannst du erkennen, wie viele Faktoren unsere sexuelle Entwicklung beeinflussen und wie sehr sie noch in den Kinderschuhen steckt. Anders gesagt: wie groß das sexuelle Potenzial ist, das wir noch entfalten können.

Beziehungsformen: Freundschaft, Beziehung und Affäre

Eine Yoni-Massage braucht zwei Menschen. Das ist das Einzige, was feststeht. In welchem Verhältnis beide zueinander stehen, ist völlig offen, solange genug Vertrauen für die nächsten zwei bis drei Stunden vorhanden ist. Zwei Freunde können sich verabreden (oder Freundinnen!), als Frau kannst du eine Massage bei einem Profi buchen, eine Yoni-Massage kann eine Affäre oder eine langjährige Beziehung bereichern. Für die Massage ist keine dieser Beziehungsformen besser oder schlechter. Eine Yoni-Massage zu teilen bedeutet auch nicht, dass aus einer Affäre eine Beziehung wird – oder umgekehrt.

Die Intimität und die sexuelle Begegnung bei einer Yoni-Massage können ganz für sich stehen. Wer eine Yoni-Massage ohne eine längerfristige Beziehung miteinander austauscht, sollte besonders auf klare Absprachen sowie einen guten Anfang und ein gutes Ende achten, weil es später vielleicht nicht mehr möglich ist, etwas »nachzuholen«. In diesem Fall empfehle ich ganz besonders, ein Ritual aus der Yoni-Massage zu machen, denn dann finden auch die unsichtbaren energetischen und unbewussten emotionalen Verbindungen in einem klar abgegrenzten Raum statt. Und es ist leichter, sich in einem definierten Raum fallen zu lassen und ihn dann wieder zu schließen, ohne aneinander »kleben« zu bleiben.

Der Vorteil einer Beziehung ist, dass es schon mehr Vertrauen zueinander gibt, manchmal allerdings auch schon mehr eingefahrene Muster, Erwartungen und offene Rechnungen. Auch in diesem Fall unterstützt es euch, wenn ihr die Yoni-Massage als Ritual gestaltet, bei dem ihr den Alltag hinter euch lasst und euch einen besonderen Raum kreiert. Wie das geht, erfahrt ihr im Kapitel »Das Yoni-Massage-Ritual«.

Nähe ist wichtiger als alles andere

Egal, wie ihr zueinander steht und welche Definition für euch stimmt – es gibt eine ganz einfache Formel dafür, wie ihr mit dieser Situation glücklich sein könnt. Diese Formel gilt genauso für Freundschaften, Bekanntschaften und Affären wie für langfristige Beziehungen. Für Paare, die sich zehn Wochen oder zehn Jahre kennen. Es sind dafür keine speziellen Erfahrungen oder Kenntnisse nötig. Die Formel lautet: Paare sind glücklich, wenn sie sich nah fühlen. Und Nähe entsteht ganz leicht, wenn beide Partner genau in diesem Moment präsent sind, sich also gegenseitig Aufmerksamkeit schenken und einander wahrnehmen, ohne zu urteilen oder Ansprüche zu stellen.

Einerseits klingt das ganz einfach, andererseits bedeutet es, viel wegzulassen, was wir uns so angewöhnt haben: Selbstdarstellung, das soziale Dauerlächeln, der allgegenwärtige Blick in die Zukunft oder das Driften in die Vergangenheit. Eine einfache Technik, die dir dabei hilft, ganz im Moment zu sein, ist das bewusste Atmen. Je tiefer du atmest, desto eher haben deine Gefühle eine Chance, durch das Geschnatter deiner Gedanken zu dir durchzudringen. Wenn du deinen Verstand zusätzlich damit beschäftigst, bei jedem Atemzug bis zehn zu zählen, bleibt für andere Gedanken kein Platz mehr – und schwups bist du im Moment angelangt.

Die Nähe zwischen euch wird umso intensiver, je sichtbarer jeder von euch wird, zum Beispiel dadurch, dass du deiner Partnerin oder deinem Partner erzählst, was gerade in dir vorgeht. Auch dabei geht es um den gegenwärtigen Moment, nicht um gestern oder morgen, nicht um das, was im Nebenraum geschieht oder im Büro. Lade deine Partnerin oder deinen Partner ebenfalls dazu ein, mit dieser Haltung von sich zu berichten: »Was ist gerade jetzt in dir lebendig, was ist wahr für dich?« Eine ideale Übung dazu ist das »Seelengespräch«. Sie ist einfach, dauert nur zehn Minuten und ist eine wunderbare Art, Verbindung zueinander aufzubauen.

Übung: Seelengespräch

Sucht euch einen ruhigen, ungestörten Ort und setzt euch so hin, dass ihr Blickkontakt miteinander halten könnt, aber nicht müsst. Jeder bekommt jetzt nacheinander fünf Minuten Redezeit, während der andere nur zuhört. Verständnisfragen sind erlaubt, aber keine anderen Fragen. Der Redner erzählt darüber, was ihn in diesem Moment in seinem Leben bewegt und wer er ist. Er »malt« quasi mit Worten ein Selbstporträt von sich. Der Zuhörer übt sich darin, seine volle Aufmerksamkeit zu schenken und nichts zu bewerten. Ich nenne das auch »Buddha-Haltung«. Für dich passt vielleicht eine andere Bezeichnung besser. Nach fünf Minuten wechselt ihr die Rollen.

Das Bild vom »gesprochenen Selbstporträt« stammt von Michael Lukas Möller, der ein wunderbares Buch über die eineinhalb Stunden lange Version dieses Gesprächs geschrieben hat. Darin stellt er fest, dass wirklich tiefes Sprechen und Zuhören die erotische Verbindung – und viele andere Verbindungen – des Paares erheblich stärkt und belebt. Es ist eine sehr gute Idee, sich vor der Yoni-Massage Zeit dafür zu nehmen, Nähe aufzubauen, denn wenn die Frau sich erst in die passive Rolle der Empfangenden begibt, spricht sie nur noch wenig, kann sich dem Mann so aber dennoch weiterhin nah fühlen.

Grundlagen der Anatomie

Stell dir vor, du hast ein neues Telefon und weißt gar nicht, was es alles kann. Wäre das nicht schade? Anatomie scheint dir vielleicht ein trockenes Thema zu sein, viel zu weit weg von der Praxis. Doch ich habe oft das Gefühl, dass Frauen und Männer ihren Körper nicht gut genug kennen, und deshalb behandeln sie ihn wie ein Uralt-Telefon mit Wählscheibe, während sie in Wirklichkeit das neueste iPhone in der Tasche haben.

Anatomie bedeutet nicht nur zu wissen, was wo liegt, sondern auch, wie es funktioniert. Das beginnt bei den verschiedenen Erregungskurven und reicht bis zu multiplen Orgasmen für Frauen und Männer. Durch die Unkenntnis der Anatomie und der körperlichen Vorgänge verpassen Frauen und Männer eine ganze Menge. Tatsächlich ist es so, das Wissenschaftler erst 1998 wichtige neue Erkenntnisse über die Klitoris gewonnen haben, die noch längst nicht in alle Anatomiebücher Einzug gehalten haben. Wenn du präzise verstehst, wie der Körper aufgebaut ist und wie er reagiert, kannst du dieses Wissen für die Yoni-Massage nutzen. Hier also meine Einladung, dich in das spannende Feld der weiblichen Anatomie einzulesen, bevor ihr in die Praxis einsteigt.

Frauen haben nicht nur eine weichere Haut und weniger Haare auf der Brust, sie unterscheiden sich auch noch in weiteren inneren und äußeren Merkmalen vom Mann. Neben diesen Unterschieden gibt es auch eine Reihe von Gemeinsamkeiten, auf die ich jetzt als Erstes eingehe. Im Anschluss daran beschreibe ich die äußeren und inneren Elemente der weiblichen Genitalien und schildere dann verschiedene Erregungsmuster und Formen des Orgasmus.

Gemeinsamkeiten und Unterschiede

Auf den ersten Blick unterscheiden sich Frauen und Männer meist schon in Körperform, Statur und Größe. Und gerade die Genitalien sehen ganz verschieden aus und lassen wenig gemeinsame Merkmale erkennen. Doch dieser Eindruck täuscht, und auch die Biologie besagt etwas anderes: Weibliche und männliche Genitalien ähneln sich in Aufbau und Funktion sogar sehr stark. Das mag sich erst einmal überraschend anhören, bei genauem Vergleich werden diese Parallelen jedoch verständlich.

Die Ursache dafür liegt darin, dass jeder Mensch bei der Zeugung aus einer Eizelle (X-Chromosom) und einer Samenzelle (X- oder Y-Chromosom) entsteht, und während sich die Zahl der Zellen schnell erhöht, entscheidet sich erst im Lauf der Schwangerschaft, welches Geschlecht sich herausbildet. Die X- und Y-Chromosomen, also die DNS in unseren Erbanlagen, die für unser Geschlecht zuständig sind, spielen dabei zwar eine große, aber nicht die entscheidende Rolle. Den Ausschlag dafür, ob sich ein Embryo zu einer Frau oder zu einem Mann entwickelt, geben die vorhandenen Hormone – egal, wie die Chromosomen aussehen. Die Produktion von Testosteron bewirkt, dass sich aus den frühen Genitalanlagen ein Penis anstelle einer Klitoris bildet. Fehlt dieses Signal, entsteht aus dem Embryo ein Mädchen. In der Regel werden die zu den Chromosomen passenden Hormone ausgeschüttet, also weibliche Hormone bei zwei X-Chromosomen und männliche Hormone bei je einem X- und Y-Chromosom.

In der 6. Schwangerschaftswoche, in der über das Geschlecht »entschieden« wird, sind bereits alle Körperteile und Organe angelegt. Und daraus folgt, dass jedes Organ im Körper einer Frau ein Äquivalent im Körper eines Mannes hat. Der weibliche G-Punkt zum Beispiel entspricht der Prostata des Mannes, die Klitorisperle ist der Eichel oder dem Frenulum (Vorhautbändchen) homolog, und die Schwellkörper der Klitoris bilden sich aus den gleichen Zellen wie die Schwellkörper im Penis. Bei allen biologischen Gemeinsamkeiten ist doch jeder Mensch ein Individuum. Dabei ist es besonders wertvoll herauszufinden, wie du ganz persönlich funktionierst – und wie dein Gegenüber tickt. Dieses Wissen entscheidet über die Qualität deiner sexuellen Erfahrungen, nicht die 100 besten Tipps für tollen Sex.

Äußere Genitalien: die Vulva

Eine Yoni-Massage schließt sowohl die äußeren als auch die inneren Bereiche der Yoni mit ein. Zuerst widmen wir uns hier den äußeren Bereichen der weiblichen Genitalien, der »Vulva«. Sie wird umgangssprachlich oft auch als »Vagina« bezeichnet, damit ist jedoch nur der innere Teil der Genitalien gemeint. Die Vulva umfasst eine Vielzahl von Details. Um sie näher zu erkunden, liegt sie allerdings für die Frau selbst nicht gerade günstig. Das ist auch der Grund dafür, warum viele Frauen nicht wissen, wie ihre Genitalien aussehen. Männer haben es da einfacher. Um die Vulva besser kennenzulernen, empfehle ich jeder Frau, sich mit einem Handspiegel Zeit dafür zu nehmen, ihre eigenen Genitalien zu betrachten.

Übung: Die eigene Vulva erforschen

Für diese Übung brauchst du einen Handspiegel, eine Taschenlampe und einen ruhigen, ungestörten Ort, um deine Yoni einmal gründlich zu betrachten. Atme tief durch und entspanne dich für einen Moment, bevor du mit der Übung beginnst. Achte darauf, dir so liebevoll wie einer guten Freundin zu begegnen.

Es gibt zwei Positionen, die sich gut dafür eignen:

» Du legst den Handspiegel auf den Boden und hockst dich darüber.

» Du legst dir ein großes, festes Kissen unter den Rücken, sodass du halb aufrecht sitzt, und stellst die Beine auf. Dann kannst du den Spiegel mit einer Hand gut festhalten, und bei Bedarf hast du die andere Hand für die Taschenlampe frei.

Mache es dir schön bequem. Das kann auch eine leichte Seitenlage mit einem angewinkelten Bein sein. Betrachte die Yoni im

Handspiegel und nimm, falls nötig, die Taschenlampe zu Hilfe, um alle Details zu sehen. Während des Betrachtens kannst du auch aussprechen, was du siehst. Benutze dabei objektive Worte und genaue Beschreibungen für Farbe, Form oder Textur und keine bewertenden Kommentare wie »schön«, »süß« oder Ähnliches. Das laute Aussprechen vertieft die Erfahrung und macht sie noch »realer«.

Nimm dir mindestens zehn Minuten Zeit für diese Übung und wiederhole sie zu verschiedenen Zeitpunkten in deinem Zyklus. Du wirst überrascht sein, wie sehr deine Yoni im Aussehen variiert!

Übung

Genauso wie die Augen jedes Menschen ganz individuell und unverwechselbar sind, sieht auch die Vulva bei jeder Frau anders aus. Ich finde, die Natur hat sich wirklich etwas Großartiges einfallen lassen und den Genitalien jeder Frau ein eigenes Gesicht gegeben. Auf dieser Zeichnung sind keine Haare abgebildet, damit man die Details besser erkennen kann. Im natürlichen Zustand ist die Vulva behaart – bei manchen Frauen mehr, bei manchen weniger. Die Farbe der Genitalbehaarung kann sich übrigens von der der Kopfhaare unterscheiden. Für die Yoni-Massage ist es weder gut noch schlecht, die Haare zu entfernen, das bleibt jeder Frau selbst überlassen.

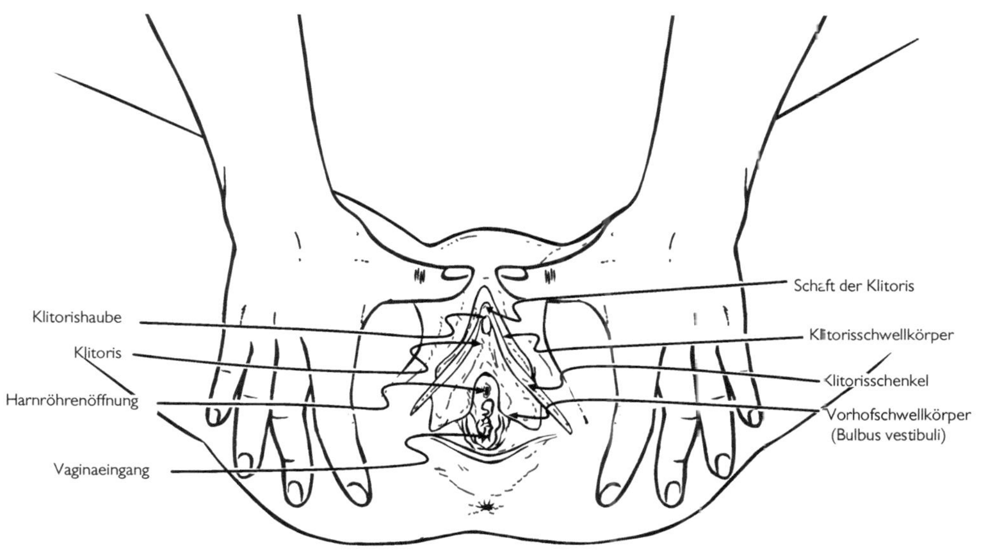

Die Vulva – hier von vorn betrachtet – sieht bei jeder Frau etwas anders aus, hier sind die unter der Haut liegenden Schwellkörper eingezeichnet.

Innere und äußere Vulvalippen

Ich spreche bewusst von »Vulvalippen«, denn »Schamlippen« legen immer nahe, dass es etwas zum Schämen gibt, und ich finde das Wort nicht besonders schön. Die Vulvalippen spielen bei der Yoni-Massage eine große Rolle, denn es gibt viele wunderbare Griffe für sie.

Die äußeren Vulvalippen sind bei vielen Frauen behaart und größer als die inneren Vulvalippen. Bei anderen Frauen sind die inneren Vulvalippen größer als die äußeren. Es gibt hier nicht richtig oder falsch, sondern nur anders. Größe und Form der Vulvalippen können sich auch auf der rechten und der linken Körperseite unterscheiden. Die Vulvalippen verändern ihre Form und Farbe bei Erregung, dazu wirst du im Abschnitt über den inneren Teil der Klitoris noch mehr erfahren. Auch im Lauf des Lebens wandeln sich die Vulvalippen, zum Beispiel nach der Geburt eines Kindes.

Die Klitoris: Perle, Haube und Schaft

Die Klitoris ist das am meisten verkannte Organ des Frauenkörpers. Die meisten Menschen denken bei der Klitoris an die Klitorisperle, und das war auch lange die Annahme der Mediziner. Erst 1998 veröffentlichte die Forscherin Helen O'Connell ihre bahnbrechenden neuen Erkenntnisse, denen zufolge der äußerlich sichtbare Teil nur der kleinere Teil der Klitoris ist. Mit diesem Teil sind weitere »Schenkel« verbunden, die im Inneren des Körpers liegen und die Öffnung der Vagina umschließen. Auch dazu später noch mehr.

Die Klitorisperle ist bei vielen Frauen ganz oder teilweise unter der Klitorishaube verborgen. »Perle« deutet auf die Form hin, die an eine etwa erbsengroße Kugel erinnert. Allein die Klitorisperle enthält bis zu 8000 Nervenenden und damit ungefähr doppelt so viel wie die Eichel des Penis. Ihre Aufgabe ist es in erster Linie, der Frau Spaß zu bereiten.

Die Klitorishaube ist ein mehr oder weniger großes Stück Haut, das die Klitorisperle in ruhendem Zustand bedeckt und sich bei Erregung häufig so weit zurückzieht, das die Klitorisperle ganz frei liegt. Ähnlich der Vorhaut beim Mann hat sie eine schützende Funktion. Die empfindliche Klitorisperle wird auf diese Weise zum Beispiel nicht durch Reibung an der Unterwäsche gereizt, sondern kommt nur indirekt in Kontakt mit der Umgebung.

Die Klitorisperle kann indirekt durch die Haube hindurch stimuliert werden, die Klitorishaube kann dazu auch sanft mit der Hand zurückgeschoben werden. Wenn du die Haube zurückziehst, siehst du die Perle und die Verbindung der Perle zum Körper, dem Klitorisschaft.

Öffnung der Harnröhre

Die Öffnung der Harnröhre ist nur zu sehen, wenn man genau hinschaut. Sie liegt vor der Öffnung der Vagina und ist deutlich kleiner als sie. Man nennt sie – nach dem lateinischen Wort »Urethra« für die Harnröhre – auch »U-Punkt«. Die Öffnung der Harnröhre ist von Beckenbodenmuskeln umschlossen. Wenn du sie anspannst, als wolltest du das Wasserlassen unterbrechen, kannst du eine kleine Bewegung rund um die eher schlitzförmige als runde Öffnung beobachten.

Öffnung der Vagina

Die Öffnung der Vagina oder Scheide ist im Ruhezustand bei den meisten Frauen durch die inneren Vulvalippen verschlossen und kann sich bei Erregung ein wenig öffnen. Wenn du die inneren und äußeren Vulvalippen auseinanderziehst, siehst du die Öffnung – und manchmal auch noch Reste des Hymens, des ehemaligen Jungfernhäutchens, die die Öffnung zackenartig umgeben. Dieses Häutchen hat die Vagina nie ganz verschlossen. Häufig wird es bei nicht sexuellen Aktivitäten beschädigt und ist daher kein guter Beweis für Jungfräulichkeit. Inzwischen haben sich manche Kliniken darauf spezialisiert, eben diesen scheinbaren Beweis zu erbringen und das Hymen für die Hochzeitsnacht zu »reparieren«

Perineum und Anus

Unter der Öffnung der Vagina liegt das Perineum, auch »Damm« genannt. Der Damm ist ein Muskelgewebe, und dort sind die Bewegungen der Beckenbodenmuskeln deutlich zu sehen. Der Damm ist eine wichtige Grenze zwischen Vagina und Anus, denn deren Bakterien vertragen sich nicht. Achte deshalb während der Yoni-Massage darauf, keine Bakterien vom Anus in die Yoni zu transportieren. Die Massage des Anus kann zu einem anderen Zeitpunkt eine wunderbare Idee sein.

Venushügel

Der Venushügel wird durch das Venusbein (nicht Schambein!) unterstützt. Das ist ein zweiteiliger Knochen, der in der Mitte mit Knorpel verbunden ist. Er wird in die Massage oft als Ruhepol mit einbezogen.

Innere Genitalien

Der Übergang von den äußeren zu den inneren Genitalien ist fließend. Die Vagina ist durch eine Öffnung mit der Außenwelt verbunden, und zur Klitoris zählen neben Klitorishaube, -perle und -schaft auch Bereiche, die im Inneren verborgen sind. Während die Vagina bekannt ist, ist das Wissen über die Klitoris weniger verbreitet. Darüber hinaus gehört auch der Muttermund zu den inneren Genitalien.

Der innere Teil der Klitoris

Der innere Teil der Klitoris ist deutlich größer als der sichtbare äußere Teil. Und wenn du dich jetzt wunderst, dass du darüber bisher noch nichts wusstest, bist du in guter Gesellschaft: Erst 1998 beschrieb die Wissenschaftlerin Helen O´Connell die Klitoris erstmals in ihrem ganzen Umfang, und dieses Wissen gelangt erst nach und nach in die Anatomie- und Schulbücher. Demnach ist die Klitorisperle über den Klitorisschaft mit großen Schwellkörpern verbunden. Zwei dieser »Schenkel« liegen unterhalb der inneren und äußeren Vulvalippen. Das zweite äußere Paar der Schwellkörper befindet sich – wie beim Mann – rund um die Harnröhre herum und ist daher bei der Frau für die Stimulation schwerer zugänglich. Die Öffnung der Vagina liegt zwischen den inneren Schenkeln der Klitorisschwellkörper.

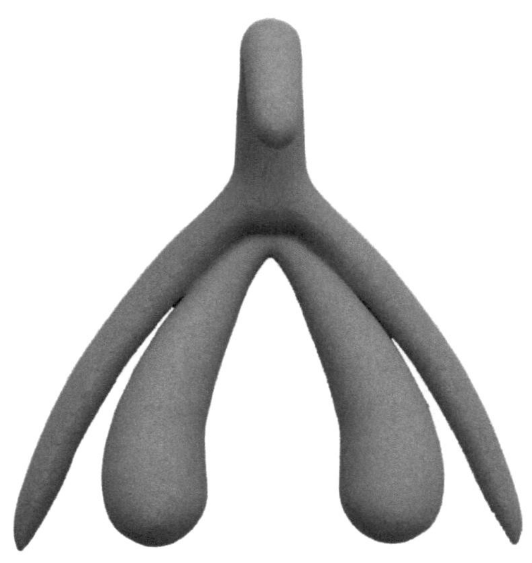

Ein 3D-Modell der kompletten Klitoris.

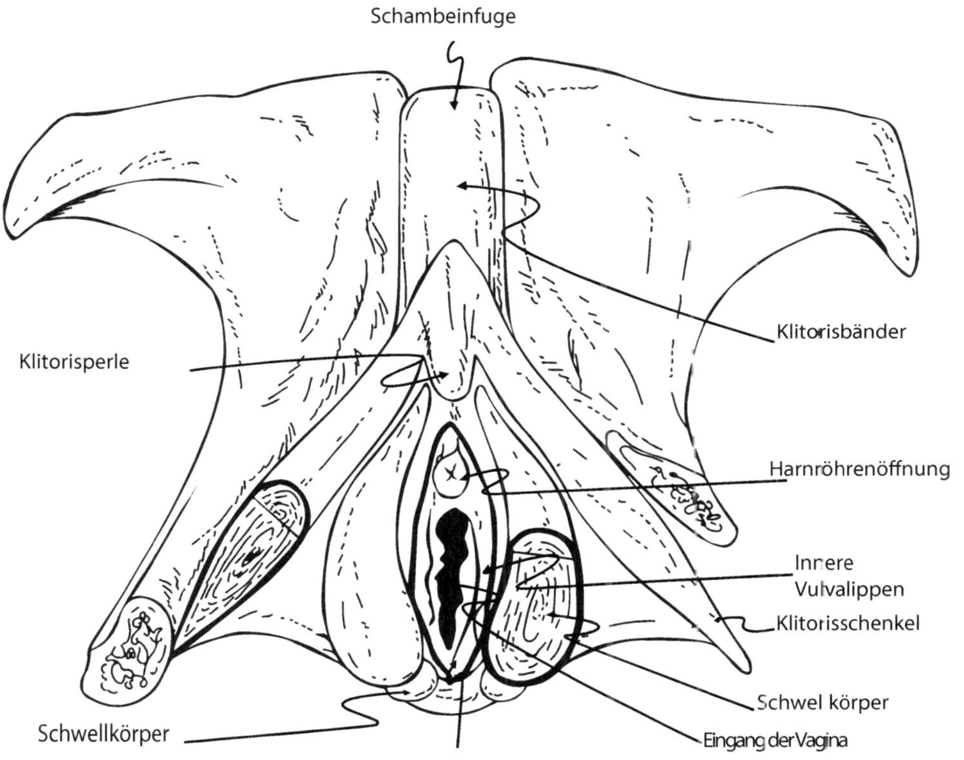

Die Knochenstruktur im Verbund mit den Klitorisschwellkörpern.

Und jetzt wird es erst richtig spannend: Die Klitorisperle entspricht – wie schon erwähnt – der Eichel oder dem Frenulum beim Mann, die »Schenkel« haben eine ähnliche Funktion wie die Schwellkörper im Penis des Mannes. Im Ruhezustand ist die Klitorisperle – gehalten durch das Klitorisband – nach unten gebogen.

Strömt jedoch Blut in die Schwellkörper, richtet sich die Klitorisperle wie ein erigierter Penis auf. Dieser Vorgang beginnt, sobald die Frau sexuell erregt ist. Das kann lange vor der ersten Berührung sein, wenn sie sich entspannt und in eine sinnliche Stimmung kommt. Bis die Schwellkörper mit Blut gefüllt sind, vergeht bei der Frau meist mehr Zeit als beim Mann und kann bis zu 30 Minuten dauern.

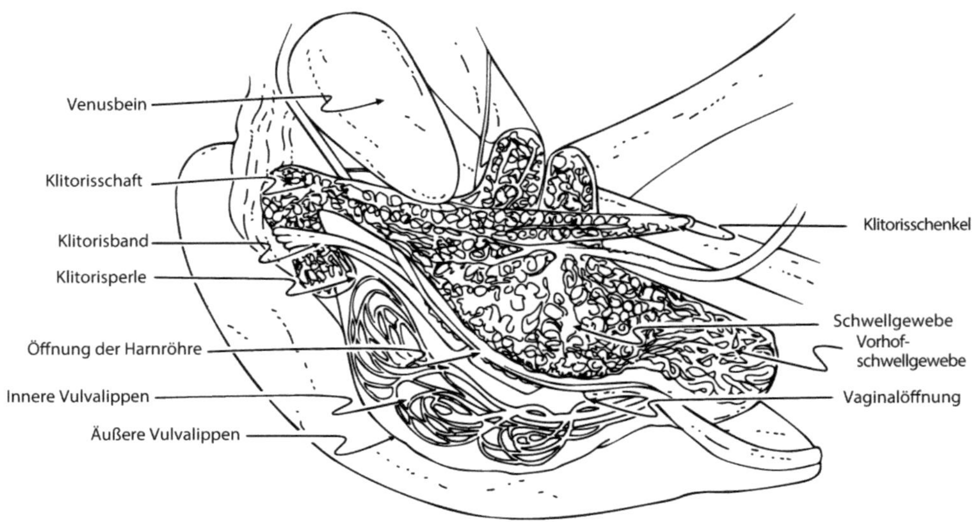

Im Ruhezustand wird die Klitorisperle durch das Klitorisband nach unten gehalten und ist gebogen.

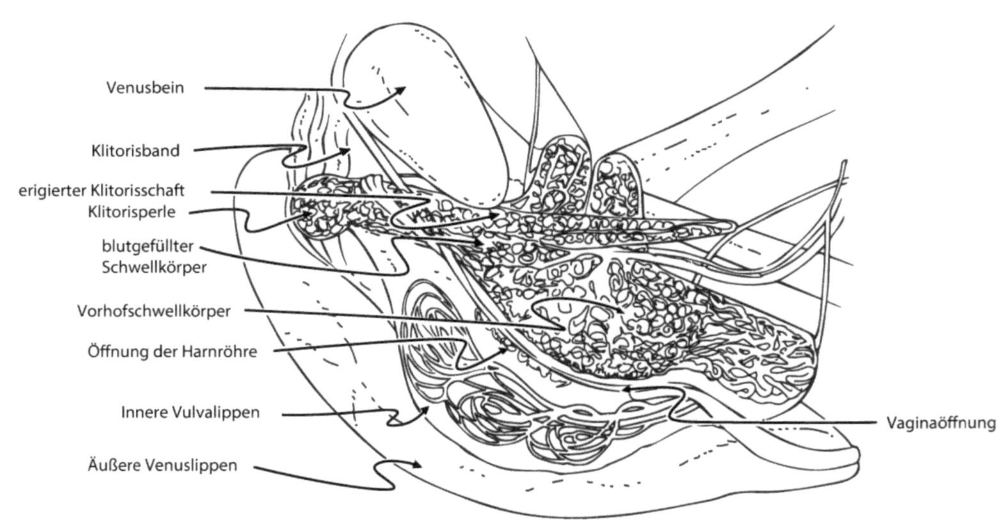

Im erregtem Zustand richtet sich die Klitorisperle wie ein erigierter Penis auf.

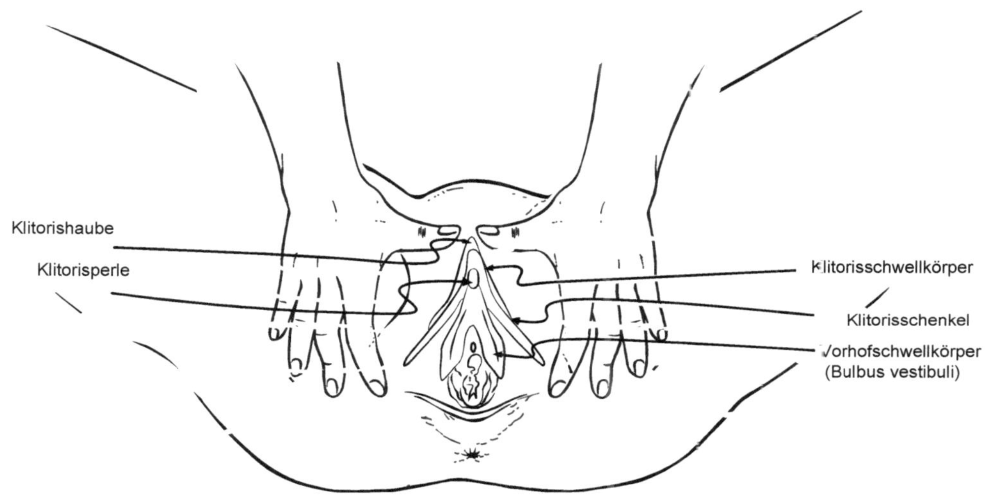

Im Ruhezustand sind die Klitorisschwellkörper und die Vulvalippen normal durchblutet.

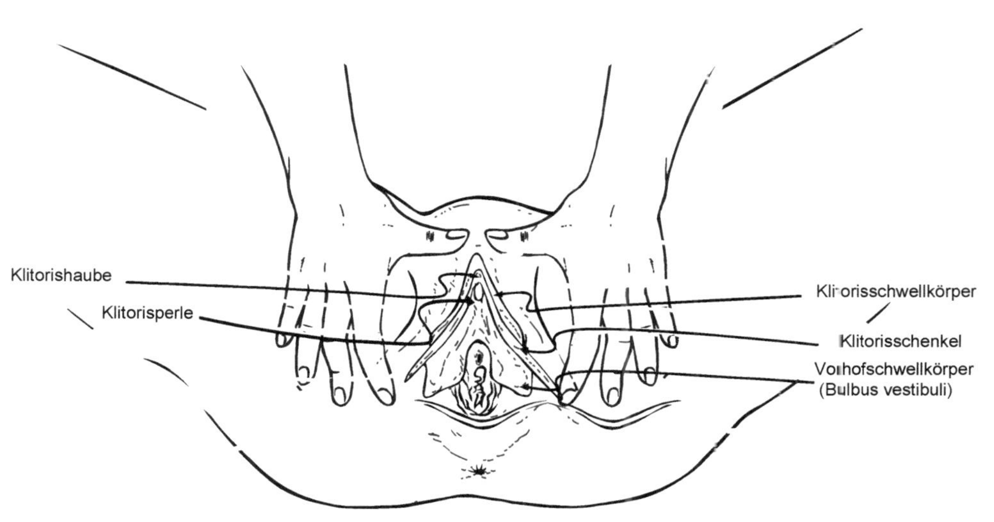

Im erregten Zustand sind die Vulvalippen angeschwollen und manchmal rötlicher gefärbt.

Zu erkennen ist die Schwellung – wenn sie auch nicht ganz so offensichtlich ist wie beim Mann – vor allem daran, dass die Vulvalippen dicker werden und aufgrund der besseren Durchblutung rötlicher gefärbt sind. Außerdem sind sie im erregten Zustand empfänglicher und sensibler für Berührung. Auf den Zeichnungen kannst du den Unterschied zwischen Ruhezustand und erregtem Zustand im Querschnitt und in der Frontalansicht erkennen.

Die Vagina

Die inneren Klitorisschenkel rahmen die Öffnung der Vagina ein. Die Vagina selbst ist ein weicher, geschmeidiger Schlauch, der bis zum Muttermund reicht. Oft wird sie auf Zeichnungen wie eine Röhre dargestellt, doch das ist ein Irrtum. Im Ruhezustand liegen die Wände entspannt aufeinander und bilden keinen Hohlraum. Außen ist der Schlauch von Muskeln umgeben, innen ist er – ähnlich wie der Mund – mit einer Schleimhaut ausgekleidet. Die Vagina kann sehr unterschiedliche Längen von 7 bis zu 20 Zentimeter haben. Bei Erregung verlängert sie sich, weil sich Gebärmutter und Gebärmutterhals nach hinten zurückziehen. Außerdem erweitert sich die Vagina bei Erregung, wobei der Kanal durch das Anschwellen des Schwellgewebes enger wird. Auch bei der Geburt eines Kindes kann sich dieses Wunderwerk der Natur – ebenso wie die Gebärmutter – stark weiten. Anschließend kehrt sie wieder zu ihrer ursprünglichen Größe zurück, das »Ausleiern« ist ein Mythos.

Die Wände der Vagina sind immer leicht feucht, und bei Erregung sondert die Schleimhaut in der Regel noch mehr Feuchtigkeit ab. Wie feucht die Vagina wird, ist von Frau zu Frau verschieden und hängt von der Zeit im Zyklus, von der Verhütungsmethode und von vielen anderen Faktoren ab. Die Feuchtigkeit ist kein zuverlässiger Indikator für die Erregung der Frau, und weder die Frau noch der Mann sollten sich darauf verlassen. Verwende für die Yoni-Massage am besten zusätzlich ein Gleitmittel, das zu dir passt.

Eine Weile wurde die Vagina von Medizinern als »taub« bezeichnet, das ist jedoch nicht so. Es gibt dort viele Nerven, die feine Empfindungen auslösen. Allerdings werden sie im Gehirn oft nur diffus wahrgenommen, weil die meisten Frauen nicht gelernt haben, ihre Vagina differenziert zu spüren. Diese Wahrnehmung lässt sich jedoch aufwecken und trainieren, und die Yoni-Massage ist eine gute Methode dafür

Der G-Punkt

Der G-Punkt ist – anders als es der Name vermuten lässt – kein Punkt, sondern eine längliche Fläche entlang der Oberseite der Vagina, die etwa zwei bis vier Zentimeter lang oder länger ist. Er befindet sich meist einige Zentimeter tief in der Vagina. Du findest ihn, indem du nach einer Stelle suchst, die sich anders anfühlt als der Rest. Diese Stelle ist meist ein bisschen erhaben und fühlt sich riffelig oder wie die Oberfläche einer Walnuss an.

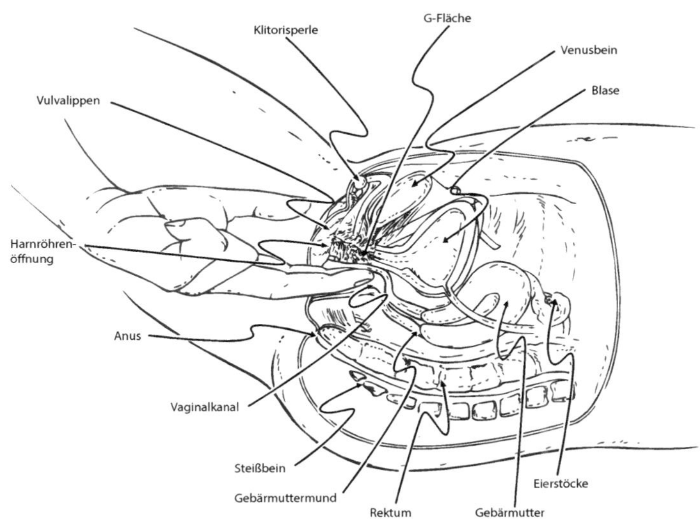

Die G-Fläche liegt einige Zentimeter tief im Inneren der Vagina und lässt sich gut ertasten.

Die eigentliche G-Fläche liegt unter der Schleimhaut der Vagina und besteht aus vielen Drüsen, die die Harnröhre umschließen. Diese Drüsen entsprechen der männlichen Prostata und können – wie diese – Flüssigkeit produzieren, die sie bei der weiblichen Ejakulation in die Harnröhre abgeben. Von dort gelangt die Flüssigkeit entweder nach draußen oder ins Innere der Blase.

Alle Frauen haben eine G-Fläche, viele haben ihn aber noch nicht erforscht. Ähnlich wie bei der Vagina selbst müssen Frauen oft erst lernen, wann ihre G-Fläche empfänglich für Berührung ist. Bei Erregung tritt die G-Fläche durch das umliegende Schwellgewebe, das sich mit Blut füllt, noch deutlicher hervor und lässt sich leichter ertasten. Und weil die G-Fläche die Harnröhre umgibt, entsteht bei seiner Stimulation zuerst oft das Gefühl, pinkeln zu müssen. Meist ist das falscher Alarm, dennoch es ist vor jeder Yoni-Massage zu empfehlen, auf die Toilette zu gehen. Mit mehr Übung und mehr Erfahrung lernst du als Frau, die Signale besser zu unterscheiden.

A-Punkt und Muttermund

Weiter hinten in der Vagina liegt der sogenannte »A-Punkt«, der erst im Jahr 2003 von dem Gynäkologen Chua Chee Ann aus Malaysia so bezeichnet wurde. Dieser Punkt befindet sich an der oberen Wand der Vagina kurz vor dem Muttermund.

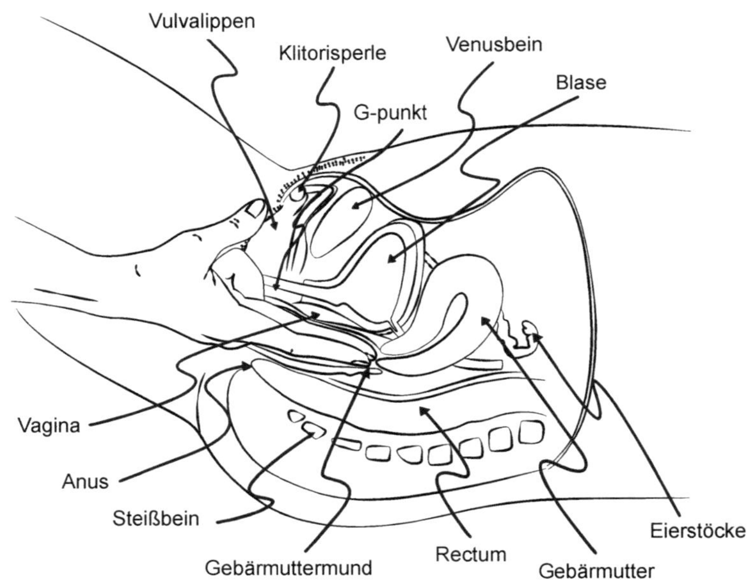

Der A-Punkt befindet sich am Ende der Vagina kurz vor dem Muttermund.

Er ist nicht anhand besonderer Merkmale zu erkennen, in der Yoni-Massage selbst hat er jedoch oft eine spezielle Wirkung, denn er gehört zu den erogenen Zonen und reagiert sehr empfindlich auf Stimulation.

Der Muttermund oder Gebärmutterhals stellt den Übergang von der Vagina zur Gebärmutter dar. Er fühlt sich oft wie eine Kirsche an: glatt und gewölbt. Er kann aber auch weniger glatt und dafür zackig sein, zum Beispiel nach einer Geburt. Die Öffnung des Muttermundes ist groß genug, dass während der Menstruation Blut aus der Gebärmutter austreten kann oder Spermien in sie eindringen können. Nur zur Geburt eines Kindes öffnet sich der Muttermund weiter. Bei Erregung verändert sich seine Lage, ebenso im Lauf des weiblichen Zyklus.

Viele Frauen denken bei einer Berührung des Muttermundes eher an eine unangenehme Berührung, etwa bei Untersuchungen beim Frauenarzt oder bei heftigem Sex, wenn der Mann zu tief und hart zustößt. In der Yoni-Massage können diese unangenehmen Erfahrungen durch angenehme Erfahrungen ersetzt werden. Der Muttermund ist mit dem Vagusnerv, dem größten Nerv des Parasympathikus, verbunden. Seine Stimulation fühlt sich daher ganz speziell an.

Der Beckenboden

Der Beckenboden hat viele wichtige Funktionen im Körper. Unter anderem sorgt er dafür, dass unsere inneren Organe sicher im Rumpf gehalten werden. Der Beckenboden besteht aus verschiedenen Muskelgruppen, die in drei Schichten übereinander angeordnet sind. Die bekannten PC-Muskeln sind nur eine Gruppe davon. Diese Muskeln umschließen Harnröhre, Vaginaöffnung und Anus wie eine Acht und reichen vom Venusbein bis zum Steißbein. Sie lassen sich leicht ertasten, wenn man mit einem Finger in der Yoni die Muskeln anspannt, mit denen man den Urinstrahl unterbrechen kann.

Die beiden anderen Muskelschichten können viele Menschen nicht bewusst ansteuern, doch das lässt sich zum Beispiel mit Pilates, Cantienica (www.cantienica.com) oder Yoni-Yoga mit Yoni-Eiern üben. Eine Anleitung für Yoni-Yoga findest du auf meiner Webseite (www.lovebase.com). Beim Trainieren ist zu beachten, dass sowohl Kräftigung als auch Entspannung wichtig sind. Ein zu stark angespannter Beckenboden kann auch Rückenschmerzen verursachen.

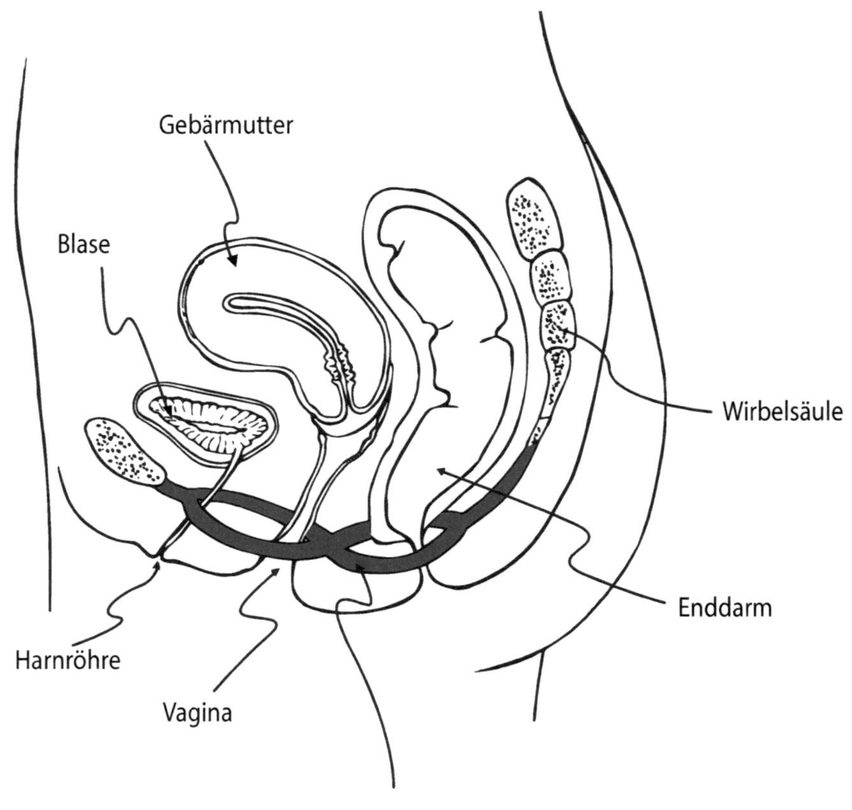

Die äußere Schicht des Beckenbodens, die PC-Muskeln, umschließen Harnröhre, Vagina und Anus wie eine Acht.

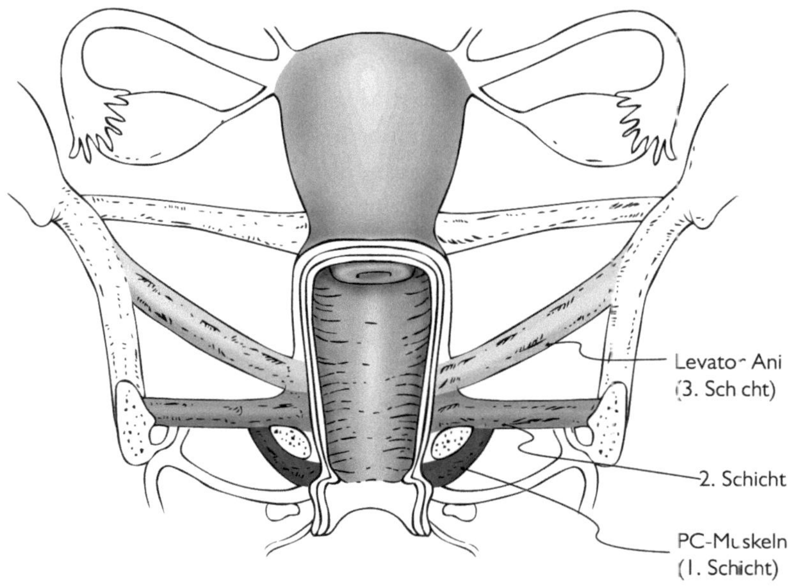

Die drei Schichten des Beckenbodens von vorne gesehen.

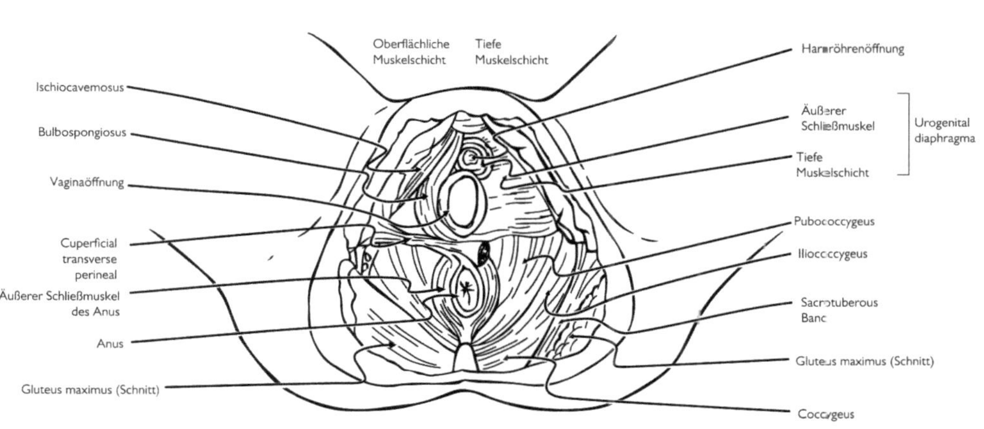

Der Beckenboden besteht aus Schichten von Muskeln die längs und quer verlaufen.

Die mittlere Schicht verläuft quer zur ersten, die innerste Schicht ist die kräftigste. Du kannst sie dir wie eine Schale vorstellen, wenn du deine Hände auf den Beckenknochen auflegst und über der Öffnung der Yoni zusammenbringst. Beim Sex sind diese beiden Schichten interessant, weil sie bei gezielter Anspannung die Vagina enger um den Penis schmiegen können und damit das Erleben für beide Partner genussreicher machen.

Die Drüsen

Grundsätzlich spielen Drüsen eine wichtige Rolle im Körper: Sie produzieren verschiedene Flüssigkeiten und sondern sie an der passenden Stelle ab. Zwei wichtige Drüsen gehören auch zu den weiblichen Genitalien, die die Freude am Sex deutlich steigern: Die Vorhofdrüsen der Vagina – auch vulvovaginale oder Bartholinische Drüsen genannt – sind rechts und links am Eingang der Vagina positioniert und sorgen bei Erregung für zusätzliche Feuchtigkeit in der Vagina. Sie sind ungefähr bohnengroß und liegen unterhalb der inneren Vulvalippen. Die paraurethralen oder Skene-Drüsen stellen das weibliche Ejakulat her. Sie umgeben die Harnröhre so wie das Schwellgewebe und sind damit Teil des G-Punktes. Ihre Flüssigkeit geben sie in die Harnröhre ab.

In geregelten Bahnen: die Nerven

Nerven sind im ganzen Körper dafür verantwortlich, dass das Gehirn Signale aus den einzelnen Körperteilen erhält. Außerdem steuern sie unsere Muskeln. Nervenbahnen, die häufig genutzt werden, nehmen an Stärke zu. Auf diese Weise entstehen im Gehirn breit ausgebaute »Autobahnen«, während selten genutzte Wege eher »Trampelpfaden« ähneln.

Mit dem Genitalbereich der Frau sind verschiedene Nerven verbunden, die verschiedene Hirnareale aktivieren. Wichtig sind vor allem der »Schamnerv« (obwohl es nichts zum Sichschämen gibt), der Vagusnerv, der den Muttermund innerviert, und der Beckennerv. Einige dieser Nerven stehen auch mit weiteren Körperteilen in Kontakt. Das erklärt auch, warum sich zum Beispiel die Berührung der Klitoris anders anfühlt als die Stimulation des G-Punktes oder ein Streicheln der Brüste auch die Klitoris erregt. Je mehr Nerven gleichzeitig stimuliert werden, desto bunter ist der Strauß an Empfindungen im Gehirn und desto angenehmer fühlt es sich an.

Nicht jeder Bereich der Genitalien ist gleich empfindlich, das ist dir vermutlich auch schon aufgefallen. Die Klitoris der Frau ist mit etwa 8000 Nervenenden besonders sensibel. Durch Yoni-Massagen ist es möglich, Nerven »aufzuwecken«.

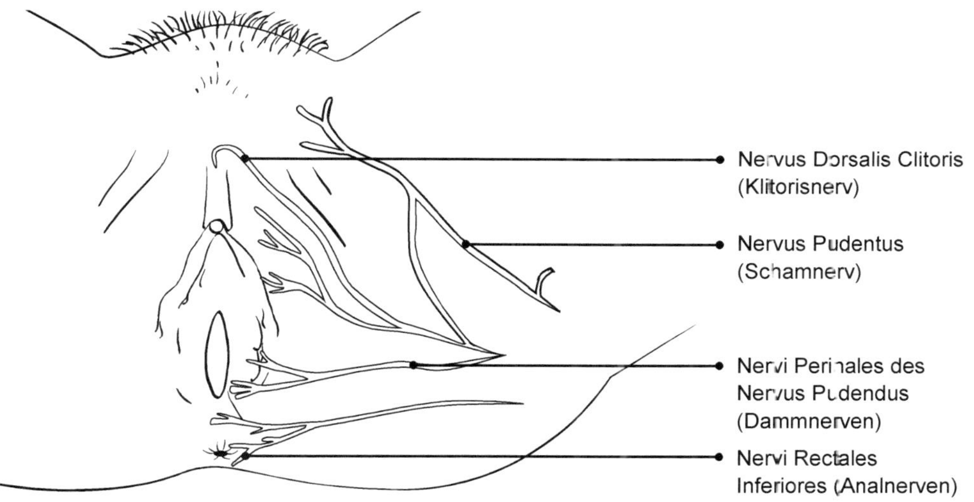

Verschiedene Nerven werden über den Genitalbereich stimuliert.

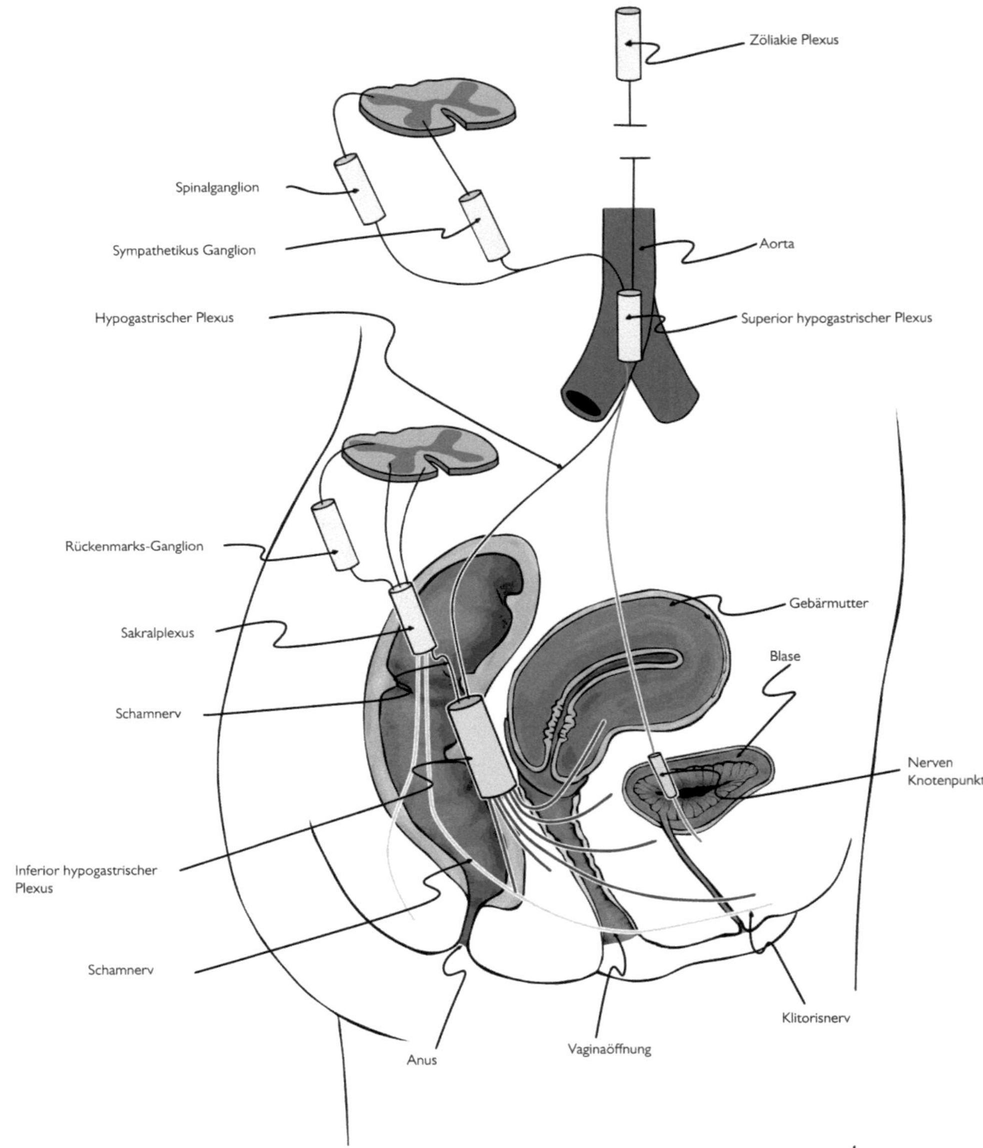

Nerven und ihr Verlauf im Körper.

die vorher nur sehr schwache Signale ins Gehirn gesendet haben – vergleichbar mit einem Lautstärkeregler, den du aufdrehst. Außerdem kannst du dabei lernen, die Stelle der Berührung, die du vorher vielleicht nur vage ausmachen konntest, genauer zu erspüren, zum Beispiel in der Vagina. Ein wichtiger Grundsatz im Tantra ist es, jedem Körperteil gleich viel Wertschätzung entgegenzubringen und entsprechend jeden Körperteil zu berühren. Dadurch werden alle Bereiche des Körpers auf ganz praktische Weise miteinander verbunden.

Entspannung und warum sie die Voraussetzung für guten Sex ist

Damit bei Frauen die Signale der Nerven im Gehirn überhaupt an den richtigen Stellen ankommen, braucht es eine Voraussetzung: Entspannung. Mit Entspannung ist dabei vor allem ein Zustand des autonomen Nervensystems gemeint. Das ist das Nervensystem, das ohne unser Bewusstsein viele Körperfunktionen wie den Atem und den Herzschlag steuert. In Bezug auf Entspannung gibt es zwei verschiedene Modi, in denen das Gehirn und der Körper funktionieren:

» Für Ruhe, Regeneration und Entspannung ist der Parasympathikus zuständig, der Teil des autonomen Nervensystems, der die Körperfunktionen eher drosselt.

» Sein Gegenspieler, der Sympathikus, erhöht die Körperaktivität dagegen und löst Stressreaktionen wie Kampf oder Flucht aus.

Leider kann immer nur einer dieser beiden Modi aktiv sein, es gibt also nicht »ein bisschen Entspannung mit ein bisschen Stress«. Das Problem ist: Stress ist in unserer Lebenswelt ein ständiger Begleiter, und deshalb sind wir häufig im Kampfoder Flucht-Modus. Dabei gibt es eine geschlechtsspezifische Besonderheit: Bei Frauen gelangt bei Stress nur noch ein Bruchteil der sexuellen Impulse ins Bewusstsein, der Rest wird schlicht weggefiltert. Das heißt, selbst wenn der Körper erregt und die Vagina feucht ist, fühlt sich die Frau nicht erregt und empfindet keinen Genuss dabei.

Männer sind da anders gestrickt: Adrenalin und Erregung passen gut zusammen. Bei Frauen ist es umgekehrt: Erst wenn sie sich sicher fühlen, nichts anderes mehr ihre Aufmerksamkeit fordert und sie sich entspannen können, sind sie in der Lage, Lust und Ekstase voll und ganz zu genießen. Schließlich haben unsere Gene nicht nur unsere Fortpflanzung, sondern auch unser Überleben im Sinn: Deshalb spielt Sicherheit für Frauen eine große Rolle, damit sie ihren sexuellen Impulsen folgen können. Das erklärt zum Beispiel, dass sie die Tür gerne schließen würde, während ihm noch nicht einmal aufgefallen ist, dass sie offen steht. Sie hört das Telefon durch drei geschlossene Türen hindurch, er kann es ignorieren, während es auf dem Nachttisch vibriert.

Willst du also, dass deine Partnerin all die tollen Techniken, die du lernst, genießen kann, achte darauf, dass sie entspannt ist – und bleibt. Insbesondere die Umgebung ist dabei wichtig. Mehr zur Gestaltung des Massageraums findest du im Kapitel »Den Massageraum vorbereiten«.

Ständig in Veränderung: die Hormone

Ein weiterer Aspekt des weiblichen Körpers, den die meisten Männer nicht in dieser Form am eigenen Leib erfahren, ist der Hormonhaushalt: Frauen haben einen Menstruationszyklus, aufgrund dessen sich das Zusammenspiel ihrer verschiedenen Hormone laufend verändert. Die Hormone haben nicht nur Einfluss auf die Fruchtbarkeit und die entsprechenden Körperbereiche, sondern auch auf das emotionale Empfinden und die Sinneswahrnehmungen wie Riechen. Männer nehmen ebenfalls unbewusst wahr, in welcher Phase ihres Zyklus sich eine Frau befindet. So erhalten zum Beispiel Stripperinnen an ihren fruchtbaren Tagen mehr Trinkgeld als an anderen Tagen, Männer empfinden ihren Gang als sexyer und schätzen sogar ihr Gesicht als attraktiver ein. Frauen, die die Pille nehmen, werden chemisch in dem Zustand einer Dauerschwangerschaft gehalten. Dass sie dadurch sexuell weniger anziehend wirken, ist naheliegend. Allerdings wird die körpereigene Hormonproduktion nicht ganz eingestellt, und auch sie erleben hormonelle Zyklen.

Der Hormongehalt schwankt nicht nur innerhalb des Monatszyklus, sondern auch im Verlauf des Lebens: Mutterschaft, Älterwerden, das Ende der Menstruation – alles hat einen Einfluss auf die Hormone und damit auf unser Lustempfinden.

Auch Männer haben Hormone, sogar dieselben wie Frauen, jedoch in anderen Mengenverhältnissen. Wer schon einmal das »liebeskranke« Verhalten von hoch rangigen Politikern beobachtet hat, die ihre gesamte Karriere für eine Affäre aufs Spiel setzen, bekommt eine Ahnung davon, wie mächtig Hormone sind. Vielleicht hast du es auch schon erlebt, dass du wie im Rausch eine Frau oder einen Mann anhimmelst – nur um später festzustellen, dass dieselbe Person nach einem Orgasmus und die dadurch veränderte Hormonlage viel weniger attraktiv für dich ist.

Auch während der Yoni-Massage werden Hormone in unterschiedlichen Mengen ausgeschüttet – genau wie beim Sex. Dabei handelt es sich hauptsächlich um Dopamin, Oxytocin, Endorphine und Prolaktin. Die variierende Konzentration dieser Hormone ist einer der Gründe dafür, dass ein und dieselbe Massage sich an verschiedenen Tagen ganz unterschiedlich anfühlen kann. Das Zusammenspiel der Hormone wird gerade in letzter Zeit intensiv erforscht, und vermutlich werden wir bald mehr darüber erfahren.

Menstruation

Die Menstruation hat in unserer Gesellschaft keinen besonders guten Ruf. Viele Frauen würden darauf verzichten, wenn sie die Wahl hätten. Und Frauen, die die Pille nehmen, tun das zum Teil durchgängig, um keine Menstruation zu erleben. In anderen Kulturen ist das anders: Die Menstruation steht für die Fähigkeit zu gebären, und als Zeichen der Fruchtbarkeit ist das Blut heilig. Die Frauen dürfen sich an diesen besonderen Tagen schonen und tun, was sie möchten. Sie sind aus allen beruflichen und häuslichen Pflichten entlassen, pflegen ihre spirituelle Verbindung, bilden sich weiter oder drücken sich kreativ aus, unter anderem mit ihrem eigenen Blut: Auf diese Weise sind einige der frühen Höhlenmalereien entstanden.

Wenn du als Frau heute so menstruieren dürfest – würde dir deine Menstruation dann vielleicht auch Spaß machen? Es gilt, dir selbst diese Freiräume zu schaffen, auch im modernen Arbeitsleben. Dann lösen sich etliche Beschwerden auf, die so viele Frauen beim Menstruieren erleben. Die Autorin Rosina Sonnenschmidt hat dazu inspirierende Vorträge gehalten und schlägt kleine Veränderungen im Alltag vor, um dem

Rhythmus des Frauenkörpers gerecht zu werden (www. inroso.com). Auch die amerikanische Gynäkologin Christiane Northrup hat viel über Frauengesundheit geschrieben (www.drnorthrup.com). Sie verfügt über ein sehr breites und fundiertes Wissen, sowohl in der Schulmedizin als auch in alternativen Heilmethoden.

Ein ganz praktischer Tipp: Für die Menstruation empfehle ich, zur Abwechslung einmal eine Menstruationstasse auszuprobieren. Sie ist aus Silikon oder Kunststoff und fängt das Blut einfach auf. Dadurch trocknen die Wände der Vagina nicht wie bei einem Tampon aus. Zusätzlich kann sie auch mehr Blut auffangen als ein Tampon. Menstruationstassen lassen sich wiederverwenden und sparen dadurch viel Müll. Für ganz neugierige Frauen gibt es noch die freie Menstruation: Dabei beobachten Frauen ihren Körper und lernen abzupassen, wann das Blut fließt, um rechtzeitig auf die Toilette zu gehen. Das tut es nämlich nur in bestimmten Momenten am Tag und nicht ununterbrochen. So ungewöhnlich das auch klingt: Unsere weiblichen Vorfahren, die ohne Tampons und moderne Binden auskommen mussten, beherrschten diese Möglichkeit. Und noch heute wird sie bei vielen Völkern praktiziert, die weiter entfernt von der Zivilisation leben.

Erregung und weiblicher Orgasmus

Ein besonderes Interesse vieler Männer gilt dem weiblichen Orgasmus. Einen der wichtigsten Punkte in diesem Zusammenhang habe ich schon mehrfach erwähnt: Folge dem Genuss, anstatt ihn mit Druck erzeugen zu wollen. Je mehr du einen Orgasmus erreichen willst, desto weiter rückt er weg. Wenn du ihn mit viel Anstrengung forcierst, fühlt er sich meist auch nicht so gut an. Die Qualität eines Orgasmus hängt stark davon ab, wie du dorthin gelangst und welche Körperteile stimuliert werden.

Verschiedene Erregungsmuster

Der Gynäkologe William Howell Masters und die Wissenschaftlerin Virginia Johnson waren die Ersten, die mit einer groß angelegten Studie viele Vorstellungen über Sexualität revolutionierten und die weiblichen Reaktionsmuster erforschten. Ihr Modell dieser Reaktionsmuster ist das bekannteste und beschreibt folgende Phasen:

» Erregungsphase: Blutdruck und Herzschlag steigen, die Atmung wird schneller, und die Schwellkörper der Klitoris beginnen, sich mit Blut zu füllen. Die Erregung nimmt langsam zu.

» Plateauphase: Die Erregung ist auf einem relativ hohen Niveau, die Frau ist für intensive sexuelle Stimulation empfänglich, bleibt jedoch häufig für eine Weile auf gleichem Niveau.

» Orgasmus: Übersteigt die Erregung eine weitere Schwelle, kann es zu einem Orgasmus kommen.

» Rückbildungsphase: Die Schwellkörper schwellen wieder ab. Atmung, Herzschlag und Blutdruck normalisieren sich.

Diese Phasen lassen sich nicht deutlich voneinander abgrenzen, und die Verweildauer in den einzelnen Phasen kann sehr unterschiedlich sein.

Das Modell von Sexocorporel, einem therapeutisch-sexologischen Ansatz, der von dem Psychologen Jean-Yves Desjardins entwickelt wurde, ist deutlich differenzierter, denn es kategorisiert verschiedene Arten, wie Menschen Erregung gestalten und empfinden, und bezieht auch die emotionale Ebene mit ein (www. sexocorporel.com). Damit bildet es die Yoni-Massage und deren Erleben deutlicher ab. Dieses Modell versteht Erregung als ein Zusammenspiel von genitaler Stimulation, Atmung, Bewegung und Muskelspannung und unterscheidet verschiedene Erregungsmodi. Jeder Mensch kann grundsätzlich jeden Erregungsmodus erlernen.

» Archaischer Erregungsmodus: Bei diesem Modus wird – häufig in Bauchlage – mit hohem Druck Spannung aufgebaut, zum Beispiel durch das Zusammenpressen der Beine. Auch Gegenstände wie eine Bettkante, ein Kissen oder ein Stofftier werden eingebaut. Der Atem ist flach. So werden oft frühkindliche erste Erfahrungen mit Sexualität gemacht.

» Mechanischer Erregungsmodus: Dabei werden die Genitalien mechanisch stimuliert, häufig mit einer Steigerung der Geschwindigkeit. Die Muskeln sind angespannt, die Konzentration ist hoch. Ablenkung führt zum Zusammenbruch der sexuellen Erregung. Bei Frauen ist dieser Erregungsmodus häufig auf die Klitoris und kaum auf die Vagina fokussiert.

- Archaisch-mechanischer Erregungsmodus: Dieser Modus ist eine Kombination der beiden ersten Modi. Er wird häufig als emotional unbefriedigend empfunden, wenn man ihn mit einem Partner teilt. Die Körperspannung ist hoch, der Atem ist flach.
- Durch Vibration induzierter Erregungsmodus: Bei diesem Modus liegt der Fokus ebenfalls auf den Genitalien, der übrige Körper wird kaum wahrgenommen. Es besteht die Schwierigkeit, andere Quellen für Erregung zu finden. Die Körperspannung nimmt zu, der Atem ist flach.
- Ondulierender Erregungsmodus: Dieser Modus schließt viel Bewegung mit ein, die Erregung ist fließend und mit viel Genuss und Lust verbunden. Die genitale Erregung ist eher gering. Für einen Orgasmus steigt die Energie meist nicht genügend an. Die Körperspannung ist niedrig, der Atem ist tief. Im Wechsel mit den ersten beiden Modi lässt sich ein Orgasmus erreichen.
- Wellenförmiger Erregungsmodus: Atem, Bewegung und sexuelle Stimulation werden genutzt, um sexuelle Energie aufzubauen. Der Körper ist oft in wellenförmiger Bewegung, er ist weich und durchlässig. Die sexuelle Erregung kann in Wellen steigen und wieder fallen und schließt Körper und emotionales Erleben mit ein.

In der Yoni-Massage wird vor allem der wellenförmige Erregungszustand angestrebt, der sich durch Übung erlernen.

Verschiedene Orgasmusarten

Es gibt eine Vielzahl von Theorien zum weiblichen Orgasmus, wobei sich die Wissenschaftler nicht einig sind. Und Sex-Experten wie Annie Sprinkle, die eher aus der Praxis kommen, vertreten wieder andere Meinungen. Das Bild ist also bunt.

Die These von Sigmund Freud, dem Begründer der Psychoanalyse, war ein eher unrühmlicher Höhepunkt der Fehlinformation in diesem Zusammenhang: Er behauptete, der Orgasmus der Frau wäre nur im Kindesalter klitoral und würde mit Reifung der Frau automatisch zu einem vaginalen. Frauen, die weiterhin klitorale Stimulation für einen Orgasmus bevorzugten und benötigten, stempelte er als frigide ab. Diese These wurde endgültig von dem Sexualforscher Alfred Kinsey widerlegt, der 1953 eine Studie mit über 6000 Frauen veröffentlichte. Allerdings drehte er den Spieß um und behauptete, dass es ausschließlich klitorale Orgasmen gäbe. Inzwischen weiß man, dass es außer klitoralen und vaginalen Orgasmen auch zervikale, durch den G-Punkt oder A-Punkt ausgelöste und weitere Orgasmen gibt.

Aufgrund der genaueren Erforschung der Nervenbahnen, die mit dem Genitalbereich verbunden sind, finde ich die Unterscheidung in klitorale, vaginale und zervikale, also durch den Gebärmutterhals ausgelöste, Orgasmen am sinnvollsten. Da diese Nerven jedoch meistens in Kombination miteinander stimuliert werden, ist eine klare Unterscheidung schwierig und praktisch auch nicht nötig.

Das tantrische Verständnis von Orgasmus

Zu Recht haben viele Menschen das Gefühl, dass es im Tantra noch viel über Sexualität zu lernen gibt, was im Westen bisher nicht bekannt ist. Im Vergleich zu Indien, wo über Jahrtausende hinweg ein fein differenziertes Wissen über Sexualität im Tantra weitergegeben wurde, ist die Forschung im Abendland oberflächlicher, weil sie hauptsächlich die körperliche Stimulation und Reaktion berücksichtigt. Das tantrische Modell von Sexualität bezieht darüber hinaus den Fluss von Energie und spirituelle Aspekte mit ein. Durch die Beschreibung von sexueller Energie erweitert sich das sexuelle Erleben erheblich, und es wird auch deutlich, das sexuelle Gefühle nicht nur dort wahrgenommen werden, wo der Körper gerade berührt oder stimuliert wird.

Auch vom Orgasmus hat Tantra ein umfassenderes Verständnis. Der gewöhnliche Orgasmus wird hier als »Peak-Orgasmus«, also »Spitzen-Orgasmus«, bezeichnet, da er den höchsten Punkt einer Erregungskurve darstellt. Er wird von vielen Menschen eher genital fokussiert erlebt und dauert nicht sehr lange. Mit etwas Übung können Frauen davon mehrere in Folge haben, bei Männern ist das höchstens in jungen Jahren möglich.

Ergänzend dazu gibt es im Tantra den Ganzkörperorgasmus, bei dem die Energie bewusst langsam aufgebaut und durch Atmung und Visualisierung im ganzen Körper verteilt wird. Dieser Orgasmus ist auf keinen Körperteil fokussiert und dauert oft viel länger. Er wird häufig wie eine Art »Überfließen« beschrieben, weil die Energie den ganzen Körper erfüllt. Das ist ein Orgasmus, der einen schweißgebadet mit einem breiten Grinsen auf dem Gesicht zurücklässt.

Eine ganz andere Art des Orgasmus ist der »Valley-Orgasmus«, der »Tal-Orgasmus«. Er entsteht, wenn sexuelle Energie ohne viel Stimulation fließt und der Körper dabei bewusst entspannt wird. Man könnte sagen, dass es »kühle« sexuelle Energie im Vergleich zu der eher »heißen« sexuellen Energie ist, die sich durch Erregung und Stimulation aufbaut. Diese Energie breitet sich ebenfalls im ganzen Körper aus und versetzt ihn in »stille Ekstase«. Dieser Zustand kann unbegrenzt lange andauern und hat eine ganz besondere seelisch und körperlich nährende Qualität. Man steht erfrischt, mit wachem Geist, optimistisch und voller kreativer Ideen auf und will die Welt erobern.

Alle drei Arten von Orgasmen können in der Yoni-Massage auftauchen, und ich empfehle, die unterschiedlichen Arten auszuprobieren: bei der Yoni-Massage, beim Sex miteinander und beim Solosex. Jeder dieser Orgasmen hat seinen ganz eignen Geschmack, und du verpasst etwas, wenn du nur eine bestimmte Art von Orgasmus pflegst.

Gute Kommunikation

Vorab kurz ein paar Worte zur Kommunikation ganz allgemein: Den Satz »Kommunikation ist wichtig« hat wohl jeder schon gehört. Außerdem heißt es, dass mehr Kommunikation besser sei als weniger. Dabei ist Kommunikation selbst weder gut noch schlecht. Entscheidend sind die Inhalte, die transportiert werden. Sie können dazu führen, dass wir uns besser oder schlechter fühlen. Zusätzlich kommt es darauf an, wie diese Inhalte vermittelt werden, also auf welche Weise und aus welchem inneren Zustand heraus.

Der Paartherapeut George Pranksy spricht in diesem Zusammenhang von »High mode« und »Low mode«, übersetzt so etwa von »guter Laune« oder »schlechter Laune«. Vermutlich kennst du das auch: Wenn ihr euch streitet, wird alles noch schlimmer, und es kommen in der Regel keine Lösungen dabei heraus. Das ist ein typisches Beispiel dafür, wie man bei schlechter Laune kommuniziert. Diese Art der Kommunikation noch weiter fortzusetzen ist auf keinen Fall besser. Im Gegenteil: Im Streit sind schon viele Dinge gesagt worden, die beide Seiten später am liebsten ungesagt gelassen hätten.

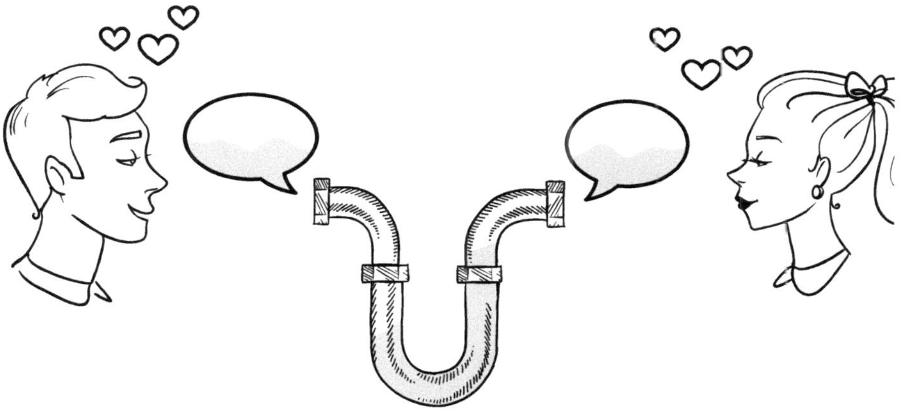

Im guten Zustand fließen Liebe und gute Gefühle durch die Kommunikationsrohre.

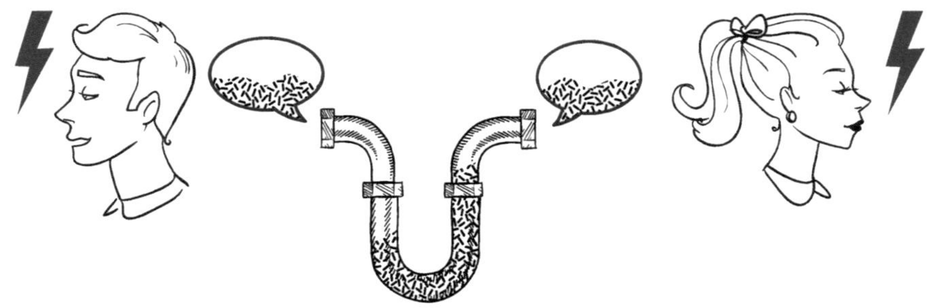

Im schlechten Zustand wird »schmutziges Wasser« durch die Kommunikationsrohre geschickt.

Pransky schlägt vor, Kommunikation als eine Art Verbindungsrohr zu betrachten, durch das Worte wie Wasser fließen. Wenn wir gute Laune haben, fließt klares Wasser durch das Rohr. Sind wir schlechter Laune, ärgerlich oder aggressiv, fließt stark verschmutztes Wasser durch das Rohr und überschüttet den anderen.

Es macht also Sinn, so lange zu warten, bis wir wieder gut gestimmt sind und klares Wasser zum Gegenüber senden können. Das Argument »Aber dann sprechen wir ja nie über Probleme« ist übrigens ein Scheinargument und entsteht typischerweise aus schlechter Laune, in der wir denken, der andere sei an unserem schlechten Gefühl schuld und müsse das jetzt sofort erfahren. Die Verantwortung für die Lösung von Beziehungsproblemen liegt immer zu 100 Prozent bei beiden Beteiligten. Das bedeutet nicht, dass man die Lösung schon kennen muss, man muss nur zu 100 Prozent dazu bereit sein, an der Lösung mitzuwirken – wenn der erste Schritt auch heißt, sich einzugestehen, dass man keine Ahnung hat. Eine wichtige Voraussetzung dafür ist es, das Problem gemeinsam lösen zu wollen und das Problem nicht etwa im anderen zu sehen – egal, wie offensichtlich einem das im Zustand schlechter Laune auch erscheinen mag.

Das Gute an schlechter Laune ist: Sie geht meist – wie schlechtes Wetter – von allein wieder weg. Die dunklen Wolken ziehen einfach weiter, egal, was wir tun. Zusätzlich kann man es üben, sich selbst wieder auszubalancieren und in einen guten Zustand zu kommen. Häufig wenden wir solche Methoden längst schon unbewusst an: Vielleicht ist es ein kurzer Spaziergang, eine Tasse Tee, etwas Zeit für sich allein, Sport oder eine andere Tätigkeit, die uns guttut. Mit etwas Abstand können wir das Problem besser aus dem Kontext heraus verstehen, es verliert dadurch an Gewicht, und oft wird so aus einem Problem eine Herausforderung, die sich bewältigen lässt.

Diese Haltung unterstützt euch als Paar beim Erlernen der Yoni-Massage sehr. Es kann beim Üben und Experimentieren immer mal passieren, dass ihr das Gefühl habt, nichts klappt oder einer macht alles falsch. Wenn ihr dann mit schlechter Laune beginnt zu besprechen, woran das liegen könnte, geratet ihr schnell in eine Abwärtsspirale und verliert schlimmstenfalls den Spaß am Lernen. Wartet lieber etwas, bis sich die Wogen geglättet haben, trinkt ein warmes Getränk (es gibt Untersuchungen dazu, dass Menschen mit einem warmen Getränk in der Hand andere Menschen positiver sehen) und redet dann darüber, wie ihr beim nächsten Mal gemeinsam eine schönere Erfahrung kreieren könnt. Dieser Tipp bezieht sich übrigens nicht nur auf die Yoni-Massage, er kann auch im Paaralltag sehr nützlich sein.

Gute Kommunikation spielt auch sonst eine wichtige Rolle bei der Yoni-Massage. Das beginnt schon mit der Einladung, in der du erfährst, wozu du eingeladen wirst. Stell dir vor, du wirst zum Essen eingeladen. Dann fragst du auch: wo, wann, welches Essen? Kommen noch andere Gäste? Gibt es einen Dresscode? Genauso lohnt es sich, bei einer Yoni-Massage nach den Details zu fragen: wo, wann und wie lange? Was möchtest du bei der Yoni-Massage einschließen, was vielleicht eher nicht?

Wie du gleich sehen wirst, gibt es noch weitere Themen, die vor oder während der Yoni-Massage geklärt werden sollten oder können, damit ihr mehr Nähe erlebt und euch bei der Yoni-Massage sicher und gut aufgehoben fühlt. Und auch ein anschließender Erfahrungsaustausch gehört zu einer guten Yoni-Massage dazu. Den richtigen Zeitpunkt dafür könnt ihr selber wählen, es muss nicht direkt im Anschluss an die Massage sein. Gute Kommunikation bringt euch ganz von allein näher.

Worte für die Genitalien

Als Erstes brauchst du Worte für die weiblichen Genitalien. »Yoni« ist für den Anfang schon gut, doch es gibt ja noch viel mehr wichtige Körperteile. Ich verwende in diesem Buch die offiziellen medizinischen Begriffe, für dich persönlich mögen andere Worte stimmiger sein. Finde die passenden Worte für dich heraus und höre auch genau zu, welche Worte deine Partnerin oder dein Partner verwendet.

Als kleine Übung kannst du die Worte allein vor dem Spiegel laut aussprechen, so verlieren sie auch die letzte Peinlichkeit, die ihnen vielleicht noch anhaftete. Dass du entspannt über Sexualität sprechen kannst, ist wichtig. Sonst überträgt sich deine Scham auf das Gespräch über die Yoni-Massage und führt möglicherweise dazu, dass ihr wichtige Punkte vermeidet. Ein weiterer guter Trick, mit Peinlichkeit umzugehen, besteht darin, das Gefühl in dem Moment, in dem es auftaucht, sofort auszusprechen. Meistens löst es sich dabei auf. Wenn es wiederkehrt: einfach wieder aussprechen. Und vor allem: dabei weiteratmen.

Feige
Lustgrotte
Scheide
Schoss
Büchse
Fotze
Pläumchen
Schlund
Vagina
Pussy
Möse
Box
Coochee
Cunt
Yoni
Vulva
Törtchen
Küt
Cave
Spalte
Rose
Muschi
Mumu
Schnecke
Beaver
Loch
Schatulle
Cookie

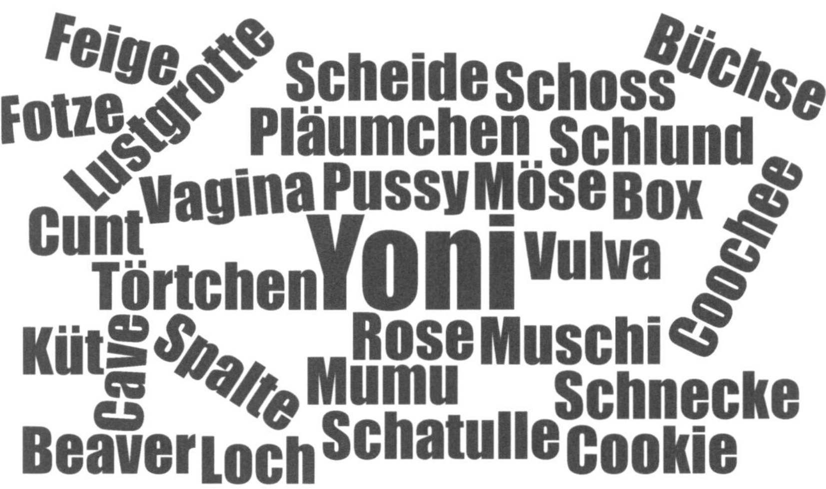

Die Ausrichtung der Massage

Wie ich schon erläutert habe, kann eine Yoni-Massage drei verschiedene Ausrichtungen haben:

» Beim Forschen geht es darum, den Körper der Frau gemeinsam zu erkunden und ihn besser zu verstehen.

» Heilen ist die bewusste Suche und Arbeit mit Blockaden auf körperlicher und seelischer Ebene.

» Beim Fokus auf Lust und Ekstase dient die Yoni-Massage dazu, das erotische Potenzial auszuschöpfen, zu erweitern und in seinen verschiedenen Aspekten zu erleben.

Jede dieser Ausrichtungen kann mit Leichtigkeit eine ganze Yoni-Massage ausfüllen. Die drei Varianten können im Lauf der Yoni-Massage genauso gut miteinander kombiniert werden. Gerade am Anfang ist es allerdings sinnvoll, sich bei der Massage auf eine Ausrichtung zu beschränken und eine bestimmte Reihenfolge von Techniken einzuhalten, um wirklich ein Gefühl dafür zu bekommen. Welche Richtung ihr einschlagen wollt, solltet ihr vor der Massage genau absprechen. Wenn ihr schon mehr Erfahrung habt, könnt ihr die Ausrichtung auch offenlassen.

Die persönliche Absicht

Vor Beginn der Yoni-Massage solltet ihr – ob Gebender oder Empfangende – auch eure persönliche Absicht über die Ausrichtung der Massage äußern. Das kann eine Mischung verschiedener Aspekte sein. Darüber zu sprechen hilft dem Mann, während der Yoni-Massage zu navigieren. Wenn ihr euch nicht gut kennt, ist die Situation eine andere, als wenn ihr miteinander vertraut seid. Dann könnt ihr sicher sein, dass ihr auch nach der Yoni-Massage miteinander gut im Kontakt seid und Zeit habt, das Erlebte zu verdauen und euch anschließend darüber auszutauschen. Die Faustregel ist: Je weniger ihr euch kennt, desto wichtiger ist es, klare Absprachen zu treffen und sich während der Massage daran zu halten.

Verändert diese Absprachen während der Massage auch nicht »in der Hitze des Gefechts«. Eine Yoni-Massage kann für die Frau sehr intensiv sein, und sie sagt dann vielleicht Dinge, die sie mit klarem Verstand nie gesagt hätte oder – schlimmer noch – anschließend bereut. So ähnlich, wie dir als Mann bei gutem Sex vielleicht schon einmal »Ich liebe dich« rausgerutscht ist, obwohl du das überhaupt nicht sagen wolltest.

Eure Beziehung zueinander

Falls ihr kein Liebespaar seid, ist es gut, vorher darüber zu sprechen, wie ihr zueinander steht und was die Yoni-Massage für euch bedeutet. Manchmal ist eine Yoni-Massage eine versteckte Einladung, damit mehr zwischen euch entsteht, und es fällt dir vielleicht schwer, das auszusprechen. Bleibe so nah an der Wahrheit, wie es dir jetzt möglich ist. Vielleicht trifft es der Satz: »Ich möchte dich gerne näher kennenlernen.« Sei auch ehrlich, wenn du kein näheres Interesse an deiner Partnerin hast und du vielleicht einfach nur mehr über Yoni-Massagen lernen möchtest: »Ich möchte gerne lernen, Yoni-Massagen zu geben, und möchte das mit verschiedenen Frauen ausprobieren. Du bist mir sympathisch, deswegen habe ich mich getraut, dich zu fragen. Das heißt nicht, dass ich in dich verliebt bin oder etwas mit dir anfangen möchte.«

Grenzen & Schwellen

Ebenso wichtig, wie dir deine eigene Ausrichtung klarzumachen, ist es, deine Grenzen zu kennen. Gibt es etwas, was du als Frau oder als Mann nicht möchtest? Als Mann kannst du der Frau eine Extraportion Sicherheit und Aufmerksamkeit schenken, indem du ihr vor der Massage aktiv Fragen dazu stellst und Beispiele gibst. Es geht dabei nicht darum, Horrorszenarien zu entwerfen, sondern die Frau dazu zu ermutigen, ihre Grenzen wahrzunehmen. Gleichzeitig signalisierst du ihr als Mann auf diese Weise, dass du sichergehen willst, ihre Grenzen zu kennen, damit du sie achten kannst. Betone auch, dass sie dir ihre Wünsche oder Grenzen während der Massage gerne mitteilen kann. Grenzen können ganz praktische Sachen sein wie eine Verletzung am Knie, bestimmte Bewegungen, die unangenehm sind, oder Narben, die empfindlich auf Druck reagieren. Vielleicht möchte die Frau auch vermeiden, dass ihre Haare ölig werden oder ein besonders intensiv riechendes Öl verwendet wird.

Wichtiger als Grenzen, die aus praktischen Gründen gezogen werden, sind Grenzen, die aus emotionalen Gründen gesetzt werden. Als Mann ist es – gerade bei den ersten Yoni-Massagen – eine sehr gute Idee, mit deiner Partnerin zu vereinbaren, dass du nicht in ihre Yoni eindringen wirst, ohne sie vorher um Erlaubnis zu bitten.

Schwellen fühlen sich häufig ähnlich wie Grenzen an. Sie sind jedoch etwas anderes: Während es bei Grenzen darum geht, diese zu respektieren und auf der anderen Seite zu bleiben, markieren Schwellen den Übergang zu einer neuen Erfahrung, den es behutsam zu überschreiten gilt, um einen neuen Raum zu betreten. Achtet bei eurer Kommunikation darauf, Grenzen und Schwellen sorgfältig voneinander zu unterscheiden.

Geben und Nehmen

In eurem Vorgespräch zur Massage legt ihr auch eure Rollen fest. Wenn ihr dieses Buch beide gelesen habt, ist das einfach: Ihr bestätigt einfach nur, dass der Mann gibt und die Frau empfängt, und erinnert euch noch einmal daran.

Wenn nur du als Mann das Buch gelesen hast, solltest du deiner Partnerin erläutern, dass sie die passive Rolle der Empfängerin hat und nichts tun muss und dass die Yoni-Massage nur funktioniert, wenn sie sich ganz auf das Nehmen einstellt. Falls sie Bedenken hat, kannst du sie darauf hinweisen, dass die Massage – je nach Absprache – ein Geschenk oder ein Austausch ist. In beiden Fällen ist das Nehmen mindestens so wichtig wie das Geben, denn sonst kann kein Geschenk oder Austausch stattfinden.

Wünsche und Befürchtungen

Eine wichtige offene Frage für das Vorgespräch lautet: »Welche Wünsche und Befürchtungen hast du? Was geschieht bestenfalls, was schlimmstenfalls?« Diese Fragen solltet ihr beide beantworten. Unserem Partner das mitzuteilen, was schlimmstenfalls passieren könnte, beruhigt das eigene Gefühl oft schon sehr, denn der schlimmste Fall ist meist gar nicht mehr so schlimm, wenn wir diese Befürchtungen erst einmal ausgesprochen haben. Sollte einer von euch beiden möglicherweise starke Ängste haben oder sich sehr unter Druck fühlen, klärt das unbedingt vorher miteinander. Sprecht auch darüber, was im schönsten Fall passieren könnte. Dabei dürft ihr der Phantasie freien Lauf lassen. Sprecht dabei immer von euch selbst, nicht über das Gegenüber. Also: »Ich bin tiefenentspannt und glücklich mit meinem Körper.« Und nicht: »Du bist total in mich verliebt.«

Der Zeitrahmen

Wenn ihr euch zu einer Yoni-Massage verabredet, ist es gut, dabei auch einen Zeitrahmen abzusprechen. Sonst bleibt ihr vielleicht ewig beim Vorgespräch hängen, weil ihr beide aufgeregt seid. Ihr solltet allein für die Massage mindestens 1,5 Stunden, eher zwei Stunden einplanen und insgesamt 2,5 bis drei Stunden mit Duschen und einem entspannten Ausklang der Massage veranschlagen. Zu viel Zeit zu haben ist besser, als am Ende aufspringen zu müssen und sich völlig verträumt in den Straßenverkehr zu begeben.

Ein Zeitrahmen ist auch für die Psyche hilfreich: Eine Yoni-Massage braucht sehr viel Aufmerksamkeit und Präsenz, und das kann auch anstrengend sein. Stehen Anfang und Ende fest, ist die innere Bereitschaft höher, diese Extraportion Aufmerksamkeit und Präsenz bereitzustellen. Ohne Rahmen geht die Psyche gerne in eine Art »Energiesparmodus«, um möglichst lange »durchzuhalten«. Und gerade, wenn wir Neuland betreten und sich das Erlernen der Yoni-Massage wie ein großer Schritt aus der Komfortzone heraus anfühlt, ist unsere Psyche eher bereit, diesen Schritt zu tun, wenn er temporär ist und ein klares Ende hat.

Feedback und Empathie

Du kannst es dir so vorstellen: Dir wird das leckerste Essen aufgetischt, all deine Lieblingsspeisen. Es gibt nur einen Fehler: Du bist gerade satt. Was würde wohl passieren, wenn du jetzt genervt aufständest und nur brummtest »Nimm das Essen weg«. Meinst du, dieser Koch würde gerne wieder für dich kochen? Oder: Durch ein Missverständnis hast du statt der roh-veganen Lasagne, die du bestellt hast, ein blutiges Steak auf dem Teller, das dein Tischnachbar mit den Augen fast verschlingt, dir jedoch den Appetit auf jede Art von Essen verdirbt.

Diese zwei kleinen Beispiele zeigen, wie wichtig Feedback und Kommunikation sind. Es geht dabei um nicht mehr und nicht weniger als das Gelingen der Massage. Denn der schönste Yoni-Massagegriff zur falschen Zeit fühlt sich überhaupt nicht angenehm an, und zu viel des Guten ist nicht gut. Eine gute Yoni-Massage braucht daher unbedingt euren Dialog, nicht nur vor, sondern auch während der Massage.

Für den Yoni-Masseur bedeutet das: Selbst wenn du denkst, du hättest die beste Reihenfolge der Massagetechniken ein für alle Mal herausgefunden – mit dieser Frau in diesem Moment musst du den optimalen Ablauf wieder neu herausfinden. Es gibt keine gute Yoni-Massage, ohne dass du sehr aufmerksam ihr verbales und nonverbales Feedback verfolgst. Dazu könnt ihr konkrete Signale vereinbaren, und auch die nonverbale Kommunikation deiner Partnerin wie Atmung oder Muskelspannung hilft dir dabei, ihr momentanes Befinden zu deuten.

Ein weiterer Schritt ist, dass du dich in die Lage der Frau hineinversetzt. Wie würdest du dich fühlen, wenn du auf der Massagematte liegen würdest? Was würdest du brauchen, um dich wohlzufühlen, wenn du genau ihren Hintergrund, ihre Geschichte und ihre Erfahrungen hättest? Unsere Fähigkeit, uns in die Schuhe von anderen zu stellen, ist oft viel größer, als wir annehmen – besonders, wenn wir unseren Verstand nicht dazwischenquatschen lassen, der uns vielleicht einflüstert: »Das kannst du gar nicht wissen.« Deine gut gemeinte Absicht reicht schon: »Mal angenommen, ich wüsste alles über ihr Leben, wie würde ich mich fühlen in Bezug auf …?«

Für dich als empfangende Frau ist Feedback ebenso wichtig wie für den Mann. Wenn du kein Feedback sendest, kannst du keine gute Yoni-Massage bekommen. Es geht dabei ausdrücklich nicht darum, die ganze Massage über miteinander zu reden, sondern die kleinen unwillkürlichen Signale zuzulassen, die entstehen, wenn du dir selbst das Fühlen erlaubst. Tiefes Atmen hilft dir dabei, dein Körperempfinden und deine Gefühle wahrzunehmen. Interessant wird es dann, wenn du an Grenzen stößt. Gefällt dir etwas nicht: Wie drückst du das aus? Gefällt dir etwas besonders gut: Wie lässt du deinen Partner das wissen? Mache dir darüber allein und gemeinsam mit deinem Partner Gedanken und nutze die Yoni-Massage als Übungsfeld. Frauen tendieren dazu, ihr Feedback zu freundlich zu verpacken und zu indirekt zu sein. Statt »Das gefällt mir nicht« sagen sie vielleicht: »Du gibst dir total viel Mühe, und das schätze ich sehr, könntest du auch noch einmal etwas anderes ausprobieren?« Die Gefahr dabei ist, dass der Mann nur den ersten Teil des Satzes hört und zufrieden ist, dabei war der zweite Teil für die Frau viel wichtiger.

Um zu verstehen, wie wichtig deine Rückmeldung ist, lade ich dich ein, dich in die Lage deines Partners hineinzuversetzen und nachzuempfinden, wie er sich vielleicht fühlt. Nimm dabei an, dass du seine Erfahrungen, sein Wissen und seine innere Haltung hast. In meinen Augen ist das äußerst spannend. Du kannst dich auch fragen: Welche Form von Rückmeldung wäre für mich am einfachsten zu verstehen? In dem Moment, in dem du dich in deinen Partner hineinversetzt, wird dir vermutlich klar, warum er dein Feedback braucht.

Feedback funktioniert wie ein Kreislauf: Es ist ein ständiger Austausch von Informationen und Gefühlen. Wenn ihr eure empathischen Fähigkeiten beide schult, wird es euch immer leichterfallen, einander nah zu sein und in den Fluss der Massage zu kommen. Gleichzeitig wächst dadurch Vertrauen zwischen euch, was die Massage wiederum noch schöner macht. Denn wenn du als Empfangende etwas Angenehmes erwartest, bist du entspannter und kannst besser genießen. Und der Gebende fühlt sich wohler, wenn er weiß, dass er nichts falsch machen kann. Dann kann er bei Bedarf allenfalls liebevolle Korrekturen vornehmen und bleibt leichter im Fluss.

Mit der Zeit wird dieser Austausch für euch wie selbstverständlich. Und allein die Nähe, die durch diesen Feedback-Kreislauf entsteht, ist für viele Paare schon sehr genussreich und ein Grund dafür, sich zu einer Yoni-Massage zu verabreden.

Konkrete Signale

Um euch während der Yoni-Massage besser verständigen zu können, ist es hilfreich, wenn ihr verschiedene Signale miteinander vereinbart, denn Gedankenlesen bringt dieses Buch nicht bei. Diese Signale können verbal oder nonverbal sein. Ich empfehle, in jedem Fall auch nonverbale Zeichen abzusprechen – aus dem ganz einfachen Grund, weil Sprechen in völlig entspanntem Zustand für viele Menschen schwer ist. Auch wenn sich eine Person nicht wohlfühlt, ist ein nonverbales Signal manchmal einfacher zu geben als ein verbales.

Die Signale gelten in beide Richtungen: Wenn du als Mann während der Yoni-Massage unsicher bist, ob deiner Partnerin etwas gefällt, ist es wichtig, dass du nachfragst, denn deine Unsicherheit macht dich zu einem schlechten Masseur. Eine einfache Art zu fragen ist: »mehr?«, »weniger?« oder »etwas anderes?« Ihr könnt auch Antworten auf einer Skala von 0 bis 10 vereinbaren: 10 bedeutet »super«, 0 heißt »bitte damit aufhören«. Das kann zum Beispiel den Druck oder die Geschwindigkeit betreffen. Eine weitere Möglichkeit ist die Ampel: »Grün« bedeutet »weitermachen«, »Gelb« heißt »ich weiß nicht«, und »Rot« steht für »stopp«.

Auf der nonverbalen Ebene könnt ihr Handzeichen verabreden: Hebt sie die Hand, ist damit eine Unterbrechung mit kurzem Einchecken gemeint. Gib ihr Zeit, sich zu sammeln und die passenden Worte zu finden. Das Handzeichen »Daumen hoch« kann für euch »mehr davon« bedeuten, während der nach unten gerichtete Daumen heißt »nicht so gut«.

Berücksichtigt dabei, dass sich die Signale auf den jeweiligen Moment beziehen und nicht auf die ganze Massage. Am besten sendet ihr beide die Signale so früh wie möglich. Es gilt in der Massage nicht, etwas »auszuhalten« oder darauf zu hoffen, dass gleich etwas Angenehmeres geschieht.

Nachdem du dieses Buch gelesen hast, wirst du viele verschiedene Techniken kennen und kannst jederzeit zu einer anderen wechseln, wenn sich eine bestimmte Technik gerade nicht gut anfühlt. Am Anfang mag es sich etwas ungewohnt anfühlen, während der Massage zu kommunizieren, doch ihr werdet es bald normal finden und zu schätzen wissen, denn Kommunikation verbessert die Massage erheblich und bringt euch einander näher.

Nonverbale Kommunikation

Nonverbale Kommunikation findet im Unterschied zur verbalen Kommunikation ständig statt. Als Yoni-Masseur erhältst du so wichtige Signale darüber, ob die Frau entspannt ist und was für einen Effekt die Yoni-Massage auf sie hat. Für dich sind besonders folgende Signale der Frau wichtig:

Atmung: Ist die Atmung flach und schnell oder tief und langsam? Auch lustvolles Stöhnen kann flach oder eher tief sein. Das Stöhnen kann aus dem Hals oder aus dem Bauch kommen. Je ruhiger und langsamer und je tiefer sie in den Bauch atmet, desto entspannter ist die Frau.

Muskeltonus: Auch der Muskeltonus deiner Partnerin, also der Spannungszustand ihrer Muskeln, verrät dir, wie entspannt sie ist. Anspannung kannst du daran erkennen, dass Arme und Beine weniger auf dem Boden aufliegen und ihre Form definierter ist. Auch im Gesicht sind viele kleine Muskeln, an denen sich Anspannung und Entspannung leicht ablesen lassen. Der Muskeltonus kann sich schnell ändern. Achte besonders darauf, dass die großen Muskelgruppen entspannt sind, also Beine und Rücken, ebenso wie die Gesichtsmuskeln.

Wenn du feststellst, dass Körperbereiche angespannt sind, lade deine Partnerin verbal dazu ein, sich zu entspannen, denn du kannst nicht jeden Bereich immer wieder massieren. Tue das in besonders sanfter Form, du bist nicht auf dem Sportplatz, und du willst sie nicht korrigieren. »Ich lade dich ein, deine Beine und deinen Rücken zu entspannen. Mit jedem Atemzug kann du sie jetzt mehr und mehr entspannen.«

Augen: Ein weiteres nonverbales Signal, das dir deine Partnerin sendet, sind die Bewegungen ihrer Augen und Augenlider. Sind die Augen sehr aktiv und flattern die Augenlider, ist deine Partnerin entweder im Tiefschlaf (hoffentlich nicht) oder denkt gerade viel. Ein gutes Rezept, um Gedanken zur Ruhe zu bringen, ist, bei jedem Atemzug bis zehn zu zählen. Dabei kannst du als Mann als gutes Vorbild laut mitatmen. Damit tust du dir auch selbst etwas Gutes. Du kannst deiner Partnerin auch eine Augenmaske anbieten, wenn es für sie schwer ist, die Augen geschlossen zu halten.

Auch als Empfangende wirst du viele nonverbale Signale wahrnehmen. So wie wir am Gang von geliebten Menschen oft schon ihre Laune erkennen, werden dir auch die Körpersignale deines Partners viel über seinen Zustand mitteilen: wie er atmet, wie er sich bewegt oder was für kleine Geräusche er macht. In der Rolle der Empfangenden geht es nicht darum, dass du ständig auf ihn achtest. Doch wenn dir etwas auffällt und beginnt, deine Entspannung oder deinen Genuss zu unterbrechen, ist es an deiner Zeit, deine Wahrnehmung mitzuteilen. Es kann zum Beispiel sein, dass dein Partner so in die Massage vertieft ist, dass er gar nicht wahrnimmt, wie unbequem er sitzt.

Offene und geschlossene Fragen

Fragen kann man auf unterschiedliche Weise formulieren: offen oder geschlossen. Und je nachdem, wie du die Frage während der Massage stellst, erreichst du unterschiedliche Effekte. Bei einer geschlossenen Frage gibst du die mögliche Antwort vor: »Möchtest du weniger oder mehr Druck?« Oder: »Auf einer Skala von 1–10, wobei 10 das Angenehmste ist: Wie ist der Druck?« Eine offene Frage würde dagegen lauten: »Wie fühlt sich der Druck an?« Für die Empfangende ist es in der Regel leichter, eine geschlossene Frage zu beantworten.

In anderen Situationen kann eine offene Frage besser sein, etwa: »Gibt es etwas, das die Yoni-Massage noch besser machen würde?« Manchmal ist die Frau jedoch ganz in ihren Gefühlen versunken oder innerlich gerade mit einer ganz anderen Wahrnehmung beschäftigt, dann wird sie auf eine offene Frage eher verwirrt reagieren. Das Gute ist: Du kannst die Frage sofort noch einmal in der anderen Form stellen, wenn du ihre Verwirrung bemerkst.

Der Reality-Check

Eine besondere Form des Feedbacks ist etwas, das ich liebevoll den »Reality-Check« nenne. Dabei geht es darum, einen Gedanken über mich oder den anderen, der meist nicht allzu freundlicher Natur ist, zu überprüfen, zum Beispiel: »Ich denke gerade, dass du dich langweilst.« Oder: »Ich denke, du erwartest gerade von mir, dass ich stöhne.« Oder: »Ich denke gerade, dass du einen Orgasmus haben willst.«

Dieser Reality-Check dient dem Aufspüren unserer Projektionen auf uns selbst und auf unser Gegenüber. Projektionen sind geheime Annahmen und Erwartungen, die wir in bestimmten Situationen hegen und unser Erleben stark beeinflussen. Indem wir diese Projektionen transparent machen, können wir herausfinden, ob sie stimmen oder ob wir auf dem Holzweg sind. Gleichzeitig lernen wir dabei, unsere Intuition und unsere Projektion immer besser voneinander zu unterscheiden.

In der Kommunikation empfiehlt es sich aus zwei Gründen, diesen Reality-Check vorher als solchen anzukündigen: Oft sind unsere Annahmen für Außenstehende so absurd, dass die Nachfrage leicht abgetan und nicht wirklich ernst genommen wird. Und dann bekommen wir auch keine richtige Antwort. Außerdem verdeutlicht schon das Wort, dass man als Fragesteller ein wirkliches Bedürfnis hat, etwas herauszufinden, das einem wichtig ist. Der Reality-Check lässt sich natürlich auch im Alltag wunderbar anwenden. Wenn wir beginnen, unsere Projektionen transparent zu machen und zu uns selbst zurückzunehmen, wird unsere Kommunikation spontan tiefer und ehrlicher.

Beobachtungen

Eure verbale Kommunikation muss sich nicht nur auf Feedback beschränken. Als Mann kannst du auch deine Beobachtungen mitteilen. Das Besondere dabei: Indem du diese Beobachtungen möglichst präzise schilderst, machst du deiner Partnerin gleichzeitig wunderschöne Komplimente und bringst ihr gegenüber deine Wertschätzung zum Ausdruck. Zu Beginn der Yoni-Massage ist es zum Beispiel ein schönes Ritual, wenn du das Aussehen der Yoni beschreibst.

Übung: Die Yoni beschreiben

Nimm dir zu Beginn der Massage etwas Zeit dafür, die Yoni deiner Partnerin eingehend zu betrachten. Teile ihr in möglichst genauen Worten mit, was du siehst. Beziehe dich dabei auf Farbe, Form, Größe und weitere Details und verwende keine Adjektive wie »schön, süß oder sexy«, die indirekt eine Bewertung beinhalten. Wenn es »schön« gibt, gibt es auch »hässlich«.

Das kann sich zum Beispiel so anhören: »Deine Vulvalippen teilen sich wie ein umgedrehtes V, und ich sehe gleich darunter die Klitoris unter einer rosa Haube aus Haut. Daneben glitzert ein kleiner Tropfen Flüssigkeit, und der Übergang zu den Vulvalippen ist wie eine Blüte, die sich nur ein wenig geöffnet hat

Viele Frauen haben keine Ahnung, wie schön Männer ihre Genitalien finden, und du machst deiner Partnerin als Mann ein großes Geschenk, wenn du ihren Körper ganz ohne Geilheit und Erregung auf diese Weise wertschätzt.

Checkliste Kommunikation

Diese Checkliste listet alle Punkte auf, die ihr vor der Yoni-Massage gemeinsam besprechen solltet:

- ◊ Ausrichtung der Massage
- ◊ Persönliche Absicht
- ◊ Grenzen und eventuelle körperliche Einschränkungen
- ◊ Geber- und Nehmer-Rolle
- ◊ Wünsche und Befürchtungen
- ◊ Konkrete Signale, verbal und nonverbal
- ◊ Austausch oder Geschenk?
- ◊ Ggf. Vorkehrungen für Safer Sex
- ◊ Zeitrahmen

Die Qualität von Berührung

Als die Figur »Data«, ein menschenähnlicher Roboter aus der Science-Fiction-Serie »Next Generation – Raumschiff Enterprise«, beginnt, Geige zu spielen, ist sie verwundert, dass die Musik bei den Zuhörern keinen Gefallen findet: Die Musik ist zwar perfekt, aber nicht genießbar. Erst langsam lernt Data, nicht nur technisch perfekt, sondern mit Gefühl und Lebendigkeit zu spielen, und erfährt dabei viel über die menschliche Psyche. Genauso ist es auch bei der Yoni-Massage: Nicht die perfekte Technik macht eine gute Massage aus, sondern die Qualität der Berührung, und die besteht aus weit mehr als nur aus Technik.

Worauf es ankommt

Schon beim Zuschauen können wir an einer Berührung oft die zärtliche Liebe erkennen, die eine Mutter für ihr Baby empfindet. Oder wir sehen förmlich wie bei einer leidenschaftlichen Berührung die Funken zwischen zwei Menschen fliegen. So wie bei Musik gibt es auch bei Berührung einen Teil, der sich jeder Beschreibung entzieht. Und so wie Data kannst auch du deine Wahrnehmung schulen und mithilfe deines inneren Kompasses lernen, die verschiedenen Qualitäten von Berührung zu erfassen. Dein innerer Kompass ist dabei das Einzige, was zählt.

Die besten Massagen, die ich kenne, sind die, bei denen ich als Gebende genau wahrnehme, dass ich den anderen erreiche und wie diese Berührung ankommt. Durch die Reaktion des anderen erhalte ich wertvolle Hinweise darauf, wie die Massage weitergeht. Und das wiederum fühlt sich für den Beschenkten wie Gedankenlesen an, denn die Massage ist unmittelbar an seine Bedürfnisse angepasst. Dabei waren es in Wirklichkeit seine eigenen Hinweise, die ich bewusst und unbewusst gelesen und ausgewertet habe. Aus diesem Kreislauf von Geben, Nehmen und Lesen entsteht ein Fluss.

Dabei wird die Qualität von Berührung im Wesentlichen bestimmt durch:

» die Intention, mit der berührt wird
» den Zustand des Menschen, der berührt
» die Bewusstheit der Berührung
» die Fähigkeit, das Feedback des Empfangenden zu lesen
» die Fähigkeit, die Berührung anzupassen und aus Berührung und Feedback einen Fluss entstehen zu lassen
» den Zustand des Menschen, der berührt wird
» die Beziehung zwischen Gebendem und Empfangendem

Wie du siehst, ist die Berührungsqualität eine Mischung aus vielen verschiedenen Aspekten, und das sind nur die benennbaren. Hinzu kommt noch ein Teil »Energie« oder auch »Magie«. Zum Gelingen einer Yoni-Massage trägt es entscheidend bei, wenn du dir als Erstes deine Absicht bewusst machst. Schließt deine Intention als Mann auch den guten Kontakt zu deinem Gegenüber ein, wird sich die Massage besser anfühlen, als wenn es dir nur darum geht, selbst ein angenehmes Gefühl zu haben, etwa durch den Hautkontakt. Umgekehrt fühlt es sich allerdings auch nicht gut an, wenn du die Massage nur gibst, um deinem Gegenüber etwas Gutes zu tun, denn das löst meist ein gesundes Misstrauen aus.

Auch dein eigener Zustand spielt eine große Rolle bei der Massage. »Hauptsache, dem Masseur geht es gut« ist dabei ein guter Leitfaden. Denn nur, wenn es dem Masseur gut geht, kann er auch eine gute Massage geben. Das bedeutet nicht, dass dein ganzes Leben wie am Schnürchen laufen muss, sondern dass du zum Beispiel für die Zeit der Massage ganz im Hier und Jetzt präsent bist und es dir dabei bequem machst. Strahlst du gerade von einem Ohr bis zum anderen, wird sich das ebenfalls übertragen.

Bewusste Berührung und die Wahrnehmung von Feedback lassen sich auch als die Fähigkeit beschreiben, all deine Antennen auf Empfang zu stellen – sowohl deine fünf Sinne (Hören, Sehen, Riechen, Schmecken, Fühlen) als auch dein Bauchgefühl. Jede dieser Antennen wird Tausende von Signalen empfangen, und dein Gehirn ist dabei ein zentrales Organ.

Am besten ist es, wenn du diese Signale möglichst wertfrei aufnimmst. Denn wenn du deine Wahrnehmungen zensierst, nicht wahrnehmen willst, was dir nicht gefällt, oder negierst, was du für »zu unwahrscheinlich« hältst, dann haben es die Signale schwer, zu dir durchzudringen, und deine Antennen werden irgendwann »auf Durchzug schalten«. Solche Situationen kennen wir aus unserem Alltag zur Genüge: Wir stumpfen gegen Signale ab, wenn wir das Gefühl haben, ihnen ausgesetzt zu sein und keinen Einfluss darauf zu haben. Außerdem verwirren neue, künstlich erzeugte Signale wie Geschmacksverstärker oder künstliche Düfte das Gehirn. Etwas riecht nach Vanille oder schmeckt nach Vanille, ist aber keine Vanille. Während ein Teil unseres Gehirns noch »hmm, lecker« sagt, weist uns eine innere Warnlampe darauf hin, dass »hier etwas nicht stimmt«. Da wir diese Widersprüche in der Außenwelt immer wieder erleben, unterdrücken wir die Warnlampe irgendwann.

Bei der Yoni-Massage kannst du wieder lernen, deine Antennen fein zu justieren, und davon profitieren beide Partner. Das kann auch durch verbale Kommunikation geschehen, die dir als Mann hilft, die Signale deiner Partnerin besser zu decodieren. Setze dich dabei nicht unter Druck. Es ist ganz normal, dass es etwas Zeit braucht, bis du die Signale richtig lesen kannst, denn schließlich reagiert jeder Mensch ganz anders – auch auf Berührung.

Auch der Zustand des Menschen, der berührt wird, wirkt sich auf die Qualität der Berührung aus. Es macht einen großen Unterschied, ob dein Gegenüber entspannt und offen ist oder eine »dicke Haut« hat, aufmerksam oder in Gedanken gerade ganz woanders ist. Als Mann nimmst du vielleicht kaum eine Reaktion deiner Partnerin wahr, oder die Reaktion unterscheidet sich kaum, egal, was du machst.

Eure Beziehung hat ebenfalls großen Einfluss auf die Massage. Je nachdem, wie leicht ihr miteinander kommuniziert und wie gut ihr einander kennt, ist es vielleicht leicht, die Signale des anderen zu deuten. Wenn ihr gerade einen Streit hattet, ist es vermutlich schwieriger, sich dem anderen zu öffnen, als wenn ihr gerade eine gute Zeit miteinander habt.

Drei einfache Prinzipien

Trotz der vielen Aspekte, die die Qualität von Berührung ausmachen – ich versichere dir: Berührung lässt sich lernen, und es gibt drei einfache Prinzipien, die dir dabei als Anhaltspunkte dienen können:

1. **Energie folgt der Aufmerksamkeit:** Wenn du deine Aufmerksamkeit in deine Hände schickst, wird sich deine Berührung viel intensiver anfühlen, als wenn du deine Aufmerksamkeit auf deine juckende Nase lenkst.
2. **Weniger ist mehr:** Dieses Motto gilt grundsätzlich für die Yoni-Massage: Weniger Tempo, weniger Wechsel und weniger Tun tragen zu einer guten Yoni-Massage bei. Außerdem gewinnt die Massage durch mehr Präsenz, mehr Achtsamkeit und mehr Halten.
3. **Druck statt Schnelligkeit:** Möchtest du die Intensität der Berührung steigern, ist es in den meisten Fällen sinnvoller, den Druck zu erhöhen, nicht die Geschwindigkeit.

Für deine Partnerin ist es ein großes Geschenk, wenn du als Mann die Qualität verschiedener Berührungen kennst und erlernst. Männer werden in unserer Gesellschaft wenig dazu erzogen, mit Zärtlichkeit, Liebe und Aufmerksamkeit zu berühren. Sie sollen zupacken können oder leidenschaftlich sein, und deshalb haben sie oft nicht sehr viel Übung in den feinen Zwischentönen der Berührung. Eine kleine, feine Übung, die jeder für sich selbst machen kann, weckt die Hände und macht sie für Berührung sensibel. Du brauchst dafür nur einen beliebigen Gegenstand und ein paar Minuten Zeit.

Übung: Hände aufwecken

Schließe deine Augen und nimm dir Zeit, diesen Gegenstand mit deinen Händen näher zu erkunden. Was nimmst du wahr? Ist der Gegenstand weich oder hart, kalt oder warm, rund oder eckig? Hast du eine Lieblingsstelle an diesem Gegenstand? Untersuche diese jetzt genauer. Vielleicht ist sie besonders glatt oder hat eine interessante Oberfläche. Tue deinen Händen im Anschluss daran etwas Gutes, indem du sie mit der Lieblingsstelle deines Gegenstands berührst. Beobachte dabei deine Gefühle und auch deine Gedanken. Während der Körper meist schnell einen Impuls hat, denkt der Kopf oft »so ein Quatsch« und will die Übung abbrechen. Nimm den Gedanken wahr und mache einfach weiter, bis du das Gefühl hast, dass deine Hände genug haben.

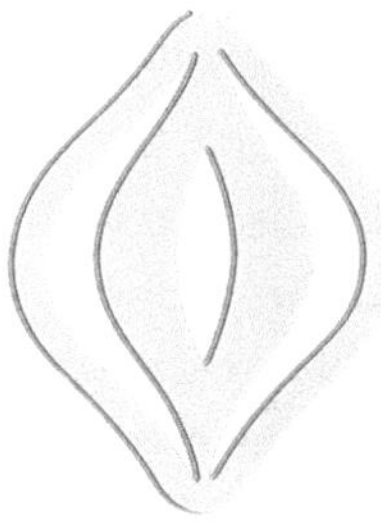

Die Praxis der Yoni-Massage

In diesem Teil des Buches wird es praktisch. Nachdem du bisher viel über die Theorie, die innere Haltung und die Anatomie erfahren hast, bist du jetzt so weit, dass du damit beginnen kannst, zu üben und zu experimentieren. Du bist bestens vorbereitet – und sicher auch schon neugierig.

Damit du einen guten Start in die Praxis hast, werde ich dir auch dazu viele Hintergrundinformationen liefern. Ich gehe darauf ein, welches Zubehör du brauchst, wie du den Raum vorbereitest und wie du aus der Massage ein Ritual machst. Vor allem zeige ich dir alle Techniken und Massagegriffe und erläutere den Ablauf einer Yoni-Massage. Anschließend verrate ich dir bewährte Tipps und Tricks, um möglichen Stolpersteinen aus dem Weg zu gehen.

Die Vorbereitungen

Eine gute Yoni-Massage beginnt schon lange vor der Massage mit den nötigen Vorbereitungen. Habt ihr alle Vorkehrungen sorgfältig getroffen, läuft die Massage fast von allein, und du als Mann kannst deiner Intuition folgen, du als Frau kannst dich fallen lassen und genießen.

Sind die Vorbereitungen noch unvollständig, klingelt vielleicht zwischendurch das Telefon, oder du musst aufstehen, um das richtige Öl zu holen.

Erinnere dich noch einmal an das Bild vom Kinofilm: Wenn der Kinosaal perfekt hergerichtet ist und die Technik funktioniert, kannst du dem Film, also der Yoni-Massage, deine ganze Aufmerksamkeit schenken. Ist es zu laut, zu kühl oder quatschen die Nachbarn, kann der Film noch so gut sein: Der Genuss ist futsch.

Wie frage ich die Frau?

Die Einladung zu einer Yoni-Massage ist etwas anderes als die Einladung zu einem Essen. Vielleicht hast du mit deiner Partnerin noch nie über Tantra-Massage oder Yoni-Massage gesprochen und weißt nicht, wie du ihr das Thema nahebringen kannst. Hier gebe ich dir ein paar Tipps, wie du das Thema anschneiden kannst und die Frau erfolgreich zu einer Yoni-Massage einlädst.

Vielleicht seid ihr ganz offen miteinander und experimentiert sowieso viel im Bett. Dann fällt es dir sicher leicht zu fragen: »Schatz, ich würde gerne Yoni-Massagen mit dir üben, wann hast du Zeit?«

Doch bei den meisten Paaren ist das nicht ganz so einfach. Für diese Fälle gibt es verschiedene gute Einstiege ins Thema. Du kannst deiner Partnerin zum Beispiel von einen Artikel erzählen, den du im Internet gefunden hast, oder von einem Bericht im Fernsehen, der dich neugierig gemacht hat. So kannst du erst einmal ihre Reaktion auskundschaften. Möchtest du direkter sein, kannst du dieses Buch offen herumliegen lassen. Oder du überreichst ihr die Checkliste für die Yoni-Massage mit einem kleinen Zettel zum Ankreuzen, auf dem steht: »Ja«, »Nein«, »Vielleicht«.

Für manche Menschen ist es einfacher, einen Wunsch erst einmal aufzuschreiben oder als dezenten Hinweis ein Lesezeichen in einem Buch zu hinterlassen, ehe sie das Thema direkt ansprechen. Wie dem auch sei – mache es dir leicht und gehe trotzdem ein Risiko ein. Ein kleines Risiko ist es sowieso immer, Neuland zu betreten. Für die meisten Frauen ist es übrigens, bevor sie zustimmen, wichtig, ein Gefühl dafür zu bekommen, was deine Motive für die Einladung sind. Am besten findest du das also vorher für dich heraus.

Wie frage ich den Mann?

Vielleicht bist du als Frau diejenige, die sich als Erste für eine Yoni-Massage interessiert, und fragst dich, wie du deinem Partner das Thema schmackhaft machen kannst. Du kannst dieselben Tipps befolgen, die ich schon den Männern gegeben habe. Doch Frauen sollten noch ein paar andere Dinge beachten. Dein Partner möchte dich wahrscheinlich glücklich machen und hat (große) Lust, beim Sex Neues mit dir auszuprobieren. Unter einer Bedingung: nicht das Gefühl vermittelt zu bekommen, dass du ihm damit durch die Blume oder direkt sagen willst, er sei ein schlechter Liebhaber. Das männliche Ego ist an dieser Stelle sehr empfindlich – viel empfindlicher als du vermutlich ahnst –, und dieses Gefühl würde ihn schlagartig demotivieren (und vermutlich auch noch einigen anderen Schaden hinterlassen). Achte also bei deiner Wortwahl sorgfältig darauf, dass du ihn nicht verletzt. Und sollte euer Sexleben deine Wünsche wirklich nicht erfüllen, übernimm deinen Teil der Verantwortung daran. Schuld zuzuschieben ist immer eine Strategie, die Widerstand beim anderen hervorruft. Eine Einladung zu Wachstum und Verbesserung bereitet dagegen den Boden für Kooperation und Kreativität.

Wichtig ist: Deine Initiative muss eine Einladung sein, keine Forderung. Du willst ja schließlich, dass dein Partner dich freiwillig massiert und sich nicht dazu gezwungen fühlt. Falls er überhaupt kein Interesse zeigt, kannst du als nächsten Schritt vorschlagen, gemeinsam zu einer Tantra-Massage zu gehen. Oder du vereinbarst allein einen Massagetermin. Wählst du eine Masseurin statt eines Masseurs, sind die meisten Männer nicht eifersüchtig.

Falls das alles keine Optionen sind, hast du wahrscheinlich ein größeres Problem, als keine Yoni-Massagen zu bekommen. Ob du dich dann für

Heimlichkeit entscheidest, solltest du dir gut überlegen. Nach meiner Erfahrung schadet Heimlichkeit der Beziehung, weil der Raum, in dem ihr ehrlich miteinander kommuniziert, immer kleiner wird und notwendige Veränderungen vermieden werden, weil sie nicht offen besprochen werden. Was du tust, entscheidest du allein. Alles hat Konsequenzen – auch wenn du jahrelang auf Yoni-Massagen verzichtest, obwohl du sie dir sehnlichst wünschst.

Absichtsloser Raum

Hast du die Fragen von Geben und Nehmen, Schenken oder Tauschen sauber geklärt, sind die Voraussetzungen für eine absichtslose Massage gut, denn das Geben des Mannes kann frei fließen, ohne dass er sich fragt, was er bekommt. Das ist eine wichtige Voraussetzung für Absichtslosigkeit.

Es geht bei Absichtslosigkeit nicht darum, gar keine Absicht zu haben. Denn wer kann eine Massage geben, ohne die Absicht zu berühren? Es geht darum, bei der Yoni-Massage selbst keine Ziele zu haben wie »Sie soll stöhnen«, »Sie soll einen Orgasmus haben«, »Es soll sich super anfühlen« oder auch »Sie soll mich toll finden«. All diese Ziele führen dazu, dass die Präsenz im Moment gegen ein Ziel in der Zukunft ausgetauscht wird und der Mann oder die Frau versuchen etwas zu kreieren. Manchmal scheint das ganz naheliegend, manchmal ist das Ziel nur im Kopf und erzeugt für die Frau großen Druck.

Die Idee der Yoni-Massage lässt sich ganz einfach so zusammenfassen: »Folge dem Genuss« und »Folge der Energie«. Bei allem, was du tust, orientierst du dich an deinen Impulsen: Die Frau hört auf ihre inneren Impulse, der Mann folgt den Impulsen, zu denen ihn die Körpersignale der Frau inspirieren. Zu keinem Zeitpunkt versucht einer von euch etwas herzustellen, was nicht von allein da ist.

Jede Berührung löst ein (meist nonverbales) Echo aus, das entweder positiv oder negativ ist und sagt »hmm, ja, mehr davon« oder »nein, weniger davon«. Manchmal gibt es auch ein Innehalten: »Bleib an dieser Stelle und warte kurz, ich muss erst mal fühlen.« Bekommst du als Mann kein »hm, ja« oder »bleib da«, heißt das, nach einer anderen Stelle zu suchen. Du wirst sozusagen zu einem Spürhund für Genuss. Diese Spürhund-Haltung bedeutet, dass du viel langsamer bist, als dein Kopf denkt, und das ist gut, denn Fühlen geschieht langsamer als Denken. Bei einer guten Yoni-Massage kommt es nicht darauf an, wie viele tolle Techniken du anwendest, sondern wie gut du den Körpersignalen der Frau folgst, mit ihnen spielst und sie weiterführst. Es ist wie eine Melodie, die entsteht, wenn du genau hinhörst.

Wie sich eine Yoni-Massage für dich als Frau anfühlt, lässt sich nicht vorhersagen. Absichtslosigkeit bedeutet in diesem Zusammenhang, deinen Gefühlen und Wahrnehmungen zu folgen und dich dem Fluss hinzugeben. Die Massage spiegelt dich und dein Inneres auf eine wohlwollende Art und Weise wider. Dabei steht jede Yoni-Massage für sich und kann ganz anders sein als die vorhergehende.

Wenn eine Yoni-Massage immer aus dem Moment heraus neu entsteht, gibt es logischerweise auch keine »richtige Berührung« oder »einzig wahre Technik« und auch keinen »Trick, der immer funktioniert«. Bei einer Yoni-Massage kann es jederzeit überraschende Wendungen gehen, und auch hier ist es gut, absichtslos zu bleiben. Tränen, ein Lachanfall, große Lust, kleine Lust, laut, leise, weich oder wild: Alles kann in ein und derselben Yoni-Massage dabei sein.

Die Lust und die Yoni-Massage

Viele Menschen verbinden eine Berührung der Genitalien mit Lust, so wie sie Nacktheit leicht mit Sex assoziieren. Wenn du bis hierhin gelesen hast, weißt du, dass das nicht die einzige Wahrheit ist. Eine Yoni-Massage kann neben der Lust noch viele andere Aspekte haben. Es ist sogar wichtig, nicht mit Lust zu rechnen, denn dann ist die Yoni-Massage nicht mehr absichtslos. Doch gerade weil wir Lust leicht erwarten, erfährst du hier noch mehr über den Umgang mit der Lust bei der Yoni-Massage.

Lust ist bei der Yoni-Massage immer eingeladen, doch sie wird nicht mit Druck erzeugt. Du folgst einfach dem Genuss, und wenn auf diesem Weg Lust auftaucht: toll. Wenn sie wieder geht: genauso toll. Dann ist jetzt eine andere Form von Genuss dran. Vielleicht hilft dir als Mann das Bild der Erektion: Erektionen kommen und gehen und sind eine wunderbare Sache. Stressig wird's, wenn du versuchst, sie zu kontrollieren.

Du kannst dir die Lust bei der Yoni-Massage wie einen mehrstufigen Wasserfall vorstellen. Zuerst füllt sich das oberste Becken: Das ist das Vertrauen zwischen der empfangenden Frau und dem gebenden Mann. Dazu gehört auch ein schön gestalteter Massageraum. Das nächste Becken ist die Entspannung und das Ankommen im Körper zu Beginn der Massage. Von hier aus können sich weitere Becken füllen, und die Massage kann lustvoll sein, muss es aber nicht.

Manche Menschen wünschen sich, dass sie die Lust »überkommt« und ihnen den Verstand raubt, dass sie überwältigt werden und »gar nicht anders können«. Es lohnt sich, einen genaueren Blick auf diese Idee zu werfen: Nach meiner Erfahrung steckt dahinter oft der Wunsch, die Verantwortung für die Lust nach außen abzugeben, an den anderen oder an die Situation, weil es peinlich oder mit Scham besetzt ist, sich als Frau für die eigene Lust einzusetzen und mehr davon zu wollen. Eine Möglichkeit, das zu überprüfen, ist, dich ehrlich zu fragen, ob du dir »mehr« in der Yoni-Massage wünschen kannst oder ob dir das schwerfällt und du es lieber hättest, dass dein Partner von allein »das Richtige« macht. Falls Letzteres der Fall sein sollte, lade ich dich dazu ein, deine Wünsche in kleinen Schritten deutlicher zu artikulieren.

Beim Umgang mit der Lust spielt auch die Ausrichtung der Yoni-Massage eine Rolle:

- » Beim Forschen geht es ums Entdecken, und als Mann kannst du die Frau dazu ermutigen, bewusst zu erleben, wie die Lust kommt, wann sie entsteht und was sie als Nächstes will. Dein Fokus ist dabei die Begleitung, und du hast einen Raum, in dem deine Partnerin forschen kann. Du kannst selber Impulse setzen, sie beim Forschen unterstützen und dann immer wieder – ganz nah an der

Reaktion entlang – dabeibleiben, weitermachen oder intensivieren.

» Die Absicht beim Heilen ist es, alte Verletzungen, die häufig auch Grenzüberschreitungen enthielten, durch gute neue Erfahrungen zu ersetzen. Hier ist besonderes Feingefühl im Umgang mit der Lust gefragt: Versuche bei dieser Ausrichtung als Mann nicht die Lust zu intensivieren oder zu steigern, sondern warte auf die Impulse der Frau. Antworte nur, statt selber zu agieren.

» Bei der Ausrichtung Lust und Ekstase haltet ihr beide Ausschau danach, wie die Lust sich weiter ausdehnen kann, und es entsteht ein Tanz aus Impulsen und Reaktionen. Zurückhaltung wäre hier eher schade. Achtet darauf, dass euer Tanz leicht und absichtslos bleibt. Sonst entsteht schnell der Druck, ein konkretes Ziel erreichen zu müssen.

Yoni-Massage versus Sex

Eine Yoni-Massage und Sex haben einige Dinge wie sexuelle Energie gemeinsam, sie sind jedoch auch sehr unterschiedlich. Während bei einer Yoni-Massage die Rollen klar abgegrenzt sind, wechseln die Rollen beim gemeinsamen Sex immer wieder. Eine Yoni-Massage gibt der Frau deshalb die Möglichkeit, ganz in ihr eigenes Universum einzutauchen. Was immer dort geschieht, hat einen Nachklang, und es ist sehr schön für die Frau, wenn die Massage langsam ausklingen kann. Um einer Yoni-Massage ihren eigenen Raum zu geben, ist meine Empfehlung, gemeinsamen Sex und eine Yoni-Massage nicht miteinander zu vermischen. Umgekehrt lassen sich einzelne Elemente und Griffe der Yoni-Massage sehr gut in das sexuelle Aufwärmen oder Vorspiel einbauen. Wenn ihr beides ausprobiert, werdet ihr die Unterschiede schnell feststellen.

Safer Sex

Die Vaginalflüssigkeit der Frau enthält in jedem Fall eine gewisse Menge an Bakterien, Viren und Pilzen, so wie der ganze Körper. Wenn irgendwelche Krankheiten in ihrem Körper sind, sind die Keime auch in der Vaginalflüssigkeit zu finden. Es gibt einige sexuell übertragbare Krankheiten, bei denen sich die falschen Bakterien, Viren oder Pilze zu stark vermehren bzw. überhaupt vorhanden sind. Viele dieser Krankheiten werden durch ungeschützten sexuellen Kontakt weitergegeben. Manche Krankheiten können auch durch Einflüsse von außen verursacht werden wie bestimmte Gleitmittel und Öle, deren Inhaltsstoffe ein Nährboden für Pilze sind. Auch unsaubere Hände können Bakterien in die Vagina tragen und dort Infektionen auslösen. Die größte Gefahr ist natürlich eine potenziell tödliche Krankheit wie Aids. Daneben gibt es Krankheiten, die zum Beispiel Unfruchtbarkeit (Clamydien) oder schmerzhaften, wiederkehrenden Juckreiz (Herpes) verursachen können.

Safer Sex ist ein Thema, das von vielen gerne verdrängt wird. Ein großer Teil der Verdrängung hängt mit der Peinlichkeit zusammen, die es für viele Menschen bedeutet, über ihre Intimität zu sprechen. Oft steckt auch die Angst dahinter, durch eine falsche Formulierung oder die direkte Ansprache des Risikos einen möglichen Sexpartner zu verschrecken. Doch du kannst es auch andersrum betrachten: Das Gespräch über Safer Sex ist eine gute Möglichkeit, sich als verantwortungsvoll und gut informiert zu qualifizieren. Wenn du über Themen entspannt sprechen kannst, die anderen Menschen peinlich sind, gewinnst du an Respekt und Vertrauenswürdigkeit. Geh daher mit gutem Beispiel voran und sammle Extrapunkte bei deinem Gegenüber

Safer Sex betrifft auch die Yoni-Massage, selbst wenn das Risiko deutlich geringer als etwa bei ungeschütztem Analsex ist. Doch sobald es eine Möglichkeit gibt, sich zu schützen, ohne dabei auf etwas verzichten zu müssen, finde ich auch die Vermeidung eines geringen Risikos gut. Bei der Yoni-Massage könnt ihr euch schützen, indem ihr für Sauberkeit sorgt. Als Mann kannst du zum Beispiel deine Hände vor der Yoni-Massage gründlich waschen und Handschuhe tragen. Handschuhe sind auch dann sehr nützlich, wenn du raue Hände hast oder keine Zeit findest, deine Fingernägel kurz zu schneiden und weich zu feilen. Da du vermutlich auch Öl verwendest, solltest du ölbeständige Handschuhe aus Vinyl oder Nitril nehmen, sie dürfen nicht aus Latex sein. Achte beim Kauf auf die richtige Größe, denn zu kleine Handschuhe schnüren das Blut ab, und du wirst sie am liebsten schnell in die Ecke werfen. Vermutlich bist du mit Größe L gut bedient, bei großen Händen empfiehlt sich Größe XL.

Die richtige Hygiene

Die äußeren Genitalien hältst du als Frau am besten mit warmem Wasser und einer milden Seife sauber. In das Innere der Vagina gehört keine Waschlotion, Spülung oder irgendeine Art von Reinigungsprodukt, egal, was die Kosmetikindustrie dir erzählen will. Die Vagina ist selbstreinigend, und alles, was du hinzufügst, irritiert eher die natürliche Balance und führt genau dazu, was du vermeiden willst: Infektionen mit Bakterien, Viren oder Hefepilzen. Ein ganzer Zweig der Kosmetikindustrie baut darauf auf, dass Frauen sich ihrer Genitalien unsicher sind oder Angst haben, schlecht zu riechen oder zu schmecken, und bietet regalweise entsprechende Hygieneprodukte an. Stelle dir einmal vor, für Männer würden im gleichen Ausmaß Produkte angeboten: Penisseife für die Vorhautpflege, Faltenlotion für die Hoden, Eichelpuder für die zarte Haut ... Dann wird sofort deutlich, wie absurd die Verwendung solcher Produkte ist.

Wenn du als Mann die Genitalien bei der Yoni-Massage mit den Händen berührst, ist es natürlich wichtig, dass diese sauber sind. Sie müssen jedoch nicht steril sein. Bakterien sind natürlicherweise in der Vagina und auf der Haut vorhanden. Es kommt nur darauf an, die natürliche Balance der Scheidenflora nicht zu zerstören. In Balance überwiegen die nützlichen Bakterien, die die weniger nützlichen Bakterien in Schach halten. Genauso wie wir uns nicht gleich jedes Mal anstecken, wenn jemand mit einer Erkältung dieselbe Straßenbahn benutzt wie wir, genauso übernehmen schädliche Bakterien nicht bei erstbester Gelegenheit das Regime in der Vagina.

Um die Balance aufrechtzuerhalten, solltest du darauf achten, die Bakterien der Vagina nicht mit denen des Anus zu mischen. Während sich die Bakterien der Vagina gut mit den Bakterien an Händen, Penis und Mund vertragen, gehören die Bakterien des Anus nicht in die Vagina und können dort leicht unangenehme Infektionen verursachen. Bei der Yoni-Massage ist es daher wichtig, den Anus nicht mit einzubeziehen, auch nicht äußerlich.

Sollte sich doch einmal eine Infektion eingeschlichen haben, gibt es verschiedene Wege, um sie mit natürlichen Mitteln zu behandeln. Die Bücher von Christiane Northrup bieten dazu viele Hinweise. Auch Laura Méritt kennt viele Tipps und gibt ausführliche Erklärungen dazu, was bei Krankheiten eigentlich passiert (siehe Buchtipps).

Praktisches für den Yoni-Masseur

Es gibt nicht den Yoni-Masseur, genauso wenig wie es die Yoni-Massage gibt. Du musst keine besondere Person sein oder werden, um Yoni-Massagen geben zu können. Aus meiner langjährigen Erfahrung mit einem Team von Masseurinnen und Masseuren kenne ich allerdings viele gute Tipps, die ich gerne an dich weitergebe, damit deine Yoni-Massage eine angenehme Erfahrung für dich und deine Partnerin wird.

Kleidung

Wenn du dich mit einer Partnerin zu einer Yoni-Massage triffst, ist es ein schönes Zeichen, wenn du zwar bequem, aber dennoch ein wenig feierlich angezogen bist: Eine Yoni-Massage ist etwas Besonderes, und durch unsere Kleidung können wir jeder Situation etwas Besonderes verleihen. Auch wenn ihr euch schon sehr gut kennt, ist es gut, die Massage bekleidet und mit einem kurzen Gespräch zu begin nen. Das erlaubt einen Wechsel aus dem Alltag in die kostbare Zeit, die ihr jetzt miteinander teilt. Deine Kleidung kann zum Beispiel eine Leinenhose und ein frisches Hemd sein. Keine Sorge, später darfst du mit deiner Partnerin ungezwungen auf der Couch in Jogginghose abhängen.

Körperhygiene

Körperhygiene ist für viele selbstverständlich, doch nicht alle verstehen etwas Ähnliches darunter. Die Körperhygiene, die hier gemeint ist, bedeutet: eine gründliche Dusche maximal am Morgen vor der Yoni-Massage und ein gutes Deo. Falls du – aus welchem Grund auch immer – verschwitzt sein solltest, gehe vor der Yoni-Massage noch einmal unter die Dusche. Männer, die stark schwitzen, können sich einen feuchten Waschlappen parat legen und den Schweiß zwischendurch abwischen. Wenn während der Massage Schweiß von deinem Körper auf die Frau tropft, ist das nicht sehr angenehm für sie. Auch gepflegte Fußnägel sind ein gutes Aushängeschild. Deine Haare frisch zu waschen macht ebenfalls einen guten Eindruck. Solltest du einen Bart tragen, achte darauf, dass auch er sauber und gepflegt ist. Sollte er allzu stachelig sein, kannst du ihn mit Pflegespülung für normales Kopfhaar etwas weicher machen. Auch die Zähne solltest du dir vorher putzen, dann kannst du deiner Partnerin zärtlich in den Nacken hauchen, ohne dass du dir darüber Gedanken zu machen brauchst, ob du vielleicht Mundgeruch hast.

Fingernägel

Insbesondere die Hände und die Fingernägel sollten vor einer Yoni-Massage besonders gut gepflegt werden. Die Haut der Vagina und der Vulvalippen ist zart und empfindlich, und falls deine Hand rau und deine Fingernägel scharf sind, ist jede Berührung unangenehm und kann kleine Verletzungen verursachen. Das tut nicht nur weh, sondern kann für die Frau auch gefährlich sein, weil auf diese Weise Bakterien in den Körper eindringen können. Daher schenke deinen Händen extraviel Aufmerksamkeit. Du brauchst dazu keinen Termin für eine Maniküre zu buchen (obwohl es sich lohnt, das auszuprobieren, dann weißt du, wie sich »wirklich gepflegt« anfühlt und aussieht). Du solltest deine Nägel einfach kurz schneiden und die Kanten weich feilen, denn gerade frisch geschnittene Nägel sind sonst recht scharf.

Falls du raue Hände hast, wirkt eine gute Handcreme Wunder. Du solltest sie jedoch ein paar Tage hintereinander benutzen, damit sich die Wirkung entfalten kann. Um festzustellen, ob deine Hände zu rau sind, kannst du langsam mit ihnen über deine Lippen fahren. Ist es angenehm: alles super. Ansonsten heißt es, Handcreme oder Handschuhe verwenden

Nacktheit

Wir Menschen sind nackt geboren, doch danach wurde alles dafür getan, damit wir diesen ursprünglichen Zustand nicht mehr entspannt und natürlich erleben. Als Erstes wird Kindern beigebracht, dass sie sich für Nacktheit schämen und dass es »zu viel zu sehen« gibt. Später lernen wir, dass nackt gleichbedeutend mit Sex ist, und die Kunst des »fast nackt« wird in der Erotik verfeinert. Mit all diesen Prägungen ist es eine Herausforderung, bei einer Yoni-Massage nackt und absichtslos zu sein. Dennoch ist genau das die Idee.

Da die Frau bei der Yoni-Massage nackt ist, schlage ich vor, dass der Mann auch nackt ist – einfach, damit ein Gleichgewicht besteht. Behältst du als Mann die Unterhose an, könnte deine Partnerin das so empfinden, als sei Nacktheit doch irgendwie nicht okay. Außerdem fühlt sie sich nackt verletzlicher als du, der angezogen ist. Das funktioniert natürlich am besten, wenn du dich nackt wohlfühlst und mit deiner Partnerin vor der Massage darüber gesprochen hast, das Erektionen kommen und gehen können, für die Yoni-Massage jedoch keine Bedeutung haben.

Wenn du dich nackt nicht wohlfühlst, lohnt es sich, deine Scham zu erkunden. Denn wie soll sich eine Frau bei der Yoni-Massage entspannen, wenn du es als peinlich empfindest, nackt zu sein? Eine gute Übung, um diese Scham zu überwinden, ist es, dich fünf Minuten vor den Spiegel zu stellen, anzuschauen und dir dabei selbst Komplimente zu machen.

Frage auch die Empfängerin der Yoni-Massage, was ihr lieber ist. Sollte es ihr lieber sein, dass du deine Unterhose anbehältst, dann tu das. Als Übergang vom bekleideten zum nackten Zustand ist ein sogenannter »Lunghi« ideal. Das ist ein großes Baumwolltuch, das du einfach um die Hüften wickelst und leicht wieder ablegen kannst.

Zeitplanung

Am besten ist es, wenn du nach der Yoni-Massage gar nichts mehr vorhast. Jedenfalls keinen engen Termin. Eine Yoni-Massage kann in der

Dauer sehr variieren, und es ist am schönsten, wenn du die Massage so lange geben kannst, wie sie von allein fließt – ohne dabei auf die Uhr zu schielen.

Don'ts

Genauso wie es Dinge gibt, die deine Vertrauenswürdigkeit unterstützen, gibt es auch ein paar Dinge, die du als Yoni-Masseur lieber bleiben lassen solltest. Ob langfristige Partnerschaft oder nicht – wenn du eine Yoni-Massage gibst, solltest du der Massage Raum schenken, sich frei zu entfalten. Deshalb ist es unpassend, sexuelle oder anzügliche Andeutungen zu machen, vor allem, wenn ihr euch bei der Ausrichtung der Massage auf Heilung fokussiert. Das bedeutet auch, dass du weder den symbolischen Riesenlingam (tantrisch für »Penis«) noch deine Sextoy-Sammlung rund um die Massagematte ausbreitest – vielleicht in der Hoffnung, das eine oder andere Spielzeug später noch zu benutzen.

Außerdem solltest du besser nicht damit angeben, wie erfahren, gut ausgebildet und einfühlsam du bist. Es gibt eine feine Linie zwischen gesundem Selbstbewusstsein und Prahlerei. Wichtig ist, dass die Empfangende frei über ihr Empfinden entscheiden kann und nicht das Gefühl hat, jeden Massagegriff jetzt toll zu finden, weil du ein so großartiger Experte bist.

Praktisches für die Frau

Sollst du dich vor der Yoni-Massage intim rasieren? Was ist, wenn du deine Tage hast? Vielleicht hast du dich schon gefragt, wie du dich am besten auf die Massage vorbereitest. Im Folgenden gebe ich dir ein paar bewährte Tipps aus der Praxis.

Haare und Make-up

Die Yoni-Massage ist eine Ganzkörpermassage oder schließt zumindest Berührungen am ganzen Körper ein. Dabei kommen Öl und Gleitmittel zum Einsatz. Für den Masseur ist es schwierig, deine Haare oder dein Make-up nicht zu berühren. Es ist also sinnvoll, wenig oder gar kein

Make-up zu tragen und sich darauf vorzubereiten, die Haare anschließend zu waschen.

Nein, du musst dich nicht rasieren

Es ist nicht notwendig, dass du dich extra für die Yoni-Massage rasierst, ob nun im Intimbereich oder an anderen Stellen. Wenn das nicht deine Gewohnheit ist, musst du wegen der Yoni-Massage nicht damit beginnen. Wenn du dich auch sonst regelmäßig rasierst, machst du das am besten am selben Tag, an dem die Massage stattfindet, denn Stoppeln sind bei der Massage unangenehm. Entweder bist du also nicht oder frisch rasiert.

Öl und Gleitmittel – was passt für dich?

Vielleicht hast du schon bestimmte Vorlieben, was Massageöl und Gleitmittel angeht. Dann achte darauf, dass dein Yoni-Masseur diese Mittel verwendet. Wenn du etwa gegen bestimmte Inhaltsstoffe in Kosmetik allergisch bist, lohnt es sich doppelt, die Liste der einzelnen Bestandteile zu lesen. Wenn du grundsätzlich sehr empfindlich bist, empfiehlt es sich, das Massageöl oder Gleitgel vor der Yoni-Massage auszuprobieren. Es wäre ja schade, wenn ihr euch extra verabredet und die Massage dann nach ein paar Minuten vorbei ist. Mehr über Massageöl und Gleitmittel erfährst du im Kapitel »Das Zubehör«.

Menstruation

Menstruation und Yoni-Massage schließen sich nicht grundsätzlich aus, es gibt auch dazu ein paar praktische Tipps. Nimm als Erstes dein Gefühl wahr: Möchtest du jetzt gerne eine Yoni-Massage, oder möchte deine Yoni lieber in Ruhe gelassen werden? Vielleicht wünschst du dir jetzt eine bestimmte Art der Berührung und eine andere nicht. Manche Frauen sind große Fans der Yoni-Massage während der Menstruation, weil es sie entspannt und sie sich in dieser Zeit richtig »im Fluss« fühlen. Andere Frauen empfinden das eher als unangenehm. Außerdem kann es sich an einem Tag so und am nächsten Tag anders anfühlen. Was es zu beachten gibt: Im Blut können Krankheitserreger enthalten sein, deshalb müsst ihr im Sinne von Safer Sex bei der Yoni-Massage den Kontakt damit vermeiden. Das ist mit Handschuhen gut möglich. Wenn du keine innere Yoni-Massage möchtest, sind Tampons oder Menstruationstassen, die das Blut in der Yoni auffangen, eine gute Idee. Es gibt auch sogenannte »Soft Tampons«, die wie eine Art Schwamm sind und die Yoni weniger »versperren«. Wenn du das Blut lieber frei fließen lassen möchtest, empfehle ich ein paar dunkle Handtücher zum Unterlegen, die du anschließend leicht waschen kannst.

Pinkelpause

Gehe unbedingt vor der Massage auf die Toilette und frage bei Bedarf nach einer kurzen Unterbrechung, wenn du während der Massage pinkeln musst. Eine volle Blase hält dich erheblich vom Genießen ab.

Zeitplanung

Plane viel Zeit für die Yoni-Massage ein und verabrede keine festen Termine direkt im Anschluss daran. Eine Yoni-Massage kann sehr unterschiedlich lange dauern, und du weißt vorher nicht, wonach dir danach der Sinn steht – gerade wenn es eine der ersten Yoni-Massagen ist, die du bekommst.

Essen und trinken

Noch ein ganz praktischer Hinweis für beide. Es ist gut, mindestens zwei Stunden vor der Massage nichts zu essen, besser sind sogar vier Stunden. Wenn dein Körper mit Verdauen beschäftigt ist, zieht er deine Aufmerksamkeit dorthin ab, wo das Blut gerade ist: in den Verdauungstrakt. Kurz vorher stark riechendes oder mit Knoblauch gewürztes Essen zu dir zu nehmen, ist auch nicht empfehlenswert.

Außerdem solltest du möglichst wenig oder keinen Kaffee, schwarzen oder grünen Tee vorher trinken. Diese Getränke sind anregend und machen es schwerer, zur Ruhe zu kommen und zu entspannen. Unmittelbar vor der Massage viel zu trinken, ist sowieso keine gute Idee, denn dann kann es leicht geschehen, dass du die Massage unterbrechen musst, um auf die Toilette zu gehen. Auch auf den Konsum von Alkohol und Drogen solltest du vor und während der Massage verzichten. Die Yoni-Massage wird oberflächlicher, auch wenn du vielleicht denkst, dass ein Gläschen Sekt oder ein Joint die Stimmung auflockert.

Bank, Futon oder Bett?

Noch bevor ihr den Raum vorbereitet, müsst ihr entscheiden, auf welcher Unterlage ihr die Yoni-Massage machen wollt: auf einer Massagebank, auf einem Futon auf dem Boden oder im Bett? Für die meisten ist diese Wahl einfach, weil sie weder über eine Massagebank noch über eine Massagematte oder einen Futon verfügen. Ein Bett ist ebenfalls eine gute Möglichkeit, es sollte mindestens 1,4 Meter breit sein und idealerweise frei im Raum stehen.

Falls du einmal die Gelegenheit hast, eine Massagebank oder einen Futon auszuprobieren, empfehle ich das sehr. Eine Bank hat den Vorteil, dass du dich als Mann leicht um den Körper deiner Partnerin herum bewegen kannst. Das ist besonders für die vorbereitende Ganzkörpermassage praktisch. Manche Massagepositionen lassen sich außerdem im Stehen leichter ausführen. Falls du als Mann nicht gerne im Schneidersitz oder im Fersensitz sitzt, ist eine Bank ebenfalls bequemer. Der Nachteil daran ist, dass es weniger Körperkontakt zwischen beiden Partnern gibt. Gute Massagebänke für Profis kosten schnell mehrere hundert Euro, es gibt im Internet jedoch auch einfache Versionen für ca. 100 Euro, die sich auf ein Drittel der Liegefläche zusammenklappen lassen.

Eine Massagematte oder ein Futon ist die klassische Unterlage für die Yoni-Massage. Im Unterschied zu einer Matratze sind sie nur sechs bis acht Zentimeter dick und etwa 120 Zentimeter breit. Es gibt daher keine hohe Kante, von der du beim Geben »abstürzen« könntest. Eine Matte ist außerdem fester als eine Matratze, sodass du nicht so tief einsinkst und dich daher besser bewegen kannst. Auf dem Boden zu massieren erlaubt dem Gebenden auch, sich um den Körper der Frau herum zu bewegen, da der Raum neben der Matte einbezogen werden kann. Wer sich eine Massagematte besorgen möchte, kann das in einem Schaumstoffladen tun und sie oben und unten mit zwei Bettlaken abdecken. Die dünnen Matten lassen sich auch zusammenrollen, mit einem Gürtel festzurren und dann liegend oder aufrecht verstauen. Oder du schiebst sie flach hinter den Kleiderschrank.

Den Massageraum vorbereiten

Zuerst eine schlechte Nachricht: Viele Dinge, die für Frauen in Bezug auf den Massageraum von Bedeutung sind, sind Männern ziemlich fremd. Als Mann wirst du vielleicht wenig davon aus eigenem Impuls tun. Daher ist es umso wichtiger, dass du dieses Kapitel gründlich liest, denn für Frauen spielt die richtige Umgebung eine große Rolle, damit sie sich sicher fühlen, und nur dann können sie sich wirklich entspannen. Entspannung wiederum ist der Schlüssel für Frauen, um sexuell ansprechbar zu sein.

Wenn du dich als Mann also bereit erklärt hast, den Raum herzurichten, versetzt du dich am besten in die Frau hinein. Gestaltest du den Raum nach deinen eigenen Bedürfnissen, kann es gut sein, dass du wichtige Details übersiehst. Frauen haben einen besseren Blick für Details und nehmen nicht nur wahr, ob für die Massage alles gut vorbereitet ist, sondern auch, ob sie nichts anderes im Raum stört. Das kann ein Schnipsel Papier sein, der auf dem Boden liegt, oder ein leeres Glas, das herumsteht. Die Frau wird bemerken, ob ein Spalt in den zugezogenen Vorhängen ist, durch den die Nachbarn hereingucken können, oder ob der Kopfkissenbezug verkehrt herum aufgezogen ist. Vieles, was du hier liest, wird dir als Frau selbstverständlich vorkommen. Ich wende mich daher in diesem Kapitel in erster Linie an die Männer.

Beleuchtung

Sehen ist unser Hauptsinn und macht etwa 80 Prozent unserer Sinneswahrnehmung aus. Achte daher unbedingt auf angenehmes Licht, das eher indirekt und nicht zu grell ist. Das Licht sollte gleichzeitig so hell sein, dass du als Masseur alles gut erkennen kannst. »Dunkler« ist nicht automatisch besser zum Entspannen. Auch für viele Frauen ist es angenehmer, wenn sie ihre Umgebung erkennen können und nicht nur Umrisse sehen. Am einfachsten ist eine dimmbare Lampe. Kerzen eignen sich nur bedingt, denn sie verbrauchen Sauerstoff und verbreiten einen unangenehmen Geruch, wenn sie während der Massage ausbrennen. Es gibt inzwischen elektrische Teelichter, die von natürlichen kaum zu unterscheiden sind, insbesondere, wenn sie in einem hübschen Glas stehen.

Auch das, was die Frau sieht, sollte angenehm sein. Liegen Berge von dreckiger Wäsche, leere Chips-Tüten, Pizzakartons oder aufgeschlagene Zeitschriften im Massageraum herum, überfällt deine Partnerin vielleicht ein schwer zu unterdrückender Impuls, »schnell mal aufzuräumen«. Und du willst ja nicht, dass sie mit diesen Gedanken im Kopf die Yoni-Massage erlebt.

Darüber hinaus sollte sich die Frau auch vor unerwünschten Blicken sicher fühlen: Blickdichte Gardinen oder Jalousien sind daher wichtig. Achte darauf, dass sie komplett zugezogen sind. Notfalls kannst du zweiteilige Gardinen mit einer Wäscheklammer zusammenstecken. Wenn du die Klammer auf der Fensterseite anbringst, fällt sie nicht weiter auf.

Hat der Raum keine Gardinen oder Jalousien, kannst du dir mit einem großen Tuch helfen: Um es zu befestigen, öffnest du das Fenster, hängst das Tuch darüber und schließt das Fenster dann wieder vorsichtig. Dabei wird das Tuch zwischen Fenster und Rahmen eingeklemmt. Achte nur darauf, dass es nicht in den Schließmechanismus gerät. Du kannst das Tuch auch mit Nägeln an der Wand befestigen. Kleine Löcher fallen später kaum auf, und das Gewebe des Tuches zieht sich bei der nächsten Wäsche wieder zusammen. Das sind zwar keine idealen Lösungen, sie sind aber immer noch besser als ein einsehbarer Raum.

Musik und Geräusche

Der Massageraum sollte auch akustisch entspannend und möglichst frei von störenden Geräuschen sein. Am besten schaltest du zum Beispiel den Computer aus und stellst Telefon und Türklingel ab. Falls du nicht allein wohnst, hänge ein Schild an die Tür, dass du nicht gestört werden möchtest, oder triff eine Absprache mit deinen Mitbewohnern. Den

Raum abzuschließen ist in diesem Fall auch eine gute Idee, denn gerade Kinder vergessen solche Absprachen ohne böse Absicht schnell. Hast du kein Schild, hilft es auch, einen ungewöhnlichen Gegenstand vor die Tür zu stellen, der den Zugang versperrt. Dann wird jeder innehalten und sich vermutlich wieder an die Absprache erinnern.

Darüber hinaus trägt es zu einer entspannenden Atmosphäre bei, sanfte Hintergrundmusik zu spielen, die eventuelle Geräusche von außen überdeckt und die Ohren angenehm beschäftigt. Musik ist wie eine Extraisolationsschicht zwischen euch und der Umwelt, die euch sanft einhüllt. Benutzt du dafür Computer oder Mobiltelefon, sorge dafür, dass du während der Massage keine Mitteilungen über neue E-Mails, SMS und WhatsApp erhältst. Achte beim Erstellen der Playlist darauf, dass alle Stücke wirklich entspannend wirken. Sonst ändert sich bei jedem neuen Musikstück die Stimmung. Die Liste darf gerne vier Stunden lang sein, bevor sie sich wiederholt. Eine Dauerschleife fällt auch bei der besten Yoni-Massage unangenehm auf. Tipps für Musik, Interpreten und Playlists findest du auf meiner Webseite www.lovebase.com/yonimassage.

Temperatur

Frauen frieren schneller als Männer. Der Massageraum sollte mindestens 24 Grad warm sein, so dass es für die Frau angenehm warm ist, während sie dort etwa zwei Stunden lang nackt liegt. Vergiss nicht, dass du dich als Mann bewegst, also noch lange nicht frierst, während deine Partnerin vielleicht schon eine Gänsehaut hat. Kritisch sind vor allem die Füße. Wenn die Frau friert, wird das schnell alle anderen Gefühle dominieren.

Um dem vorzubeugen, kannst du Wärmflaschen für die Füße vorbereiten oder die Füße in Handtücher einwickeln. Auch ein Tuch solltest du immer griffbereit neben dich legen, mit dem du den Körper deiner Partnerin abdecken kannst. Es sollte waschbar sein, denn es bekommt wahrscheinlich Ölflecken. Falls du Handtücher dafür verwendest, achte darauf, dass sie kuschelig und weich sind.

In vielen Wohnungen ist im Sommer die Heizungsanlage abgestellt, und auch im Winter sind viele Heizungen so programmiert, dass sie die Räume bis maximal 22 Grad heizen. In diesem Fall brauchst du eventuell eine Zusatzheizung. Das kann ein Heizlüfter sein, der ist jedoch laut. Deshalb heizt du den Raum damit am besten vor der Massage auf und stellst den Heizlüfter dann so ein, dass er bei Bedarf die Temperatur hält. Dafür haben viele Heizlüfter einen Thermoschalter, mit dem man eine Temperatur vorwählen kann. Infrarot-Heizstrahler haben den Vorteil, dass sie geräuschlos sind. Je mehr Watt ein Heizlüfter oder Heizstrahler hat, desto schneller heizt er den Raum auf.

Geruch: Ich glaube die Pizza brennt gerade an ...

Geruch ist der Sinn, der am stärksten mit Erinnerungen verbunden ist und daher auch mit Emotionen. Unangenehme Gerüche lassen sich schwer ignorieren. Während sich die Augen schließen lassen, können wir die Nase nicht zumachen. Und eine Wäscheklammer ist auch keine Lösung. Lüfte den Massageraum deshalb vorher gründlich und beginne erst danach, ihn aufzuheizen. Entferne alles, was einen unangenehmen Geruch verbreiten könnte und räume Müll und dreckige Wäsche weg. Schnuppere einmal an der Bettwäsche und beziehe das Bett bei Bedarf neu. Verwende auch frische Handtücher.

Möchtest du für einen angenehmen Duft sorgen, nimm kein künstliches Raumspray. Das ist eine Beleidigung für jede feine Nase. Auch dein Aftershave riecht vielleicht gut, ist aber kein Raumduft. Verwende am besten natürliches ätherisches Öl in kleiner Dosis. Du kannst eine Duftlampe damit befüllen oder einen Tropfen Öl auf den Teppich oder auf ein Handtuch geben. Allerdings nur, wenn sie dunkel sind, denn ätherische Öle hinterlassen oft dunkle Flecken, wenn sie verdunstet sind. Frische Blumen sind ebenfalls eine wunderbare Möglichkeit, einen angenehmen Duft im Raum zu verbreiten. Allerdings scheiden sich die Geister bei sehr intensiv riechenden Blumen wie Lilien.

Auch starker Essengeruch kann störend sein, daher lohnt es sich, die Küche rechtzeitig zu lüften oder das Kochen auf später zu verschieben, denn mit vollem Magen massiert es sich sowieso nicht gut. Der Ofen mit der Pizza darin sollte auf jeden Fall ausgeschaltet sein.

Sauberkeit

Sauberkeit ist schon im Alltag ein Thema, das für viele Meinungsverschiedenheiten zwischen den Geschlechtern sorgt. Die Rollen sind dabei häufig klar verteilt: Sie möchte es sauberer, ihm ist das nicht ganz so wichtig. Sauberkeit spielt auch bei der Yoni-Massage eine Rolle. Sorry, Männer, ihr kommt einfach nicht daran vorbei. Ist der Massageraum dreckig und unaufgeräumt, wird sich die Frau darin nicht wohlfühlen. Für die Massage ist der Anspruch sogar besonders hoch: Alles, was mit ihrem Körper in Berührung kommt, sollte picobello sauber sein, vor allem die Hände des Masseurs inklusive der Fingernägel, die Bettwäsche, Handtücher und sonstige Tücher.

Das Bad

Das Bad ist zwar nicht der Massageraum. Die meisten Frauen werden jedoch gerne direkt vor der Yoni-Massage duschen, daher sollte auch das Bad vorbereitet sein. Ein sauberes Bad bedeutet: keine verschmierten oder leeren Duschgelflaschen, keine Ränder in der Badewanne, keine Bartstoppel im Waschbecken, ein geputztes Klo, ein sauberer und freier Boden und ein frisches Handtuch für sie. Wenn du das Bild abrunden möchtest, lege auch einen Lunghi oder, noch schöner, einen Kimono aus Baumwolle für deine Partnerin bereit, in den sie sich hüllen kann, wenn sie zurückkommt.

Das Zubehör

Für die Yoni-Massage braucht ihr neben Massageöl und Gleitmittel auch noch ein paar weitere Utensilien, wenn auch nicht alle, die hier aufgeführt sind. Lasst euch einfach inspirieren. Am besten verstaut ihr den Kleinkram in einem Korb oder in einer Kiste, dann habt ihr immer alles beisammen und sofort griffbereit. Und gerade wenn das Behältnis hübsch ist und an einem gut sichtbaren Platz steht, erinnert es euch immer wieder daran, euch zu einer Yoni-Massage zu verabreden.

Massageunterlage und Handtücher

Bei der Yoni-Massage lässt es sich nicht vermeiden, dass auch mal etwas Öl auf die Unterlage gelangt. Die Unterlage sollte deshalb waschbar sein. Wenn ihr die Massage im Bett macht, reicht ein einfaches Bettlaken als Unterlage nicht aus, weil es zu dünn ist. Damit die Matratze keine Flecken bekommt, könnt ihr zum Beispiel ein oder zwei Handtücher unterlegen. Die Handtücher sollten größer sein als die Frau. Gut geeignet ist etwa ein Handtuch von 100 x 150 Zentimetern sowie ein zusätzliches Handtuch von 50 x 100 Zentimetern, um es unter den Kopf zu legen. Die Handtücher wascht ihr am besten mit Weichspüler oder trocknet sie in einem Wäschetrockner, damit sie schön weich sind.

Wenn du dein Bett schonen willst, lohnt sich eine wasserfeste Matratzenauflage aus Molton, die man unter dem Bettlaken aufzieht. Sie ist aus 100 Prozent Baumwolle, sehr dicht gewebt und lässt sich bei 95 Grad waschen. Eine Molton-Unterlage bietet sich auch für Frauen an, die bei einer Massage des G-Punktes ejakulieren. Legt euch auch Extrahandtücher bereit, um die Füße darin einzuwickeln, falls es kalt wir.

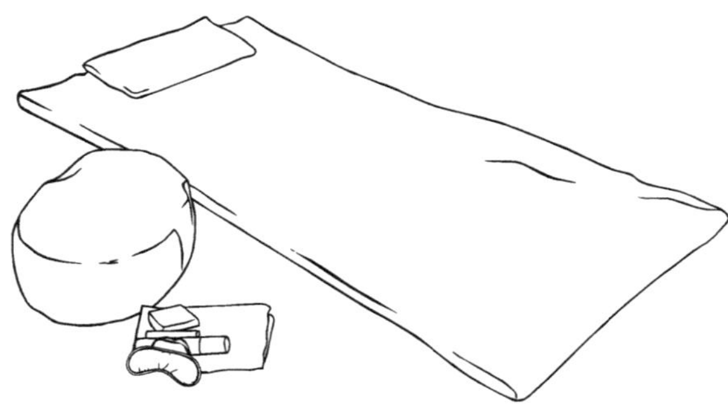

Massageöle

Was wäre eine Massage ohne Öl? Du brauchst als Masseur ein Öl, damit deine Hand besser über den Körper der Frau gleitet, und auch in der Vagina willst du jede Art von trockener Reibung vermeiden. Das Sortiment an Ölen ist riesig. Deshalb findest du hier ein paar Richtlinien, an denen du dich orientieren kannst und die dir die Auswahl erleichtern. Öle sollten ein paar grundsätzliche Qualitätsmerkmale erfüllen. Und selbst wenn ein Öl gut ist, kann es dennoch sein, dass es deine Haut irritiert oder du den Geruch oder die Konsistenz nicht magst. Dann fühle dich nicht dazu verpflichtet, das Öl aufzubrauchen, nur weil du es schon hast. Sei es dir wert und investiere lieber noch einmal in ein neues Öl. Das gilt für Frauen wie für Männer. Denn auch als Mann kommst du mit dem Öl zumindest mit den Händen in Kontakt, vermutlich auch noch an anderen Stellen.

Ein gutes Öl besteht ausschließlich aus natürlichen, pflanzenbasierten Stoffen. Entweder ist es nur aus einer Pflanze gewonnen, oder es ist eine Mischung aus verschiedenen Pflanzen. Bewährt haben sich vor allem Kokosöl, das eher kühlend wirkt, und Mandelöl, das sehr hautpflegend ist. Ebenso geeignet sind Aprikosenkernöl, Avocadoöl, Macadamiaöl oder Leinöl. Die höchste Qualität haben diese Öle, wenn sie kalt gepresst sind und von Pflanzen aus Bioanbau stammen. Du könntest sie rein theoretisch trinken, und sie würden dir (in kleinen Mengen) gut bekommen. Das klingt erst einmal abwegig, doch das ist es nicht: Die Schleimhäute der Yoni sind – wie auch die Schleimhäute im Mund – sehr durchlässig. In gewisser Weise »trinkt« die Yoni das Öl tatsächlich, und alles, was darin enthalten ist, gelangt in den Körper. Bestimmte Medikamente wie Hormonsalben wirken genauso: Sie werden auf die Haut aufgetragen, und von dort gelangen die Wirkstoffe ins Blut. Unterschätze also nicht den Wert von guter Qualität beim Massageöl. Die Haut wirkt zwar recht solide, ist aber eine durchlässige Hülle.

Wenn du jetzt im Umkehrschluss denkst, dass du auch Olivenöl aus der Küche verwenden könntest, ist das wahr. Olivenöl ist besser als manches Massageöl aus künstlichen Zutaten. Viele Menschen mögen allerdings den Geruch nicht, daher ist es wenig populär.

Massageöle kombinieren häufig verschiedene Öle, um mehrere gute Eigenschaften in sich zu vereinen: gute Gleitfähigkeit, langsames oder schnelles Einziehen, hautpflegende Eigenschaften, angenehme Konsistenz und guter Geruch. Für den Duft werden manchmal auch ätherische

Öle zugesetzt, das sind sehr konzentrierte Öle, die leider auch Hautreizungen auslösen können.

Ob euch ein Öl gefällt oder nicht, findet ihr am besten heraus, indem ihr es auf die Haut auftragt und eine Weile wartet, wie sich der Duft entwickelt und wie die Haut darauf reagiert. Gerade wenn es um die Yoni-Massage geht, solltet ihr auch die Wirkung auf die Yoni austesten – möglichst schon vor der Massage. Manche Frauen mögen kein Öl in ihrer Yoni, dann verwendet ein Gleitmittel. Dazu erfährst du gleich noch mehr.

Öle, die du besser links liegen lässt

Öle, die auf Mineralöl basieren (ja, das ist das Zeug, aus dem auch Benzin und Diesel hergestellt werden), sind für die Yoni nicht geeignet und eigentlich auch nicht für irgendein anderes Körperteil. Die Inhaltsstoffe sind für die Haut schädlich und stehen im Verdacht, krebserregend zu sein. Öle auf Mineralölbasis lassen sich jedoch viel günstiger herstellen als pflanzliche Öle. Deshalb ist Mineralöl in vielen herkömmlichen Kosmetikprodukten und sogar in Babyölen enthalten. Du erkennst diese Inhaltsstoffe an der Silbe »Petro« bei den Inhaltsstoffen.

Auch viele andere Inhaltsstoffe dienen eher der Kosmetikindustrie als deiner Haut, weil sie die Produkte strecken, länger haltbar machen oder einen unangenehmen Geruch überdecken. Ein Weniger an Inhaltsstoffen ist bei Massageölen oft mehr. Wenn du beim Kauf nach Biokosmetik Ausschau hältst, ist die Wahrscheinlichkeit deutlich höher, ein gutes Öl zu bekommen. Lotionen, Bodymilch oder ähnliche Produkte bieten sich für die Yoni-Massage nicht an, weil sie dafür gemacht sind, schnell einzuziehen, und nicht für gute Gleitfähigkeit sorgen.

Keine Reibungsverluste: Gleitmittel

Gleitmittel sind bei der Yoni-Massage eine gute Alternative zu Öl. Sie sind speziell für den Genitalbereich gemacht und versprechen lange Gleitfähigkeit und ein angenehmes Gefühl. Nach meiner Erfahrung ist es nicht notwendig, ein Gleitmittel für die Yoni zu verwenden, auch Öl funktioniert gut, manche Frauen mögen jedoch die erhöhte Gleitfähigkeit oder finden Öl in der Vagina eher unangenehm. Es gibt dabei keine

Richtlinie, was »richtig« oder »falsch« ist, auch wenn manche Ratgeber da anderer Meinung sind. Was zählt, sind allein deine persönliche Erfahrung und deine Vorliebe.

Auch bei Gleitmitteln ist die Auswahl groß, und es gibt nicht das perfekte Gleitmittel, das für alle ideal ist. Auch hier gilt: einfach ausprobieren. Im Idealfall mögt ihr das Gleitmittel beide. Der Mann kann auch Handschuhe verwenden, wenn sich das Gleitmittel auf seiner Haut nicht gut anfühlt.

Bei Gleitmitteln unterscheidet man zwei Kategorien: silikonbasierte und wasserbasierte.

- » Silkonbasierte Gleitmittel werden häufig bei der Yoni-Massage eingesetzt. Sie gleiten sehr gut, halten die Gleitfähigkeit lange aufrecht und sind sehr ergiebig. Achte beim Kauf darauf, dass sie medizinisch getestet sind, und probiere sie vor der Massage auf der Schleimhaut der Yoni aus. Ein Nachteil ist, dass silikonbasierte Gleitmittel nicht wasserlöslich sind und sich daher schlechter wieder abwaschen lassen.
- » Wasserbasierte Gleitmittel haben den Nachteil, dass das Gleitmittel eher trocken wird und die Gleitfähigkeit schneller nachlässt. Manche Menschen mögen jedoch ihre Konsistenz lieber. Sorge einfach dafür, dass du reichlich Nachschub hast.

Egal, ob du ein Gleitmittel oder ein Öl für die Yoni benutzt – nimm deine Wahrnehmung ernst: Wenn es sich nur »gerade okay« anfühlt, suche so lange weiter, bis du das für dich passende Produkt gefunden hast. Es gibt so viele, dass sicher auch für dich eins dabei ist. In guten Drogerien gibt es eine kleine Auswahl, allerdings kannst du die einzelnen Produkte dort nicht testen. Ein guter Shop für Sextoys erlaubt dir, verschiedene Gleitmittel auf die Haut aufzutragen und so ein besseres Gefühl dafür zu bekommen.

Babybrei-Wärmer

Ein besonderer Luxus ist es, wenn du mit warmem Öl massierst. Idealerweise hat es Körpertemperatur. Erhitzt du das Öl auf einem Stövchen, läufst du Gefahr, dass es zu heiß wird und du dir die Finger verbrennst.

Ein Wärmer für Babyflaschen ist gerade richtig, denn auch Babys sollen sich ja nicht den Mund verbrühen.

Um das Öl richtig zu temperieren, füllst du den Babybrei-Wärmer zuerst mit Wasser und stellst dann die Flasche mit Massageöl in das Wasserbad. Fülle nie das Öl direkt in den Babybrei-Wärmer, das gibt eine Riesensauerei, denn du bekommst das Öl nicht wieder ganz heraus, und durch die Hitze wird es ranzig und fängt an zu stinken.

Falls du keinen Babybrei-Wärmer zur Verfügung hast, kannst du das Öl zuerst auf deine Hände geben und darin ein wenig erwärmen. Du kannst die Flasche auch auf die Heizung oder vor den Heizlüfter stellen, denn wenn der Raum warm ist, hat das Öl zumindest Raumtemperatur.

Gleitmittel erwärmt man besser nicht, weil sich die chemische Zusammensetzung dabei verändern kann. Und weil du es wahrscheinlich eher in kleinen Mengen verwendest, kannst du es als Mann auch zwischen den Händen verreiben, um es auf Körpertemperatur zu bringen.

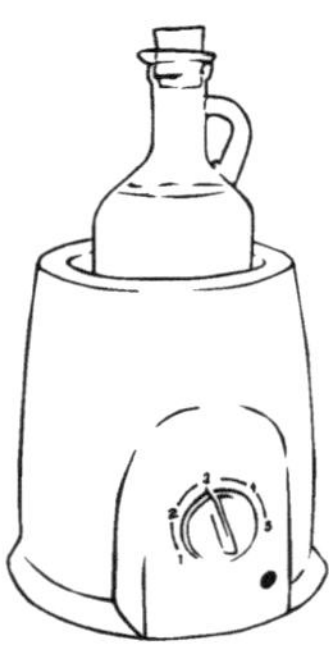

Warm und kuschelig: etwas zum Zudecken

Damit deine Partnerin während der Yoni-Massage nicht friert, sollte für alle Fälle etwas zum Zudecken in Reichweite liegen. Handtücher sind dafür oft zu schwer. Ein Lunghi, ein Wickeltuch aus Baumwolle oder Viskose, ist dafür ideal. Falls das Lunghi nicht reicht, kannst du eine Fleecedecke als zweite Schicht darüberlegen. Wolldecken eignen sich eher nicht, sie sind schwer und lassen sich meist nur bei niedrigen Temperaturen waschen, wenn überhaupt. Wenn du keine andere Decke haben solltest, breite zuerst einen Lunghi über deine Partnerin, damit dieser eventuell überschüssiges Öl aufsaugt und es nicht in die Wolldecke einzieht.

Mach's dir bequem: Kissen und Bodenstuhl

»Hauptsache, dem Masseur geht es gut!« Das meine ich tatsächlich wörtlich. Wenn der Masseur verspannt ist oder angestrengt sitzt, überträgt sich das auf die Frau. Du kannst keine entspannte Massage geben, wenn du nicht selber entspannt bist. Damit du bequem sitzen kannst, ist ein festes Meditationskissen gut. Diese Kissen sind – anders als Kopfkissen oder Sofakissen – mit einem Material gefüllt, das sich nicht sofort zusammendrückt, wann man sich daraufsetzt. Wichtig ist, dass das Kissen eine Innen- und eine Außenhülle hat. Die Wahrscheinlichkeit, dass es den einen oder anderen Ölfleck bekommt, ist groß, und deshalb ist es praktisch, wenn sich die Außenhülle waschen lässt. Besitzt du kein Meditationskissen, kannst du auch eine Decke oder ein Handtuch fest zusammenrollen und dich daraufsetzen. Falls die Decke nicht waschbar sein sollte, lege ein Handtuch darüber.

Ein weiteres Meditationskissen oder eine feste Unterlage ist bei der Massage hilfreich, um die Knie der Frau zu stabilisieren und bei Bedarf ihre Hüfte ein wenig höher zu lagern. Für die Knie haben sich auch Nackenrollen mit Mikrokügelchen bewährt, weil sie sich etwas anpassen und dennoch guten Halt bieten. Verschiedene Kissen griffbereit zu haben erlaubt es euch, wechselnde Positionen auszuprobieren und euch jeweils optimal zu unterstützen.

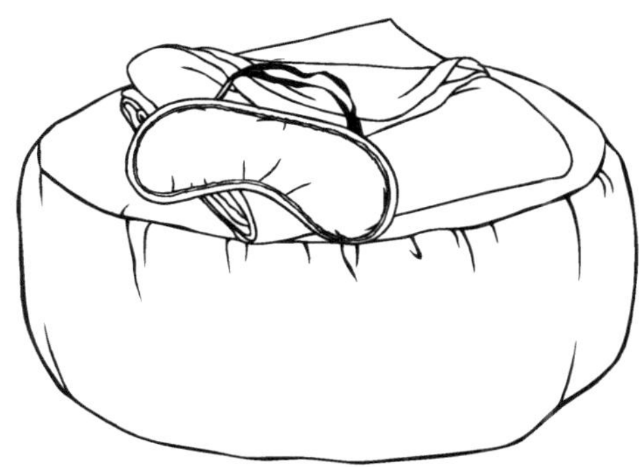

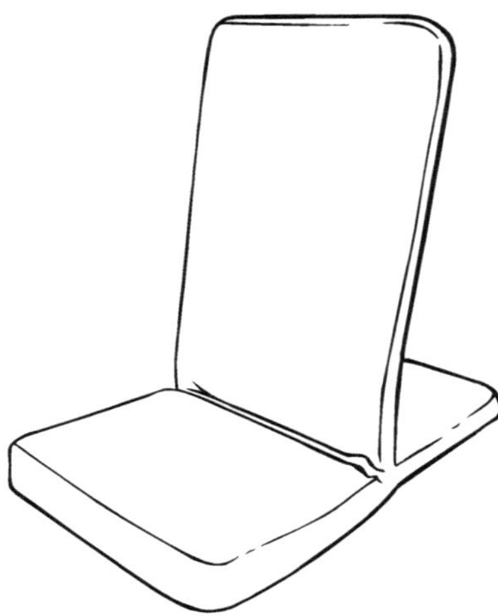

Eine andere sehr bequeme Sitzgelegenheit ist der »Backjack«, auch »Bodensitz« oder »Bodenstuhl« genannt. Das ist eine Art Stuhl ohne Beine. Er steht direkt auf dem Boden und bietet eine hohe Lehne, die den Rücken optimal unterstützt.

Sinnliche Hilfsmittel

Vielleicht möchtest du die vorbereitende Ganzkörpermassage zu Beginn der Yoni-Massage mit ein paar Hilfsmitteln noch sinnlicher gestalten. Folgende Utensilien haben sich dabei sehr bewährt:

Große Straußenfedern und Kaninchenfelle necken und verwöhnen die Haut. Eine Perlenkette kannst du in langen Bahnen über die Haut ziehen. Mit einem Mikrofaserhandschuh lassen sich ungewöhnliche Reize auf der Haut ausüben. Eine Haarbürste oder ein genoppter Massageroller sind ein bisschen rauer.

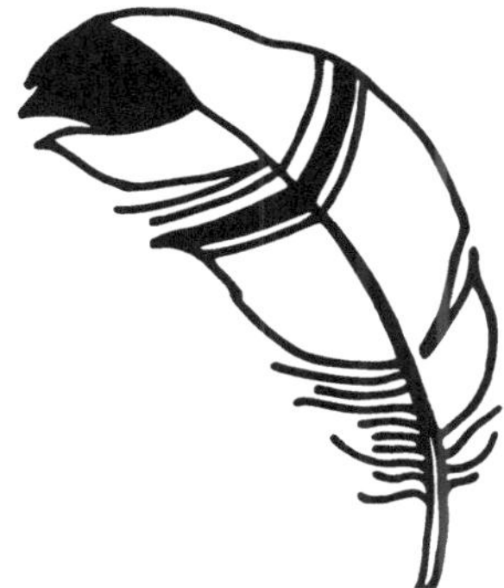

Diese Gegenstände kannst du natürlich auch anwenden, während du mit der anderen Hand gleichzeitig weiter massierst. Achte darauf, dass die Haut an den betreffenden Stellen (noch) nicht eingeölt ist, denn sonst bekommen alle deine schönen Accessoires einen Ölfilm und fangen nach einer Weile an, ranzig zu riechen.

Augenmaske

Manche Frauen können sich deutlich besser entspannen, wenn sie während der Yoni-Massage eine Augenmaske tragen. Denn das gibt ihnen die ausdrückliche Erlaubnis, sich ganz auf sich selbst zu konzentrieren. Wenn sie »nur« die Augen schließen, öffnen sie sie aus Neugier oder Unsicherheit immer wieder, um ein Stück Kontrolle darüber zu haben, was geschieht.

Eine Augenmaske sendet das Signal an das Unbewusste: »Du darfst loslassen.« Es ist gut, die Augenmaske bereitzulegen und womöglich erst später aufzusetzen. Dann hast du als Frau vorher die Gelegenheit, dich davon zu überzeugen, dass alles okay ist.

Handschuhe

Handschuhe zu tragen kann bei der Yoni-Massage aus unterschiedlichen Gründen sinnvoll sein: Vielleicht hast du als Mann sehr raue Hände. Zwar kannst du deine Hände mit einer guten Handcreme pflegen, das gelingt kurzfristig jedoch nicht immer. Oder du bemerkst, dass deine Fingernägel scharfe Kanten haben, und hast keine Zeit mehr, sie zu feilen. Es kann auch sein, dass die Vagina deiner Partnerin extrem empfindlich ist und du besonders vorsichtig sein möchtest, um keine fremden Bakterien einzuschleusen.

Ein andere wichtiger Grund ist Safer Sex: Mit Handschuhen verhindert ihr sicher, dass zum Beispiel durch kleinste Verletzungen am Nagelbett Körperflüssigkeiten ausgetauscht werden. Auch wenn du als Frau gerade menstruierst und ihr beide damit einverstanden seid, trotzdem eine Yoni-Massage durchzuführen, empfehle ich, dabei Handschuhe zu tragen. Die Handschuhe sollten aus Vinyl oder Nitril bestehen, dann sind sie – im Gegensatz zu Latexhandschuhen – ölbeständig. Sie sind in verschiedenen Farben, auch in Schwarz, in Drogeriemärkten erhältlich. Die Größe »L« passt den meisten Männern.

Kimono und Lunghi

Kimono und Lunghi sind nicht nur praktische Kleidungsstücke, sie lassen sich bei der Yoni-Massage auch wunderbar als sinnliche Hilfsmittel einsetzen. Wenn du dir als Frau vor der Massage den Kimono umbindest, kannst du dich als Mann zu Beginn der Massage hinter deine Partnerin stellen, den Gürtel öffnen und den Kimono von ihren Schultern gleiten lassen. Wenn du ihn dabei ein wenig festhältst, kannst du das Tempo auf Zeitlupe verlangsamen.

Am besten besteht der Kimono aus Baumwolle. Ist er aus Polyester, bleibt er nach dem Duschen gerne an der feuchten Haut kleben, egal, wie gut du dich als Frau abgetrocknet hast. Korrekt heißt diese Art von Kimono »Yukata«. Er kommt wie der Kimono aus Japan und ist das Unterkleid zu den oft reich bestickten und mit einer sehr komplizierten Schleife gebundenen echten Kimonos, die quasi die äußere Schicht der Kleidung sind.

Ein Lunghi ist ein großes Wickeltuch aus dünner Baumwolle oder Viskose, das an den Enden häufig mit Fransen verziert ist. Alternativ kann sich die Frau vor der Massage auch darin einwickeln, der Mann kann es um die Hüfte geschlungen tragen. Das Lunghi kann ebenfalls zu Beginn der Massage auf sinnliche Art und Weise ausgezogen werden und später noch dazu verwendet werden, die Haut der Frau auf sanfte Weise zu streicheln. Auch für den Mann ist es eine schöne Einstimmung auf die Massage, sich vorher in einen Kimono oder in ein Lunghi zu hüllen.

Checkliste für Raum und Zubehör

Diese Checkliste enthält alle wichtigen Punkte, die ihr bei der Vorbereitung des Massageraums berücksichtigen solltet. Außerdem listet sie einige Utensilien auf, die ihr bei der Yoni-Massage eventuell benötigt. Das Minimum, worum ihr euch kümmern müsst, sind eine Massageunterlage, Massageöl und Gleitmittel sowie ein gut temperierter Raum (evtl. Decken), in dem ihr ungestört seid.

Massageraum

- ◊ eventuell Schild an der Tür, um Störungen zu vermeiden
- ◊ angenehme Beleuchtung
- ◊ entspannende Musik
- ◊ Temperatur von mind. 24 °C
- ◊ vorher aufräumen
- ◊ angenehmer Geruch

Zubehör

- ◊ bequeme Massageunterlage
- ◊ Handtücher und ölfeste Unterlage
- ◊ Meditationskissen oder zusammengerollte Decken bzw. Handtücher
- ◊ Kimono oder Lunghi
- ◊ Massageöl und Gleitmittel
- ◊ Decke zum Zudecken
- ◊ sinnliche Hilfsmittel
- ◊ eventuell Augenmaske
- ◊ eventuell Handschuhe

Das Yoni-Massage-Ritual

In ihrer ursprünglichen Form ist die Yoni-Massage im Tantra ein Ritual, und hier erfährst du, warum auch du ein Ritual daraus machen solltest und wie dir das ganz leicht gelingt.

Warum es sich lohnt, ein Ritual daraus zu machen

Wir alle haben unsere Rituale im Alltag – und sei es nur die Tasse Kaffee oder Tee am Morgen. Rituale geschehen also durchaus nicht nur im religiösen Kontext, es sind vielmehr Handlungen, die wir wiederholen und die für uns eine besondere Bedeutung haben. Die Tasse Kaffee oder Tee am Morgen steht für einen guten Start in den Tag. Es gibt kleinere und größere Rituale, und so ziemlich jede Handlung kann ein Ritual sein. Wir alle haben bewusst oder unbewusst viele Rituale, die uns helfen, den Tag zu gestalten. Vielleicht stellen wir unsere Arbeitstasche an einen bestimmten Platz, wenn wir von der Arbeit nach Hause kommen, wir feiern Geburtstage mit einer Torte oder begrüßen andere Menschen mit einem Handschlag oder Küsschen links und rechts auf die Wange.

Eines der wesentlichen Merkmale von Ritualen ist es, dass sie eine in sich abgeschlossene Handlung sind, die davon abgegrenzt ist, was davor und danach geschieht. Es gibt also bei jedem Ritual einen klar definierten Anfang und ein klar definiertes Ende. Einer Yoni-Massage tut so ein klarer Rahmen sehr gut. Innerhalb dieses Rahmens ist es viel einfacher, eine bestimmte Rolle einzunehmen, weil wir wissen, dass wir das nur vorübergehend tun. Für eine begrenzte Zeit fällt es uns leichter, uns festzulegen, als für eine unüberschaubare Zeit. Nehmen und Geben gehen uns leichter von der Hand, weil die äußeren Bedingungen feststehen. Es gelingt uns besser, absichtslos und präsent zu sein, weil das Ritual – ähnlich einem unbeschriebenen Blatt Papier – einen leeren Raum kreiert, in dem alles möglich und nichts vorher festgelegt ist.

Und gerade, wenn ihr in einer langfristigen Beziehung lebt, ist ein Ritual eine sehr gute Idee, denn ihr habt sicher eine Menge Themen zu besprechen – ob es der nächste Urlaub oder das Abendessen ist. Diese Themen lasst ihr am besten für die Zeit der Yoni-Massage außen vor. Wenn ihr keine Liebesbeziehung habt, lohnt es sich erst recht, ein Ritual aus der Yoni-Massage zu machen. Denn ein Ritual sorgt dafür, dass ihr euch in diesem Rahmen sehr nahe kommt und danach wieder auseinandergehen könnt, ohne dass es Verstrickungen oder gebrochene Herzen gibt.

Tantrische Rituale: Raum für Shakti und Shiva

Ein tantrisches Ritual kann noch einen Schritt weiter gehen: Statt euch zum Beispiel als »Sabine« und »Michael« zu treffen, könnt ihr euch symbolisch als weibliches und männliches Prinzip verabreden: als »Shakti« (die Frau) und »Shiva« (der Mann).

Was sich vielleicht zuerst nur wie eine Floskel anhört, hat noch eine weitere Dimension: Indem ihr eure Personen in den Hintergrund stellt, bekommt der Teil, den ich das »Überpersönliche« nenne, mehr Raum. Andere bezeichnen diese Aspekte auch als weibliche und männliche Archetypen oder als den göttlichen Funken, der in jedem von uns steckt. Ob diese Sicht auch für dich interessant ist, findest du am besten heraus, indem du es ausprobierst.

Rituale einfach gestalten

Ein Ritual zu gestalten, kann ganz einfach sein. Das Wichtigste dabei ist es, einen Anfang und ein Ende zu markieren sowie die Grenzen festzulegen, innerhalb derer ihr das Ritual vollziehen wollt. Ein einfaches Ritual besteht aus einem guten Rahmen und kann auf Wunsch aufwändiger gestaltet werden. Das muss es jedoch nicht, um wirksam zu sein.

Wenn du die Yoni-Massage als Ritual zelebrierst und mit einem Kinobesuch vergleichst, ist der Kauf der Tickets wie die Einladung zur Massage. In dem Moment, in dem ihr das Kino betretet, beginnt das »Kino-Ritual«, bei dem es letztlich nur um den Film und um nichts anderes geht, das sind die Grenzen. Dennoch gibt es dabei einige Variablen: Vielleicht gehört es zu eurem Ritual, eine Riesentüte Popcorn zu kaufen und während des Films gemeinsam zu knuspern, vielleicht habt ihr Spaß daran, eure Lieblingssüßigkeiten in den Saal zu schmuggeln, oder ihr knutscht immer in der letzten Reihe. Das Ritual endet damit, dass ihr das Kino verlasst und entscheidet, wohin ihr geht.

Bei der Yoni-Massage kann ein guter Anfang eine spezielle Begrüßung sein. Eine Möglichkeit ist es, die Hände senkrecht vor dem Herzen zusammenzulegen, dich vor deinem Gegenüber zu verneigen und den anderen mit der Grußformel »Namaste« willkommen zu heißen. »Namaste« bedeutet übersetzt so viel wie »Ich grüße das Heilige in dir«. Ihr könnt euch auch einfach kurz die Hände reichen, in die Augen schauen und sagen »Wir beginnen das Yoni-Massage-Ritual«. Dann sprecht ihr aus, welche Ausrichtung ihr für die Massage ausgesucht habt, um sie auf diese Weise zu bekräftigen.

Wichtig ist, das Yoni-Massage-Ritual auch wieder eindeutig zu beenden. Dazu könnt ihr euch noch einmal voreinander verneigen und mit den Worten »Namaste« oder »Danke für diese Yoni-Massage mit dir« beieinander bedanken.

Überlegt euch vor der Massage genau, wann ihr den Raum öffnet und schließt. Nach meiner Erfahrung ist es das Beste, das Ritual unmittelbar vor der Massage zu beginnen und im Anschluss an eine kurze Nachruhezeit direkt nach der Massage zu beenden. Alles, was ihr vorher und nachher besprechen wollt, findet außerhalb des rituellen Rahmens statt. Auch das Vorgespräch, in dem ihr unter anderem den Rahmen für die Massage gemeinsam festlegt, zum Beispiel eure Absicht, die Ausrichtung der Massage und die Signale zu eurer Verständigung. Nähere Informationen dazu findet ihr im Kapitel »Gute Kommunikation«. Auch die Gestaltung des Massageraums gehört zum Rahmen.

Die Liebe, Sorgfalt, Achtsamkeit und Fantasie, die ihr in die Ausführung des Rituals steckt, ist ein Geschenk an euch beide und unterstützt euch während der Massage. Dabei geht es nicht um die »richtige Formel« oder ein teures Requisit als »echt tantrisches Symbol«, sondern um eure innere Haltung und eure Absicht. Oft ist es sogar eher umgekehrt: Wenn ihr das Ritual nicht mit Leben erfüllt, etwa indem ihr einen Satz sprecht, den ihr gar nicht versteht, ist das Ritual viel weniger wirkungsvoll, weil es wie eine leere Hülle ist. Macht das Ritual also am besten so einfach, wie es für euch passt, und so aufwändig, wie es Spaß macht. Hauptsache, ihr macht es!

Der Atem als Lebenselixier

Atmen als Energiequelle wird häufig vollkommen unterschätzt. Wir denken, bloß weil wir ständig atmen, wüssten wir, wie Atmen funktioniert. Doch – wie beim Sex – gibt es auch beim Atem sehr unterschiedliche Qualitäten. Und genauso wie du in diesem Buch am Beispiel der Yoni-Massage Gourmet-Sex lernst, kannst du auch Gourmet-Atem lernen. Die gemeinsame Grundlage dafür ist Achtsamkeit und damit das Bewusstsein, wie du atmest.

In unserem Alltag gleicht unsere Atmung dagegen eher einer FastfoodAtmung: Es reicht zum Überleben, doch besonders glücklich macht es nicht. Unbewusst atmen wir flach und gerade genug, damit unser Körper funktioniert. Bei Stress wird die Atmung noch flacher, und auch wenn uns Gefühle bewegen, halten wir den Atem tendenziell eher an, als uns eine Extraportion davon zu gönnen. Atmung, die dich bei der Yoni-Massage unterstützt, sieht anders aus, und du kannst dir gleich jetzt eine kleine Extraportion davon holen, indem du die folgende Übung ausprobierst.

Übung: Bewusst atmen

Nimm dir etwa zwei Minuten Zeit, und stelle dir einen Wecker mit einem sanften Klingelton (es gibt tolle Apps fürs Smartphone dafür). Setze dich mit möglichst gerader Wirbelsäule bequem hin und schließe die Augen. Lege eine Hand auf deinen Bauch. Atme langsam und tief so ein, dass sich dein Bauch nach außen wölbt. Dann atme ungefähr ebenso lang wieder aus, wie du eingeatmet hast. Zwischen Ein- und Ausatmen kannst du eine kleine Pause machen. Zähle beim Ein- und Ausatmen bis zehn und beginne

dann wieder von vorne. Nach zwei Minuten schlägst du die Augen wieder auf. Willkommen zurück!

Die meisten Menschen fühlen sich nach dieser Übung lebendiger, entspannter und wacher – und das schon nach so kurzer Zeit! Bei der Yoni-Massage hilft dir, tiefer und bewusster zu atmen auf verschiedene Weise:

» Tiefe Atmung aktiviert den Teil des Nervensystems, der für Entspannung zuständig ist: den Parasympathikus.
» Dadurch kannst du sexuelle Gefühle deutlich intensiver wahrnehmen.
» Du kannst auch andere Gefühle besser spüren.
» Du hast mehr Energie zur Verfügung, weil mehr Sauerstoff im Blut ist.
» Du fühlst dich lebendiger.
» Bei der Yoni-Massage könnt ihr euren Atem synchronisieren, sodass ihr im selben Rhythmus atmet. Das bringt euch einander näher.

Deinen Atem an den eines anderen anzupassen, kannst du auch in anderen Situationen einmal ausprobieren. Vielleicht stellst du dabei fest, dass du dich dann leichter in andere hineinfühlen kannst. Das Synchronisieren klappt weniger gut, wenn die körperlichen Unterschiede zwischen zwei Menschen sehr groß sind. Macht jemand zum Beispiel Ausdauersport und hat eine entsprechend große und gut entwickelte Lunge, wird er vermutlich erst wieder Luft holen, wenn jemand, der kaum Sport treibt, schon längst nach Luft japst.

Bei vielen, die sich nahestehen, synchronisiert sich der Atem ganz von selbst, ähnlich wie wir im Zusammensein mit vertrauten Menschen gelegentlich ihre Körperhaltung einnehmen und spiegeln. Diesen Effekt kannst du aktiv nutzen: Wenn du lauter als gewöhnlich atmest und einen tiefen und entspannten Atemrhythmus dabei wählst, wird deine Partnerin dir wahrscheinlich unbewusst folgen.

Es gibt noch eine weitere Atem-Übung, die zusammen viel Spaß macht. Atmet gemeinsam so, als würdet ihr gerade den besten Sex eures Lebens haben. Macht Töne, stöhnt, schreit – was auch immer euch in den Sinn kommt. Ihr werdet staunen, dass sich allein das ekstatische Atmen schon fast wie guter Sex anfühlt! Du kannst die Übung auch allein machen. Eine längere Autofahrt bietet sich geradezu dafür an, denn im Auto hört dich niemand und du bist ungestört.

Weil wir im Alltag normalerweise flach atmen, fällt es den meisten Menschen schwer, während der ganzen Massage tief zu atmen. Deshalb ist es zu Beginn der Yoni-Massage gut, ein paar tiefe Atemzüge miteinander zu nehmen und sich daran zu erinnern, dass tiefes Atmen uns besser zur Ruhe kommen lässt und unsere ganze Wahrnehmung intensiviert. Wenn dir auffällt, dass dein Atem wieder flacher geworden ist, beginnst du einfach wieder damit, tief in den Bauch hineinzuatmen.

Töne als Ausdrucksmittel

Auch Töne aller Art, nicht nur in Form von Sprache, sind bei der Yoni-Massage herzlich eingeladen. Das tiefe Atmen ist ein Anfang: Vielleicht machst du dabei schon leise Geräusche. Töne sind eine gute Möglichkeit, das Erlebte auszudrücken und – noch viel besser – zu verstärken. So wie mit dem Atem ist es auch mit der Stimme: Wir nutzen sie zwar täglich, allerdings nur einen Bruchteil ihrer Kapazität. Gleichzeitig wissen wir intuitiv, dass Töne ein starkes Ausdrucksmittel sind. Das ist ein Grund dafür, dass Musik uns so bewegen kann.

Beim Sex haben wir vielleicht schon Erfahrungen mit verschiedenen Geräuschen gemacht. Gleichzeitig ist lautes Stöhnen oder gar Schreien häufig von Scham und Peinlichkeit begleitet. Als Mann kannst du der Frau bei der Yoni-Massage ihre Scheu nehmen, wenn du ebenfalls laut atmest und beim Ausatmen einen leisen Ton machst, indem du einfach den Mund öffnest. Natürlich nur, wenn es gerade zur Situation passt. Es gibt Workshops, die sich ausschließlich damit befassen, die Stimme zu befreien und sich zu erlauben, alle möglichen Geräusche von sich zu geben. Das macht viel Spaß und ist auch für guten Sex sehr nützlich. Die beiden folgenden Übungen helfen dir dabei, deine Stimme zu lockern und Hemmungen zu überwinden.

Übung: Kauderwelsch

Erzähle deinem Gegenüber in allen Details, wie du dich gerade fühlst, was dich beschäftigt, was du denkst, was deine Pläne für die nächsten drei Wochen sind.

... Allerdings hast du vorübergehend die deutsche Sprache verlernt und sprichst nur Kauderwelsch, eine völlig neuartige Sprache, die vor allem dadurch auffällt, dass jede Tonlage eine besondere Bedeutung hat. Verständnisfragen sind erlaubt – in Kauderwelsch. Anschließend wechselt ihr die Rollen.

Übung: Harry und Sally

Vielleicht kennt ihr den gleichnamigen Film, in dem Sally ihrem Freund Harry in einem Restaurant sehr überzeugend einen Orgasmus vorspielt. Macht euch einen Spaß daraus und legt gemeinsam den besten Fake-Orgasmus aller Zeiten hin. Benutzt dabei eure Stimme und euren Körper, gebt euer Bestes! Beobachtet im Anschluss daran, wir ihr euch fühlt. War es ein bisschen wie guter Sex? Dann wisst ihr, warum es sich lohnt, die Stimme einzusetzen.

Mögliche Positionen

Eine Yoni-Massage kann in vielen Positionen stattfinden, die klassische auf dem Rücken liegende Position ist nur eine Möglichkeit. Hier findest du eine Auswahl an Positionen, von denen einige zum Beispiel besonders bequem sind oder der Frau mehr Beweglichkeit erlauben. Die Positionen unterscheiden sich darüber hinaus im Zugang zum Körper und zur Yoni. Auch als Mann kannst du verschiedene Positionen einnehmen.

Was für alle Positionen gilt: Die Hauptsache ist, dass sie sich für beide Partner zu jedem Zeitpunkt gut anfühlen. Wenn ihr eine Auswahl an Kissen parat habt, könnt ihr fast jede Position so unterstützen, dass sie bequem ist. Fühlt sich eine Position zwar gut an, ist jedoch nicht bequem, achtet darauf, rechtzeitig zu wechseln. Im Verlauf der Massage könnt ihr die Positionen mehrfach wechseln. Ein Wechsel verändert jedes Mal die Energie und die Stimmung. Das kann ein Vorteil sein, aber auch ein Nachteil. Zu häufiger Wechsel kann ein wenig verwirren.

Auf dem Rücken liegend

Das ist die klassische Massageposition. Für die Yoni-Massage setzt sich der Mann im Schneidersitz oder mit ausgestreckten Beinen zwischen die gespreizten Beine der Frau, und sie legt ihre Beine auf seinen Beinen ab. Die Frau kann ein flaches, festes Kissen unter ihre Hüfte legen, um die Yoni leichter zugänglich zu machen. Ihre Beine kann sie ablegen oder aufstellen.

Der Vorteil dieser Position ist der Komfort für die Frau. Der Nachteil ist, dass sie sich manchmal wie ein Käfer auf dem Rücken fühlt: hilflos und sehr exponiert. In diesem Fall hilft es, die Beine aufzustellen, weil die Frau so wieder ein Stück Kontrolle über die Bewegungen hat.

Manche Männer sitzen nicht gerne für längere Zeit im Schneidersitz. Du kannst dann die Beine auch einzeln oder gemeinsam ausstrecken. Mit einem Bodenstuhl ist das Sitzen für viele bequemer. Eine andere Möglichkeit ist es, dich an die Seite der Frau zu knien oder zu setzen.

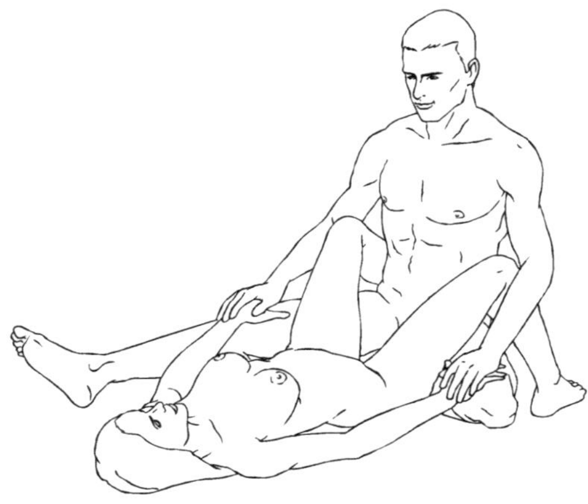

Solltest du mit einer Massageliege arbeiten, ist deine Position bequemer und leichter zu variieren. Um die Beine der Frau leicht erhöht abzulegen, kannst du ein Kissen verwenden.

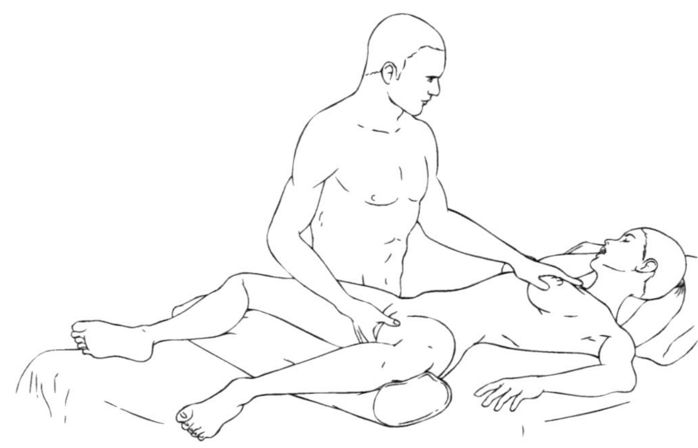

Auf dem Bauch liegend mit angewinkeltem Bein

Diese Position fühlt sich für viele Frauen sehr bequem und weniger verletzlich an. Der Mann kann verschiedene Positionen rund um die Frau wählen. Diese Position eignet sich auch sehr gut, um an der Massagebank zu massieren.

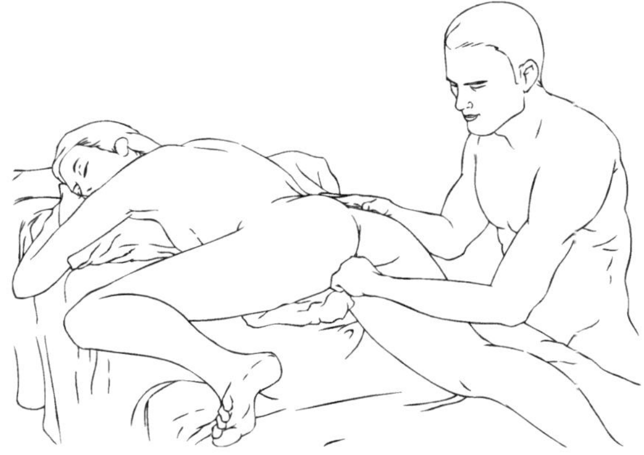

Auf dem Bauch liegend

Diese Position sorgt für Abwechslung, und die Yoni ist in dieser Stellung anders zugänglich. Achte darauf, dass der Nacken bequem liegt. Um die Yoni besser zu erreichen, kannst du eine gefaltete Decke oder ein Kissen unter die Hüfte legen.

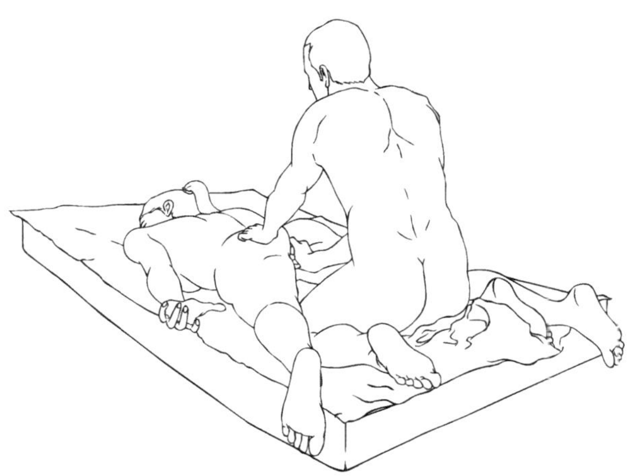

Auf allen vieren

Diese Position gibt der Frau viel Bewegungsfreiheit, und viele Frauen empfinden die Stimulation der Yoni als besonders frei. Als Mann kannst du es dir hinter der Frau auf einem Bodenstuhl bequem machen und hast auch viel Bewegungsfreiheit. An der Massagebank kannst du leicht um die Frau herumgehen und jeweils unterschiedliche Körperteile erreichen.

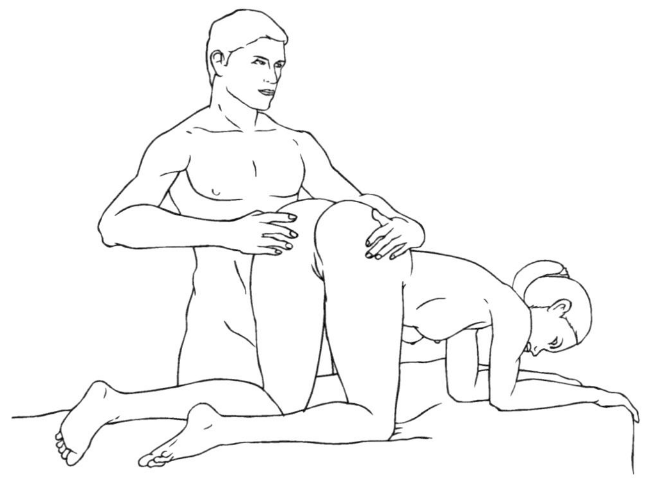

Der Massagebeginn: Zur Ruhe kommen

Wie du inzwischen weißt, geht es bei der Yoni-Massage um viel mehr als nur um gute Technik. Die Yoni-Massage ist eine Art, sich zu begegnen, einen gemeinsamen Raum zu teilen und das, was darin geschieht, zu feiern, zu genießen und zu würdigen. Das Gute daran ist: Wenn du dich gut vorbereitet hast, deine innere Haltung ausgerichtet und der Massageraum schön gestaltet ist, hast du einen Großteil der »Arbeit« schon erledigt.

Jede Yoni-Massage ist eine neue Reise, und vor jeder Massage herrscht ein bisschen Aufregung – egal, ob es deine erste oder deine hundertste

Yoni-Massage ist. Das gilt für beide Seiten. Aufregung ist auch Vorfreude und kann sehr schön sein, dennoch ist es kein entspannter Zustand. Jede Yoni-Massage beginnt daher mit bewusster Entspannung, damit Körper und Geist zur Ruhe kommen.

Alle Techniken, die ich hier nachfolgend beschreibe, sind Anregungen. Fühlt sich eine Technik für dich als Frau nicht gut an, gib deinem Partner eine Rückmeldung und verändert sie so lange, bis du dich damit wohlfühlst. Sonst wählt einfach eine andere Technik. Das gilt auch für dich als Mann: Bekommst du einen Handkrampf oder hast das Gefühl, dich verbiegen zu müssen, mache nicht einfach so weiter, sondern passe deine Position, die Bewegung oder die Position der Frau an deine Bedürfnisse an. Bevor du eine gute Massage geben kannst, muss es dir als Masseur gut gehen.

Die Eröffnung

Wenn ihr zur verabredeten Zeit zusammenkommt, nehmt euch zuerst einen Moment Zeit, um zu landen. Trinkt vielleicht einen Tee (am besten keinen schwarzen oder grünen Tee und auch keinen Kaffee: das macht nur noch aufgeregter) und erzählt kurz, wie es euch geht. Das Seelengespräch aus dem Kapitel »Beziehungsformen« eignet sich wunderbar dafür. Dann zieht euch am besten getrennt um. Vielleicht möchtet ihr vorher auch noch einmal duschen. Falls ja, ist jetzt der richtige Zeitpunkt dafür.

Anschließend trefft ihr euch – in einen Kimono oder in ein Lunghi gehüllt – wieder. Der Übergang in den speziellen Raum der Yoni-Massage fällt jetzt schon leichter. Um das Yoni-Massage-Ritual zu eröffnen, könnt ihr euch zum Beispiel im Stehen voreinander verbeugen und euch begrüßen. Vielleicht sagt ihr »Namaste«, oder ihr findet eigene Worte. Als Nächstes entkleidest du als Mann die Frau und lässt den Kimono oder den Lunghi dabei ganz langsam an ihrem Körper entlanggleiten. Dann entkleidest du dich auch.

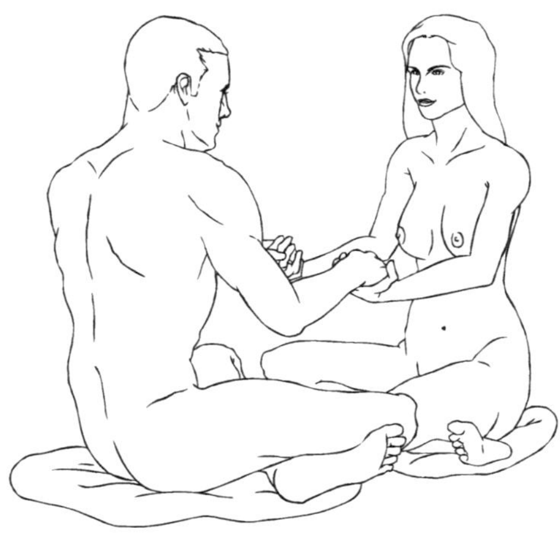

Setzt euch voreinander hin, und schaut euch in die Augen. Als Frau legst du deine Hände in die Hände des Mannes. Jetzt sprichst du als Mann noch einmal die Einladung an die Frau aus: »In dieser Yoni-Massage habe ich die gebende Rolle, und du hast die empfangende Rolle. Du darfst völlig entspannen und genießen, es gibt nichts zu tun. Bitte teile mir zu jedem Zeitpunkt mit, wenn es etwas gibt, das die Massage noch besser machen könnte.« Habt ihr bestimmte Grenzen vereinbart, benennst du diese und versicherst, dass du sie respektieren wirst. Im Prinzip habt ihr über diese Dinge ja schon gesprochen, aber es tut gut, sie vorab noch einmal bestätigt zu bekommen.

Anlehnen

Anschließend bittest du deine Partnerin, sich umzudrehen und sich an dich anzulehnen. Lade sie ein, ihr ganzes Gewicht an dich abzugeben und eine bequeme Position zu finden. Sorge auch dafür, dass ihr Kopf bequem liegt. Wenn es für dich

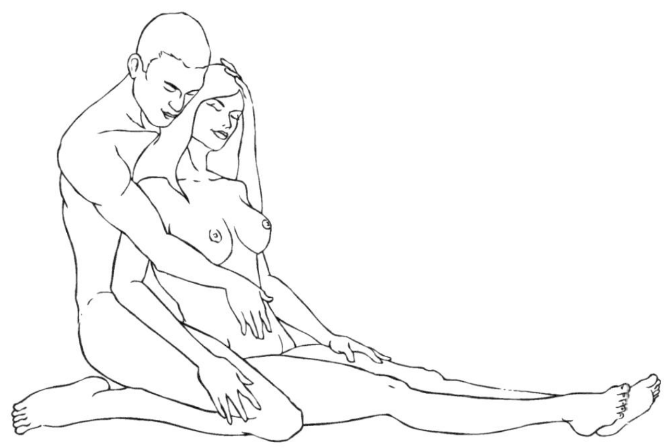

einfach möglich ist, lege eine Hand auf ihr Herz und halte deine Partnerin in dieser Position einige Zeit. Nehmt gemeinsam mindestens zehn Atemzüge. Als Mann kannst du es dir währenddessen mit einem hohen Meditationskissen oder einem Bodenstuhl bequem machen. Wie wichtig das Halten bei der Yoni-Massage ist, werdet ihr im weiteren Verlauf immer wieder feststellen.

Warm-up: Vorbereitende Ganzkörpermassage

Zum Aufwärmen stelle ich dir hier eine Technik vor, mit der du den Körper großflächig berühren kannst. Auf diese Weise weckst du als Mann den ganzen Körper deiner Partnerin auf und machst ihn empfänglich. Keine Angst, diese Massage ist nicht kompliziert, und du musst keine 100 Griffe dazu lernen! Während es Männer allerdings mögen, dass man ihre Genitalien von Anfang an in eine Massage einbezieht, ist das bei Frauen anders: Am besten beginnst du damit, den Bauch zu halten. Dann massierst oder berührst du erst die äußeren Körperpartien, ehe du dich der Köpermitte zuwendest. Dabei näherst du dich der Körpermitte quasi wie auf einer Spirale von außen nach innen an. Die Genitalien sparst du aus, bis sich die Frau entspannt hat und ihr ganzer Körper aufgeweckt ist.

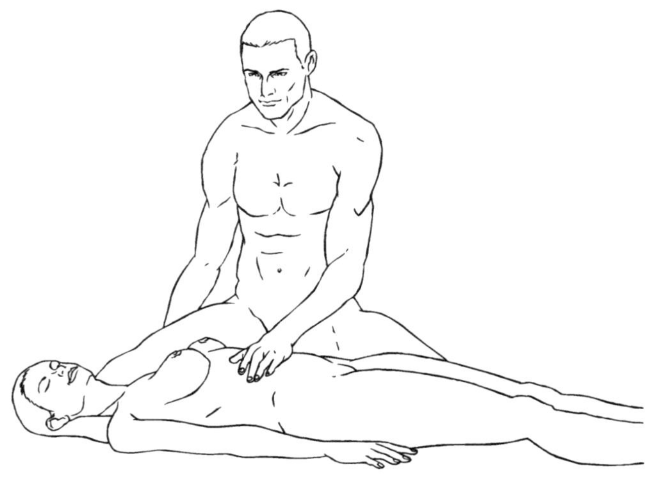

Massage der Rückseite

Bitte die Frau, sich auf den Bauch zu drehen und die Arme neben sich zu legen. Dann deckst du die Frau zuerst mit einem Lunghi zu, den du dann mit einer besonderen Technik wegziehst. Dabei stellst du dich an das Fußende der Frau und fasst den Lunghi an den Ecken. Nun ziehst du ihn in Zeitlupe über den Körper der Frau auf dich zu. Die meisten Menschen lieben dieses Gleiten von weichem Stoff auf der Haut sehr. Deshalb kannst du diesen Ablauf gerne noch einmal wiederholen. Gerade wenn der Lunghi Fransen hat, fühlt sich die Berührung besonders angenehm an.

Im nächsten Schritt berührst du mit streichenden Bewegungen deiner Hände in möglichst langen Bahnen die ganze Rückseite der Frau. Dazu kniest du dich auf

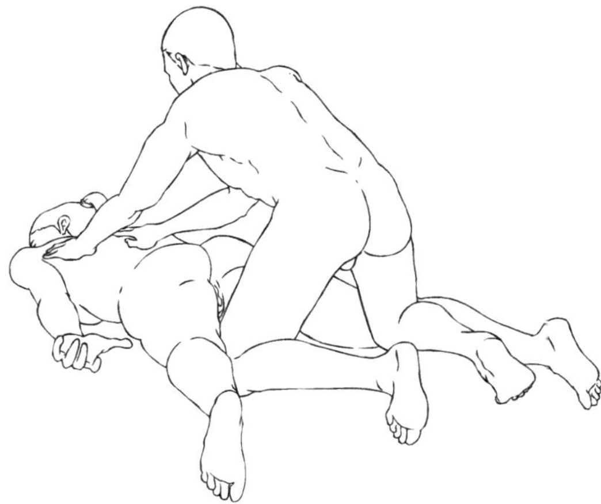

Lange Massagebahnen vom Fußende.

Höhe ihrer Knie zwischen ihre Beine und setzt dich zuerst auf deine Unterschenkel. Dann streichst du mit deinen Händen auf beiden Seiten des Körpers in einer fließenden Bewegung von den Füßen über die Beine, den Po und rechts und links der Wirbelsäule bis zum Hals. Während dieser einen langen Bewegung erhebst du dich von deinen Unterschenkeln und streckst deinen Oberkörper nach vorne. Vom Hals streichst du nun außen abwärts über die Schultern, entlang der Arme und über die Hüften und die Beine wieder zurück bis zu den Füßen.

Bevor du die »nächste Runde drehst«, kannst du jetzt Massageöl auftragen. Dazu ziehst du mit der Ölflasche in der einen Hand eine dünne Ölspur, während du das Öl mit der anderen Hand direkt verteilst, bis die ganze Rückseite von einer dünnen Ölschicht überzogen ist. Deine Hände gleiten mithilfe des Öls noch besser über die Haut. Um die Bewegungen zu variieren, kannst du mal mehr an der Außenseite, mal mehr an der Innenseite des Körpers entlangstreichen. Für den Moment beziehe die Yoni noch nicht mit ein. Vielleicht neckst du sie sogar, indem du extra einen kleinen Bogen um die Innenseiten der Oberschenkel machst.

Wenn du den Oberkörper deiner Partnerin nur schlecht erreichen kannst, ist es genauso gut möglich, dass du dich an das Kopfende der Frau kniest und mit den streichenden Bewegungen am Kopf beginnst.

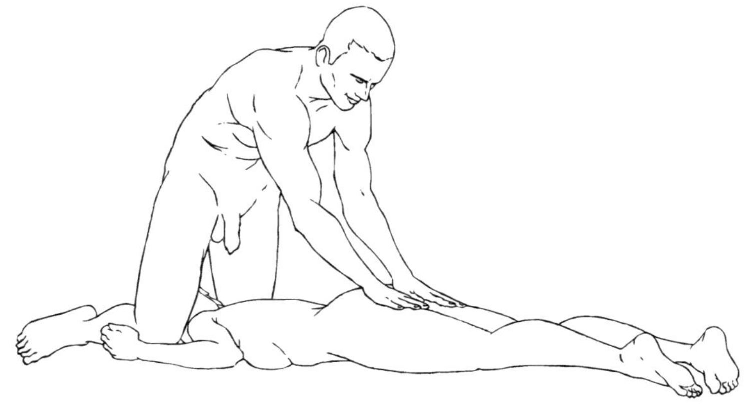

Lange Massagebahnen vom Kopfende.

Bei jeder Bahn ist es wichtig, sie bis zum Ende der Extremitäten auszuführen, das heißt, Hände und Füße ganz auszustreichen, bevor du »umdrehst«. Sonst fühlt sich die Bewegung unvollständig an. Das kannst du ausprobieren, indem du – ausgehend von der Schulter – einmal selbst an deinem Arm entlangstreichst: Wie fühlt es sich an, wenn du schon am Handgelenk stoppst, statt die Fingerspitzen auszustreichen?

Fortgeschrittene und bewegliche Männer können nicht nur mit den Händen über den Körper der Frau gleiten, sondern zusätzlich auch die Unter- und Oberarme mit einsetzen und auf diese Weise noch mehr Körperkontakt erzeugen. Für das Tempo deiner Bewegungen gilt: Es gibt kein »zu langsam«. Sie dürfen also sehr langsam sein. Der Druck ist am besten niedrig bis mittel. Mehr Druck solltest du nur ausüben, wenn die Frau ausdrücklich danach fragt.

Wenn diese Massage für dich zu kompliziert ist oder du körperlich nicht dazu in der Lage bist, gibt es zwei einfache Varianten: Entweder du setzt dich an eine Seite der Frau und übst die langen Bahnen zuerst auf der einen und dann auf der anderen Körperseite aus. Die meisten Männer haben eine Armspanne, die die gesamte Länge der Frau von Kopf bis Fuß umfasst. Deshalb kannst du dich ungefähr auf Hüfthöhe, also auf der Hälfte der Körperlänge, platzieren: Dann beginnst du mit der einen Hand und setzt die lange Bahn mit der anderen Hand fort. Oder du wählst deine Position frei und veränderst sie nach Bedarf, um alle Körperpartien erreichen zu können.

Zum Abschluss kannst du dich noch einmal den Händen und Füßen deiner Partnerin widmen. Sowohl Hände als auch Füße reagieren sehr sensibel auf Berührung. Eine einfache Massagetechnik ist es, mit dem Daumen kreisende Bewegungen auszuführen, während du die Hand oder den Fuß mit der anderen Hand umfasst hältst. Hände und Füße mögen gerne Druck bei der Massage.

Bei allem, was du tust: Es kommt vor allem auf die Bewusstheit deiner Berührung an, nicht auf die perfekte Technik. Passe den Bewegungsablauf so lange an, bis du dich sicher und wohl damit fühlst. Jede Unsicherheit, die du fühlst, landet auch bei der Frau. Und: Es ist noch kein Meister vom Himmel gefallen, deshalb gehören Üben und Feedback einfach dazu.

Massage der Vorderseite

Nach der vorbereitenden Massage der Rückseite bittest du die Frau, sich umzudrehen, und legst deine Hand zuerst auf ihren Bauch. Nehmt gemeinsam wieder ein paar tiefe Atemzüge. Dann wendest du die Technik der langen streichenden Bahnen auch auf der Vorderseite deiner Partnerin an. Sollte es sich für dich oder die Frau unangenehm anfühlen, dass der Penis ihren Körper unbeabsichtigt berührt, kannst du als Mann eine Unterhose bei der Massage anbehalten.

Haltepositionen

Viele Menschen denken bei dem Wort »Massage« automatisch an viele Bewegungen und komplizierte Techniken. Bei der Yoni-Massage spielt das »Halten«, also die ruhende Berührung ohne Bewegung, ebenfalls eine große Rolle. In diesen Momenten wird die Präsenz oft erst fühlbar, und die Dinge, die nicht durch physische Bewegung entstehen, etwa der Fluss der sexuellen Energie, sind besser wahrnehmbar. Das Halten ist also keine »Pause« oder »Unterbrechung«, sondern ein

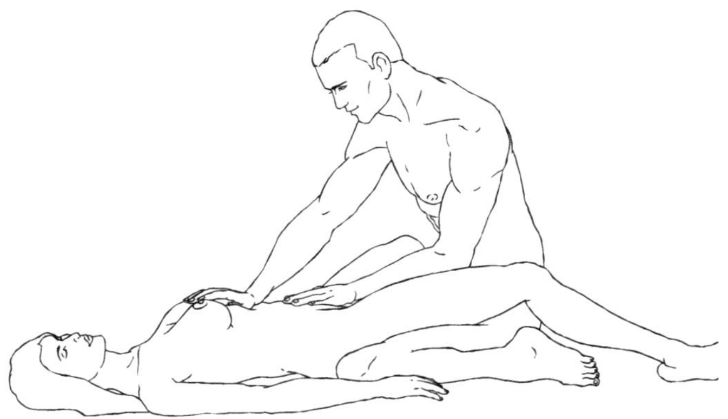

wichtiger Bestandteil der Massage. Für viele Menschen fühlt es sich wie ein »Ankommen« und »Einsinken in den Moment« an, gehalten zu werden. Die dadurch entstehende Ruhe und Verbundenheit schafft Raum für neue Erlebnisse. Am besten tauscht ihr euch über eure Erlebnisse aus. Nach meiner Erfahrung sind das oft die Situationen, in denen am meisten innerlich geschieht.

Nach der Massage der Vorderseite setzt du dich zwischen die Beine der Frau und legst eine Hand auf ihren Bauch, die andere Hand legst du auf ihr Herz und lässt sie dort für mindestens fünf Atemzüge ruhen. Du kannst dir dabei vorstellen, wie du Herz und Yoni miteinander verbindest. Mit deinen nächsten Bewegungen verbindest du in großen Bahnen den Bauch und die Brüste und endest in einer Position, in der du beide Brüste für einige Atemzüge hältst.

Brustmassage

Die Brustmassage ist ein besonders schöner Bestandteil der vorbereitenden Massage. Sie wärmt insbesondere den tantrischen Pluspol der Frau auf und bereitet die folgenden Berührungen der Genitalien vor. Nach tantrischer Vorstellung lässt

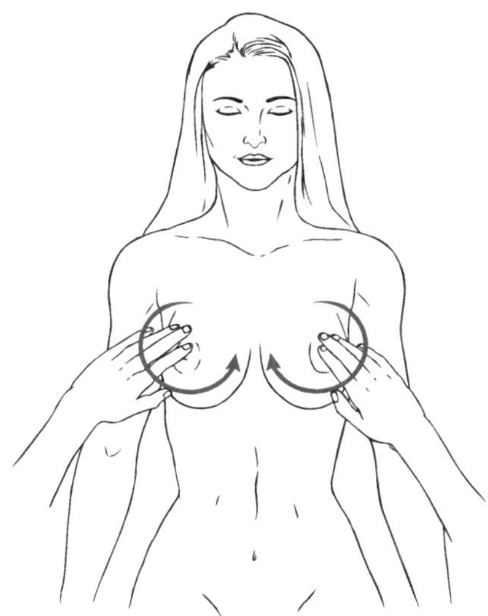

sich der Pluspol der Frau, also ihre Brüste, durch Berührung, Aufmerksamkeit und Massage aktivieren, sodass er schließlich überfließt. Die daraufhin zum Minuspol strömende Energie aktiviert wiederum die Genitalien. Manche Frauen berichten, dass sich die Stimulation der Brüste bis in die Klitoris überträgt.

Beginne die Massage, indem du die Brüste deiner Partnerin einige Momente ohne jede Bewegung, jedoch mit deiner ganzen Aufmerksamkeit hältst. Das kann geschehen, indem du deine Hände möglichst großflächig auf die Brüste legst oder sie wie zwei BH-Schalen umschließt. Verweile dort für zehn Atemzüge.

Dann beginnst du mit kreisenden Bewegungen beide Brüste gleichzeitig zu massieren. Lass die Kreise von innen nach außen größer werden und beziehe die Brustknospen nur wenig oder gar nicht ein – je nach Vorliebe der Frau. Du kannst die Kreise mit der flachen Hand oder mit den Fingerspitzen ziehen. Übe nur wenig Druck aus, und wähle ein langsames Tempo. Es geht nicht darum, die Brüste zu stimulieren, sondern zu nähren und aufzuwärmen.

Anschließend legst du die Brüste in deine Hände und schaukelst sie sanft. Zum Abschluss lässt du die Hände wieder für einige Momente auf den Brüsten ruhen.

Aufwärmen der Eierstöcke

Als Nächstes wanderst du ein Stück tiefer und wiederholst die kreisenden Bewegungen über den Eierstöcken der Frau. Es geht dabei nicht darum, die exakte Position der Eierstöcke zu finden – du hast ja keinen Röntgenblick –, sondern ihnen Aufmerksamkeit zu schenken und sie durch deine Berührung in die Yoni-Massage mit einzubeziehen

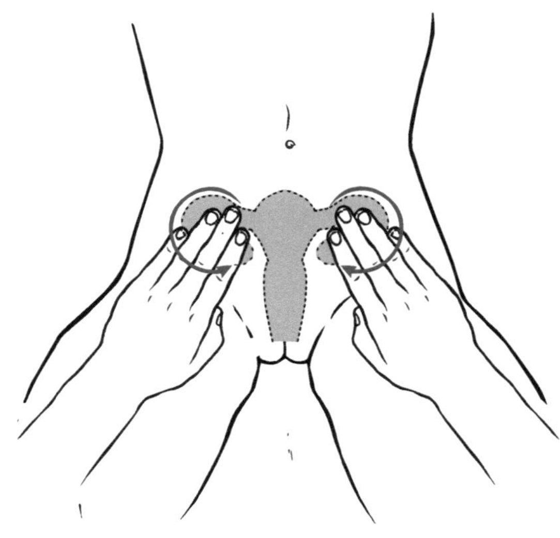

Die Eierstöcke mit kreisenden Bewegungen aufwecken.

Keep it rolling

Eine weitere Technik, die Energie weckt und sie im ganzen Körper gut verteilt, ist das Schaukeln oder Rollen des Körpers. Dabei liegt deine Partnerin am besten auf dem Bauch. Dann legst du beide Hände auf eine Seite der Hüfte und beginnst, den Körper sanft zu schaukeln. Du drehst den Körper dabei nicht um, sondern gibst nur Impulse und wartest, bis der Körper von allein wieder zurückrollt. Die Hüfte ist ein guter Ausgangspunkt für diese Technik. Wenn der Körper weich und geschmeidig ist, kannst du mit einer Hand auch in Richtung Füße und mit der anderen Hand in Richtung Kopf wandern, um den ganzen Körper noch mehr in Bewegung zu versetzen.

Diese Technik kannst du jederzeit während der Massage wiederholen, wenn sich der Körper steif anfühlt. Achte dabei darauf, dass du mit dem Gewicht des Körpers arbeitest, nicht dagegen, denn das fühlt sich unangenehm an.

Annäherung an die Yoni

Erst nachdem du den ganzen Körper berührt hast und dich von außen nach innen an die Yoni angenähert hast, beginnst du mit den ersten Berührungen der Yoni. Diese Art des Vorgehens gilt auch für die Yoni selbst: außen beginnen und langsam weiter nach innen vortasten. Dabei dringst du nie schnell und ohne nachzufragen in die Yoni ein.

Ankommen

Als eine erste Begrüßung der Yoni deckst du die Vulva und den Venushügel mit der gewölbten Handfläche ab und übst einen leichten Druck aus. Die andere Hand liegt auf dem Bauch. Dabei kannst du dir vorstellen, dass du Kontakt zur Gebärmutter aufnimmst. Diese ruhige Berührung zu Beginn darf gerne ein bisschen länger dauern. Mach dir keine Sorgen darüber, dass es langweilig sein könnte, sondern warte, bis du wirklich ganz angekommen bist und auch selbst ruhig wirst.

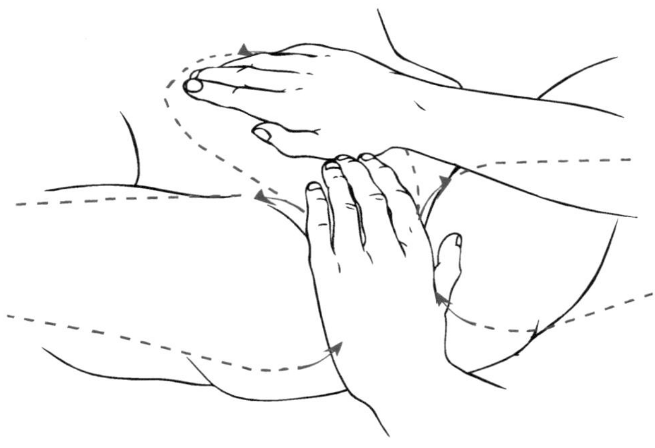

Yoni-Shiatsu

Sehr entspannend für den Beckenboden ist eine kleine Massage außen neben den äußeren Vulvalippen in der Beuge der Beine. Dazu führst du mit den Daumen zu beiden Seiten der Vulvalippen kreisende Bewegungen aus. Bewege dich jeweils nur einen Zentimeter weiter. Diese Berührung ist bewusst nicht erotisch, sondern entspannend. Wenn du dich ein wenig mit Druckpunkten auskennst oder damit experimentieren möchtest, kannst du diese Technik auch so variieren, dass du jeweils auf einem Punkt ruhst und die Finger mit sanftem Druck in den Körper »einsinken« lässt. Folge bei der Auswahl der Punkte deiner Intuition.

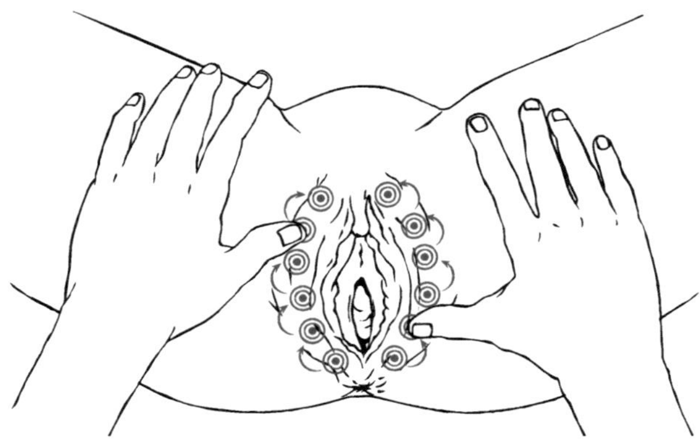

Äußere Yoni-Massage: Die Knospe öffnen

Du findest hier eine große Auswahl an Techniken für die äußere Yoni-Massage. Es kommt dabei nicht darauf an, jede Technik in jeder Yoni-Massage anzuwenden. Weniger ist manchmal mehr. Deshalb folge bei der Auswahl der Techniken einfach deiner Intuition.

Oft wird den Vulvalippen beim Sex wenig Beachtung geschenkt, der Fokus liegt vielmehr meist auf der Klitoris. Doch die Vulvalippen sind wie eine Knospe, die sich öffnet, wenn ihnen genügend Beachtung geschenkt wird. Die inneren und äußeren Vulvalippen sind sehr gut durchblutet, besonders bei Erregung, und reagieren sehr empfindsam auf Berührungen. Da unter ihnen die Schwellkörper der Klitoris liegen, kannst du durch eine Massage der Vulvalippen wunderbar indirekt den inneren Teil der Klitoris stimulieren. Vergiss nicht, dass es bis zu 30 Minuten dauern kann, bis die Schwellkörper mit Blut gefüllt sind. Die Vulvalippen der meisten Frauen sind besonders bei Erregung weniger »zart«, als viele Männer vielleicht vermuten. Deshalb kannst du nach dem Aufwärmen ruhig ein paar intensivere Griffe ausprobieren.

Nutze die Vulvalippen, um dich der Yoni langsam zu nähern und ihr »Hallo« zu sagen, und schenke ihnen viel Aufmerksamkeit. Auch viele Frauen sind darauf programmiert, dass »Sex« erst bei der Klitoris oder im Inneren der Yoni beginnt. Sie werden überrascht sein, wenn du dir als Mann vorher viel Zeit dafür nimmst, dich den Vulvalippen zu widmen und sie zu »necken«

Lippengruß

Lege deine Hände rechts und links neben die Vulvalippen und lass sie dort einige Zeit ruhen. Du kannst die Hände zuerst weiter außen ablegen, ehe du dich den Vulvalippen weiter näherst und sie schließlich bedeckst. Übe einen leichten Druck aus und lass die Hände eine Weile dort liegen.

Venus delight

Mit zwei Fingern fährst du – nacheinander oder gleichzeitig – an den inneren und äußeren Vulvalippen in langen Strichen von oben nach unten entlang, dann streichst du in umgekehrter Richtung über die Vulvalippen. Zu Beginn nimmst du beide Hände, später kann eine Hand gleichzeitig sanft auf dem Venushügel ruhen oder ein Finger auf der Klitoris liegen. Das Tempo ist langsam und gleichmäßig. Mache immer lange Striche von oben bis unten, höre nicht auf der Hälfte auf, sondern führe jede Bewegung bis zum Ende aus. Viele Frauen bevorzugen eine Richtung, dann folge diesem Wunsch.

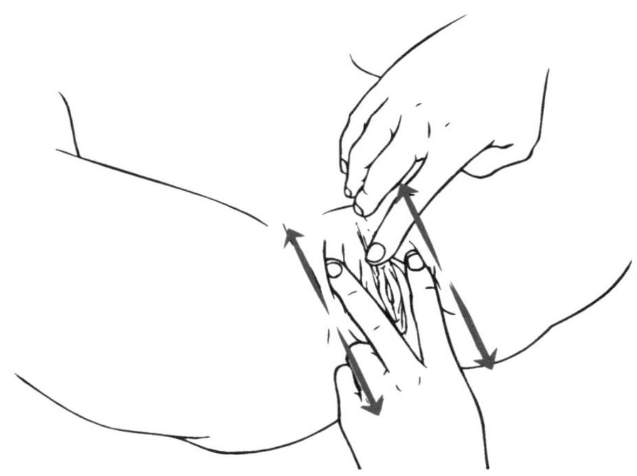

Lippenbekenntnisse

Beginne, mit den Vulvalippen zu spielen, sie leicht zu bewegen und zu massieren. Die Vulvalippen auf beiden Seiten gleichzeitig zu massieren fühlt sich für die meisten Frauen besser an, als nur eine Seite zu massieren. Sorge dafür, dass du genug Massageöl oder Gleitmittel verwendest, denn die natürliche Feuchtigkeit der Frau kann nur schwer bis hierhin gelangen. Probiere verschiedene Arten aus, die Lippen zu massieren, und teste auch, wie fest die Berührung sein darf.

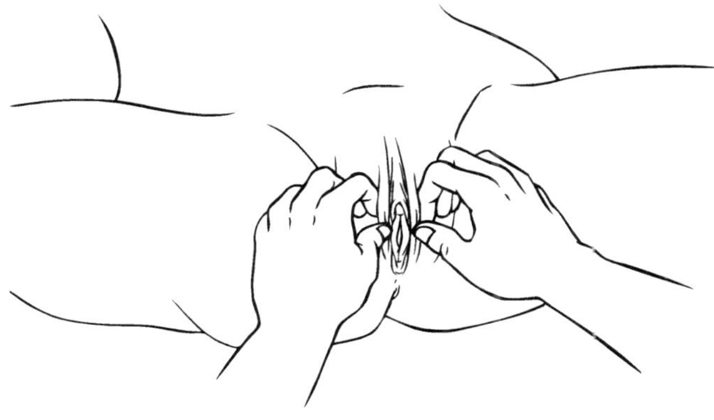

My lips are sealed

Drücke die Lippen zusammen und verschiebe sie leicht gegeneinander. Dabei kannst du den Druck auch leicht versetzt ausüben oder beide Lippen mit einer Hand zusammenhalten. Dieser Griff wird oft als sehr neckend erfahren, denn die Frau erwartet das Gegenteil, nämlich dass du die Yoni öffnest. Wenn du die Vulvalippen zusammenhältst, fühlt sich ein leichter Druck oft gut an.

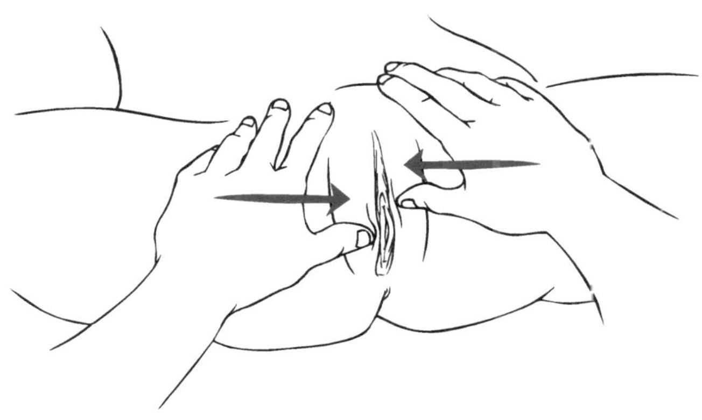

Lippentanz

Drücke die Vulvalippen mit den inneren Handkanten zusammen, hebe sie leicht an und bewege sie. Hier bringst du eine neue Bewegung mit ins Spiel und übst leichten Zug aus.

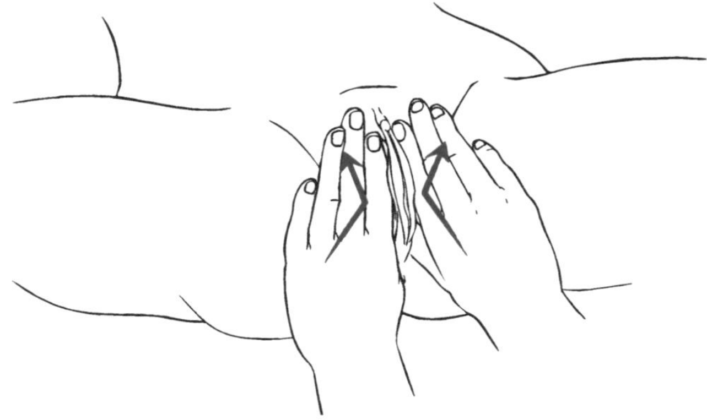

Kussmund

Fasse die inneren und die äußeren Vulvalippen unabhängig voneinander und massiere sie liebevoll. Dabei kannst du sie auch leicht ziehen, drücken und zu einem »Kussmund« formen. Passende Geräusche dazu führen auch zu Heiterkeit und Leichtigkeit in der Massage.

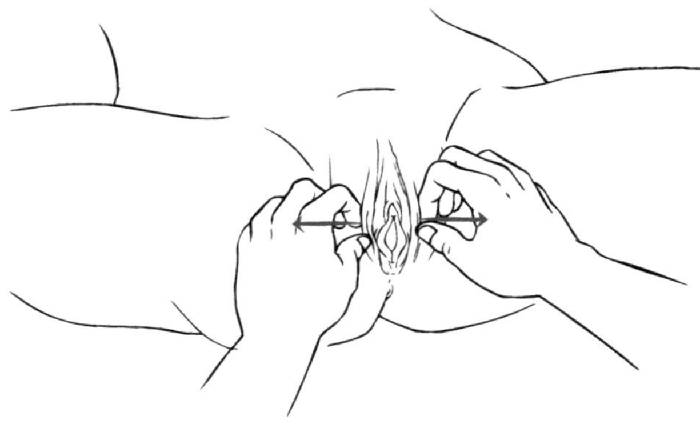

Feuermachen

Umfasse die inneren und äußeren Vulvalippen mit den äußeren Handkanten und reibe sie – wie beim Feuermachen – sanft gegeneinander. Bei dieser Technik ist viel Gleitgel gefragt, damit keine unangenehme Reibung entsteht. Dadurch, dass indirekt die Klitoris mit stimuliert wird, wirkt diese Technik oft sehr erregend.

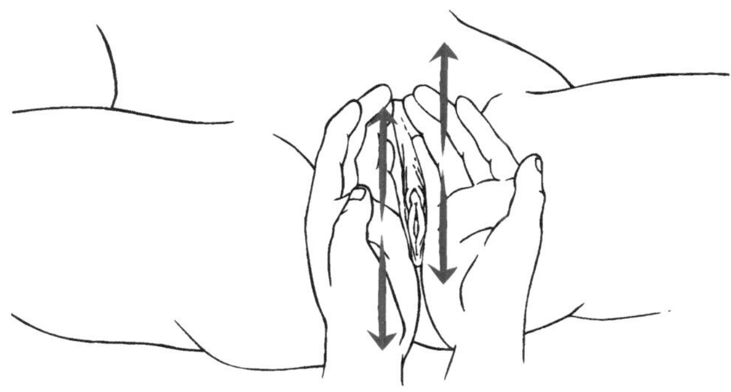

Schmetterlingsflügel

Ziehe die Vulvalippen mit den Fingern auseinander und bewege sie leicht in alle Richtungen. Es darf sich wie eine leichte Dehnung anfühlen und die Yoni öffnen, so als wären die Lippen kleine Flügel. Sei dabei sanft!

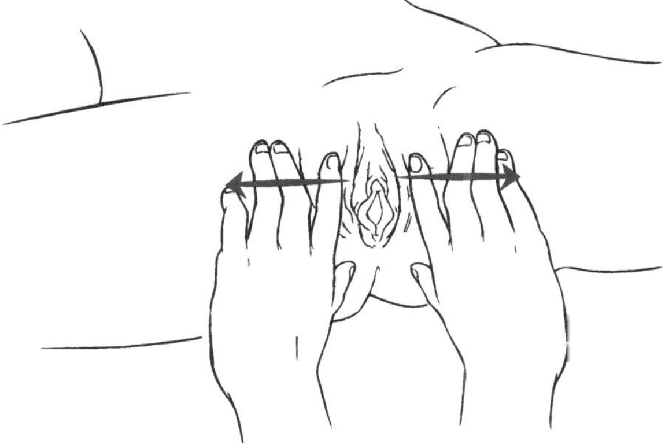

Perlengruß

Massiere die Klitoris zwischen Daumen und Zeigefinger mit leichten Drehbewegungen, ohne die Haube vorher zurückzuziehen. Die andere Hand ruht auf der Vulva oder fährt die Lippen rechts und links parallel auf und ab. Achte darauf, dass gerade deine ersten Berührungen der Klitoris sanft sind und sie nicht schnell überreizen. Wenn die Klitoris gut aufgewärmt ist, mögen viele Frauen auch intensive Berührun.

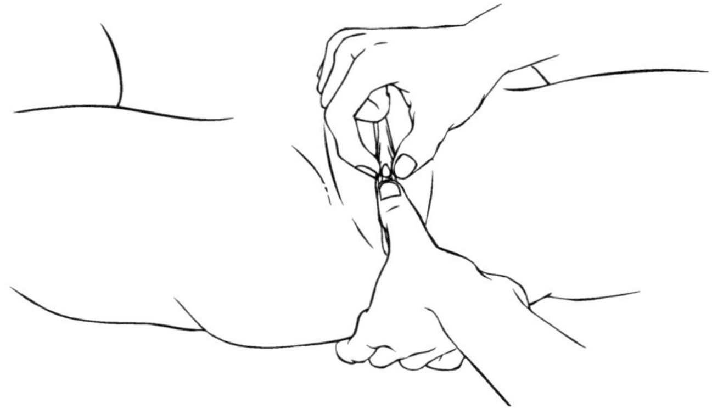

Haubentaucher

Bei dieser Technik steht die Klitorishaube im Mittelpunkt. Als Erstes geht es darum, sie zu entdecken und zu bewegen: Dazu bewegst du mit der einen Hand die Haube der Klitoris zurück und lässt sie wieder zurückrutschen. Mit der anderen Hand kannst du währenddessen die Vulva halten, damit es eine kontinuierliche Berührung gibt. Anschließend kannst du den Schaft der Klitoris leicht durch die geschlossene Haube halten, drücken und massieren. Manche Frauen mögen es auch, wenn du den Schaft etwas dehnst und nach außen ziehst.

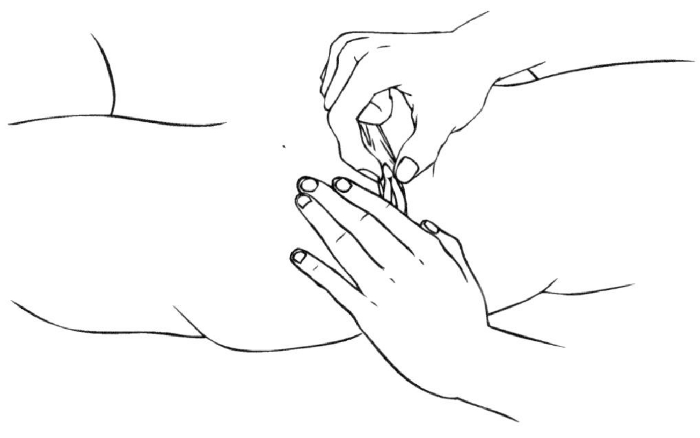

Klitorismeditation

Eine Hand erdet die Yoni, indem sie ruhig unter dem Po liegt. Der Daumen liegt dabei auf dem Eingang der Vagina, ohne in sie einzudringen. Mit der anderen Hand ziehst du die Klitorishaube leicht zurück und streichelst die Klitoris mit einer Fingerspitze mit sehr, sehr leichten Strichen in eine Richtung oder auf und ab. Achte auf eine sehr, sehr sanfte, jedoch kontinuierliche Bewegung.

Es gibt eine spezielle Technik, die nur aus einer sehr sanften Massage der Klitoris besteht. Sie nennt sich »Orgasmic Meditation«, also »orgasmische Meditation« oder kurz »OM«. Der hier vorgestellte Griff wird dabei genau 15 Minuten lang ausgeführt. Du kannst es also ruhig riskieren, ihn länger auszuprobieren. Die Berührung ist sehr subtil und wird von der Frau oft zu Beginn gar nicht oder kaum bewusst wahrgenommen. Die Nervenenden sind aber anderer Meinung, sie registrieren das Signal sehr wohl. Dieser Griff kann von wohliger Entspannung bis hin zu ekstatischen Zuckungen alles provozieren, bleibe also eine Weile dabei.

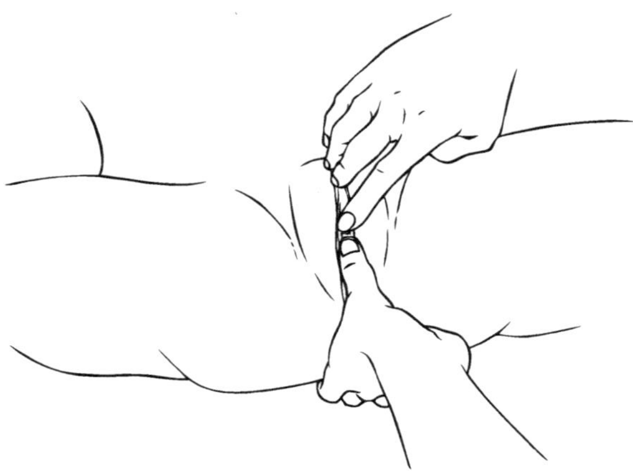

Himmel und Erde

Bei dieser Technik massiert eine Hand die Klitoris und die Vulvalippen, während die andere Hand erdet. Dazu liegt der Daumen – wie bei der Klitorismeditation – am Eingang der Yoni, und die flache Hand liegt unter dem Po. Bei diesem Griff variierst du die Berührung der Klitoris und beziehst die Haube mit ein. Du kannst auch Druck mit der flachen Hand über Klitoris und Venushügel ausüben.

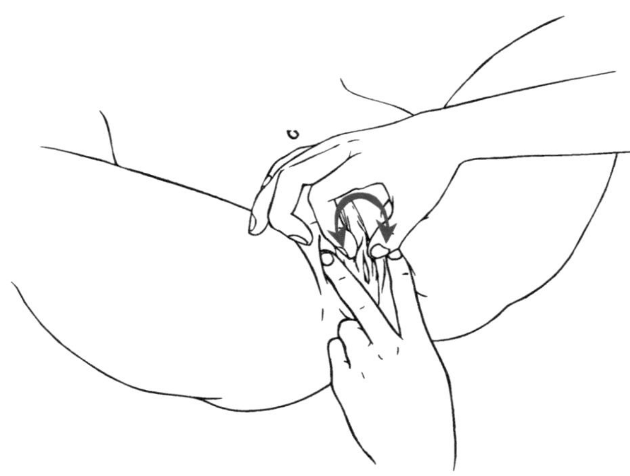

Around the clock

Nach den verschiedenen Variationen der Berührung der Vulvalippen ist »Around the clock« ein Griff, der alle Bereiche noch einmal mit einschließt und aufweckt. Stelle dir dazu vor, dass die ganze Vulva wie das Zifferblatt einer Uhr in zwölf Stunden eingeteilt ist. Berühre jede dieser »Uhrzeiten« und bewege dich dabei im Uhrzeigersinn rundherum, sodass kein Bereich ausgelassen wird. Für viele Frauen ist es interessant zu spüren, wie sich ein und dieselbe Berührung an unterschiedlichen Stellen ganz unterschiedlich anfühlt: Manche Stellen sind besonders empfindlich, andere weniger. Du kannst natürlich auch mehrere »Runden« drehen und die Berührungen variieren.

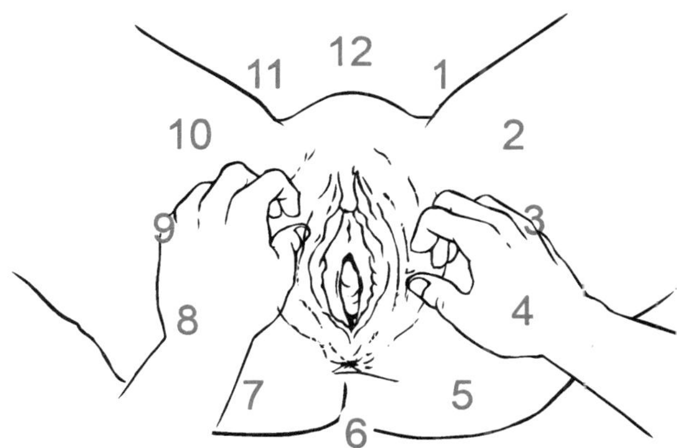

Pussy Petting – Morsezeichen

Eine Hand hält den Venushügel, mit der anderen Hand klopfst du sanft auf die Vulva. Am besten vermeidest du es, direkt auf die Klitoris zu klopfen, und berührst nur die Vulvalippen. Du kannst den Druck und die Intensität vorher an deiner Nase ausprobieren: Was fühlt sich für dich gut an? Variiere den Rhythmus und mache zwischendurch Pausen, das weckt Neugier. Diese Technik enthält etwas Spielerisches und ist häufig unerwartet. Damit kannst du die Massage auflockern, wenn es vielleicht gerade etwas zu ernst ist

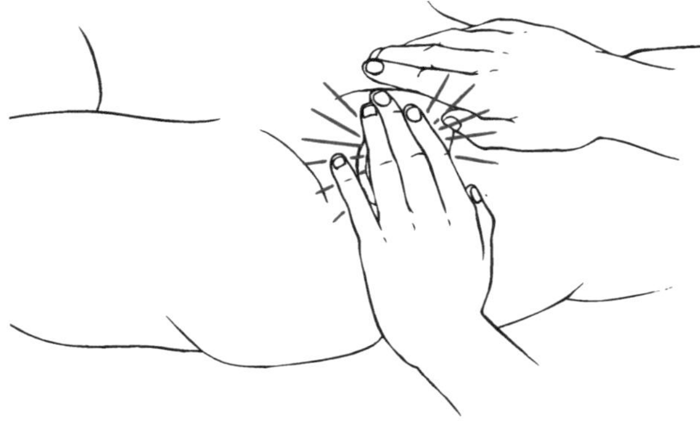

Bauchgefühl

Mit einer Hand hältst du die Vulva, mit der anderen Hand kreist du auf dem unteren Bauch. Probiere auch aus, ob sich eine Richtung besser anfühlt als die andere. Der Bauch ist unser zweites Gehirn, haben Forscher inzwischen bestätigt. Wenn wir Gefühle »verdauen«, halten wir uns oft spontan den Bauch. Daher tut eine Berührung am Bauch so gut, und eine warme Hand ist wie ein »ich fühle mit dir«. Die Bewegung kann insbesondere dabei helfen, Gefühle, die ins Stocken geraten sind und zum Beispiel dazu führen, dass wir den Atem anhalten, wieder in Bewegung zu bringen. Zum besseren »Verdauen« kannst du als Mann die Frau dazu einladen, in das Gefühl hineinzuatmen und es mit dem Ausatmen loszulassen.

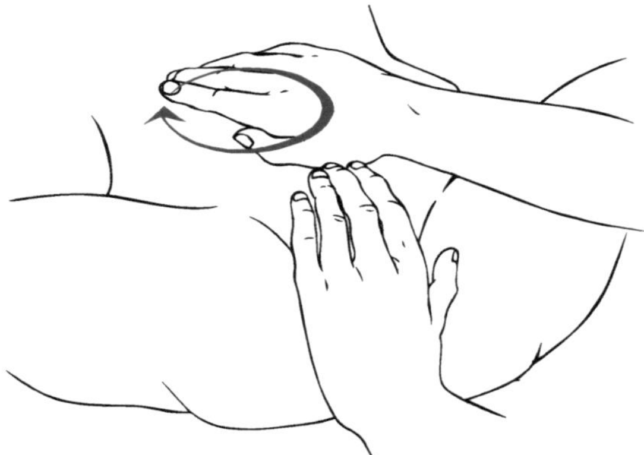

Torwächter

Lege deine Hände flach außen neben die Vulvalippen und übe leichten Druck auf den Bereich um die geschlossene Vulva aus. Du kannst dabei die Daumen und die Zeigefinger verbinden und ein Dreieck bilden, das wie ein Tor aussieht. Dieser Griff dient dazu zu bekräftigen, dass du die Yoni nur mit ausdrücklicher Erlaubnis betrittst.

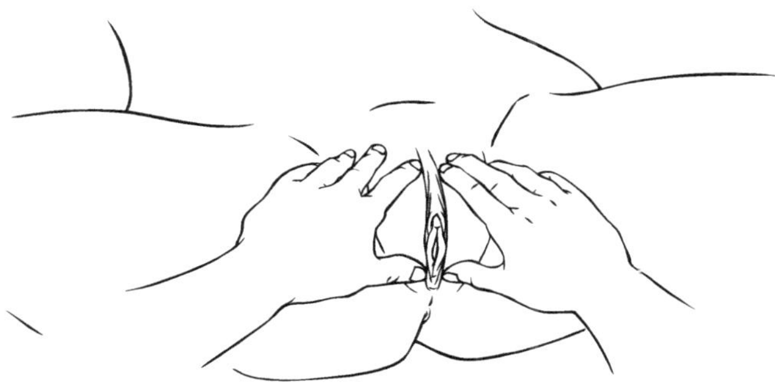

Innere Yoni-Massage: Den Tempel betreten

Das Innere der Yoni wird im Tantra auch als »Tempel« bezeichnet. Es ist ein heiliger Ort, der nur achtsam und voller Wertschätzung betreten werden sollte. Dringe daher nie schnell oder ohne die klare Zustimmung in eine Frau ein, ob nun mit einem Finger oder mit dem Penis. Bevor du mit der inneren Yoni-Massage beginnst, frage deine Partnerin also, ob du den Tempel betreten darfst. Selbst wenn dir die Frage überflüssig vorkommt – es kostet dich nichts als ein paar Worte und bestärkt die Frau darin, dass sie dir vertrauen kann und du ihre Yoni mit Respekt behandelst.

Besonders bei der inneren Yoni-Massage ist es wichtig, reichlich Gleitmittel oder Öl zu verwenden. Verlass dich nicht auf die natürliche Feuchtigkeit der Vagina, denn du willst bei einer ausführlichen Yoni-Massage immer sicherstellen, dass du die empfindlichen Schleimhäute der Vagina nicht reizt.

Türklingel

Die Türklingel ist ein wunderbarer Griff, um die innere Yoni-Massage einzuleiten. Zu diesem Zeitpunkt holst du dir verbal die Erlaubnis deiner Partnerin, das Innere der Yoni betreten zu dürfen. Du kannst dabei nicht »zu viel fragen«. Mit deiner Frage rufst du die Frau vielmehr dazu auf, bewusst wahrzunehmen, ob sie schon bereit dafür ist.

Lege einen Finger an den Eingang der Vagina und lass ihn leicht pulsieren, ohne einzudringen. Lass ihn dort liegen, bis er wie von allein eingesaugt wird. Das kann eine Weile dauern, und dieser Vorgang kann köstlich sein. So wie ein Stück Schokolade langsam im Mund schmilzt, öffnet sich die Yoni allmählich und lädt dich in ihrer ganzen Schönheit zu sich ein. Diese Langsamkeit zu erlauben und vom aktiven Handeln ins passive Lauschen zu wechseln, ist oft einer der berührendsten Momente in der Yoni-Massage.

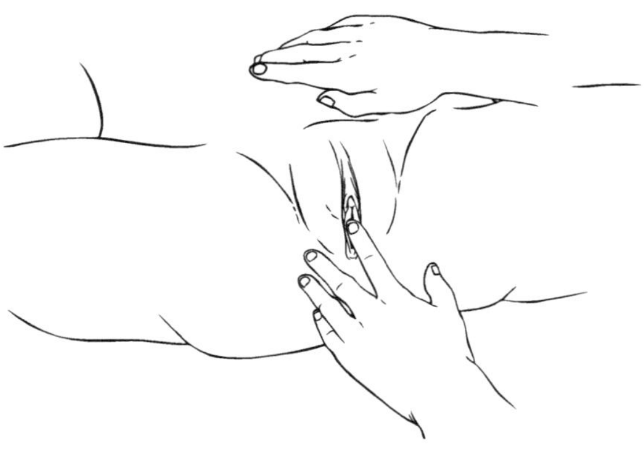

Around the clock – Yoni-Mapping

Nach dem Eindringen in die Yoni erkundest du sie genauer und erstellst eine Art Landkarte (englisch: map) von ihr. Dazu führst du zuerst nur einen Finger ein bis zwei Zentimeter tief ein und erforschst den vorderen Bereich. Wandere dabei im Kreis einmal rundherum und orientiere dich an den »Uhrzeiten«. Sie helfen auch deiner Partnerin, die Berührung bewusst wahrzunehmen, denn gerade zu Beginn haben die meisten Frauen nur ein vages Gefühl, wo du dich innerhalb der Yoni gerade befindest. Wechsele langsam von Uhrzeit zu Uhrzeit. Besonders bei einer forschenden Massage kannst du auf jedem Punkt mehrere Atemzüge verweilen, bevor du weiterwanderst. Benenne die Uhrzeit am besten laut, sodass deine Partnerin mit der Zeit immer genauer weiß, wo du gerade bist, und neue Verknüpfungen im Gehirn aufbaut. Oft ist es so, dass die Frau bestimmte Punkte sehr gut spürt und andere nicht, deshalb entsteht beim Yoni-Mapping wirklich eine neue Landkarte im Kopf der Frau.

Hast du einen Zyklus vollendet, dringst du mit dem Finger etwas tiefer in die Vagina ein und beginnst erneut. Falls es die Frau mag, kannst du auch zwei Finger verwenden. Als Frau kannst du darauf achten, ob dir an bestimmten Stellen spontan Bilder, Farben oder Töne in den Sinn kommen. Manchmal ist es auch ein Lied, ein Geruch oder sogar ein Geschmack. Denkt daran, weiterhin tief zu atmen. Ihr werdet beide darüber erstaunt sein, wie vielfältig sich das Innere der Yoni anfühlt. Diese scheinbar harmlose Technik kann eine spannende Expedition in unbekannte Gefilde sein und ist oft eine tiefgehende Erfahrung.

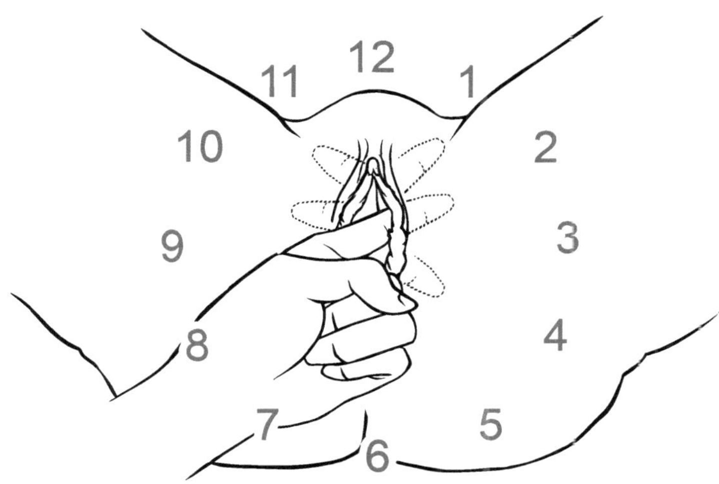

G-Punkt finden und massieren

Viele Frauen sind neugierig auf den G-Punkt, haben aber wenig Erfahrung damit. Um ihn zu finden, führst du einen Finger in die Yoni ein und suchst an der oberen Vaginawand (zur Bauchdecke hin) nach einer Stelle, die sich etwas anders als die Umgebung anfühlt. Oft wird die Oberfläche an dieser Stelle als riffelig oder etwas fester beschrieben. Der G-Punkt liegt – je nach Frau – etwa zwei bis vier Zentimeter tief in der Vagina. Ist die Frau stärker erregt, findest du ihn leichter, weil er sich dann mehr ins Innere der Yoni vorwölbt. Denke daran, dass der G-Punkt kein Punkt ist, sondern eher eine Fläche. Zur Erforschung des G-Punktes oder besser der G-Punkt-Zone kannst du alle Griffe der inneren Yoni-Massage anwenden.

Für viele Frauen ist die Stimulation des G-Punktes eine neue Erfahrung, auch wenn der G-Punkt als Teil der Vagina schon oft Bestandteil sexueller Erlebnisse war. Weil der G-Punkt als Drüsengewebe die Harnröhre umgibt, fühlt sich eine Stimulation oft so an, als würde die Harnröhre gereizt. Dieses Signal übersetzt das Gehirn in »Ich muss pinkeln«. Erst mit mehr Erfahrung kannst du als Frau die Signale auseinanderhalten. Bis dahin gehst du zur Sicherheit direkt vor der Massage auf die Toilette und legst für alle Fälle ein paar dicke Handtücher unter den Po, die auch nass werden dürfen. Du kannst diesem Reiz auch begegnen, indem du versuchst, den Finger des Mannes möglichst eng zu umschließen, denn dabei wird unwillkürlich der Beckenboden angespannt.

Auch sonst ist eine Berührung des G-Punktes häufig zuerst ungewohnt, manchmal sogar unangenehm. Gib dem G-Punkt zur Erforschung dann einfach Zeit. Oft ist er auch ein energetisches Zentrum, in dem Erinnerungen und Gefühle gespeichert sind, und braucht zuerst liebevolles Halten, Erkunden und Präsenz, bevor er auch eine Quelle der Lust sein kann. Bei einer ausführlichen G-Punkt-Massage gibt es häufig Tränen.

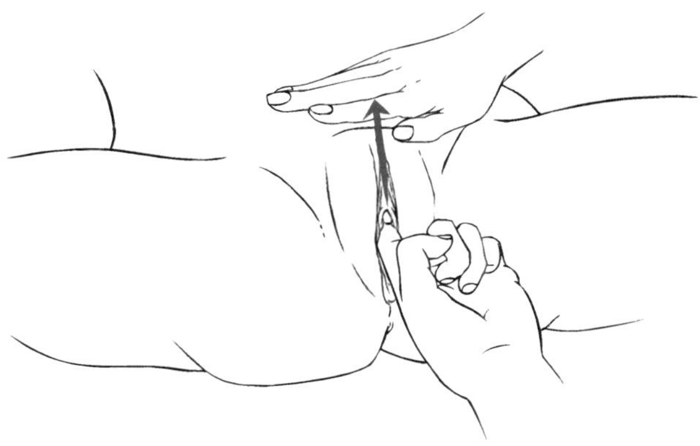

Die G-Punkt-Massage kann eine weibliche Ejakulation auslösen: Dabei wird eine mehr oder weniger große Menge an Flüssigkeit durch die Harnröhre nach außen ausgeschieden. Das kann durch heftiges Spritzen geschehen, oder die Flüssigkeit tröpfelt wie ein kleiner Bach hinaus. Es handelt sich nicht um Urin, sondern um das weibliche Ejakulat, das meistens geruchlos und farblos ist. Wenn du dich mehr für den G-Punkt interessierst, empfehle ich dir mein Buch »Das G-Punkt-Handbuch für Sexgötter«.

Variationen: Wie es ihr gefällt

Jetzt darfst du kreativ werden. Im Folgenden findest du verschiedene Techniken, um die Vagina zu stimulieren, die du alle in Druck und Geschwindigkeit variieren kannst. Du kannst dazu ein oder mehrere Finger nehmen. Finde heraus, ob deiner Partnerin viele verschiedene Griffe oder wenige, dafür länger gehaltene Griffe lieber sind. Die Vorlieben für die Dauer verschiedener Griffe sind von Frau zu Frau individuell ganz verschieden.

Lange Bahnen

Der klassische Griff, der vielen aus dem Vorspiel bekannt ist, ist die Rein-undraus-Bewegung in langen Bahnen mit einem oder mehreren Fingern. Diese Bewegung ist für viele Frauen vertraut und angenehm, wird jedoch auch schnell zur Routine. Als Masseur kannst du sie neu gestalten, indem du das Tempo bis zum Schneckentempo verlangsamst und die andere Hand zum Beispiel gleichzeitig auf den Venushügel oder – wie bei der Klitorismeditation – unter den Po legst. Du kannst auch die Tiefe des Eindringens variieren und zwischen flach und tief abwechseln. Wichtig dabei ist, dass du nicht auf Autopilot schaltest und denkst, du wüsstest schon, was zu tun ist.

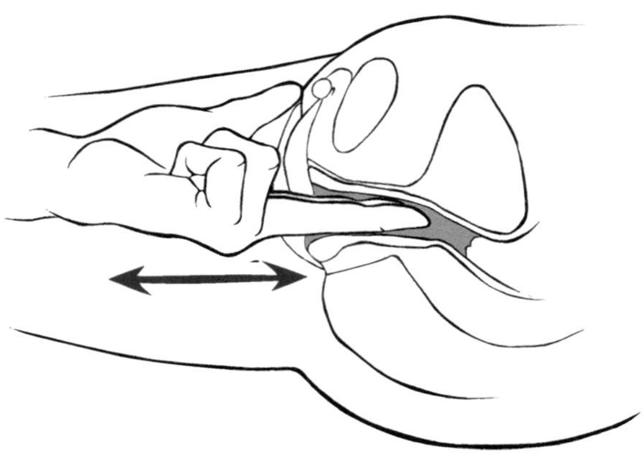

Alternativ zu der bekannten Rein-und-raus-Bewegung kannst du mit deinen Fingern noch viele weitere Bewegungen wie Kreise und Schlangenlinien in der Yoni machen. Achte darauf, die Yoni gerade zu Beginn nicht zu intensiv zu dehnen.

Kreise

Kreisende Bewegungen sind für viele Frauen ungewohnt und eine tolle neue Erfahrung. Du kannst mit ganz kleinen Kreisen beginnen und millimeterweise den Ort verändern oder aus einem kleinen Kreis einen immer größeren Kreis werden lassen. Auch ein Richtungswechsel kann das Gefühl noch einmal völlig verändern.

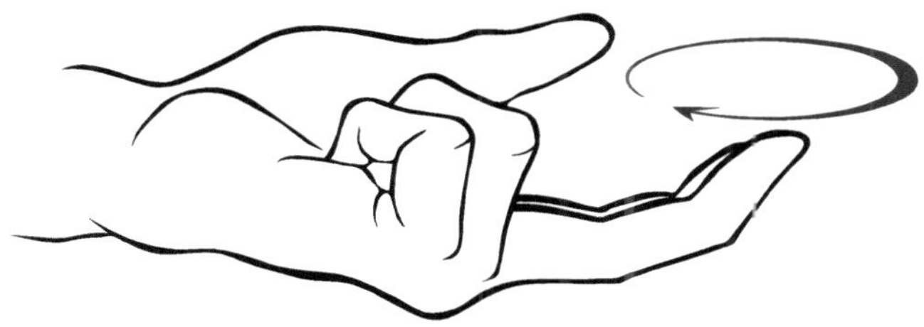

Achten

Kleine Änderung mit großer Wirkung: Statt zu kreisen, malst du mit deinen Fingern jetzt eine Acht oder das Unendlichkeitszeichen. Auf diese Weise ist die Bewegung noch fließender und schließt beide Richtungen ein.

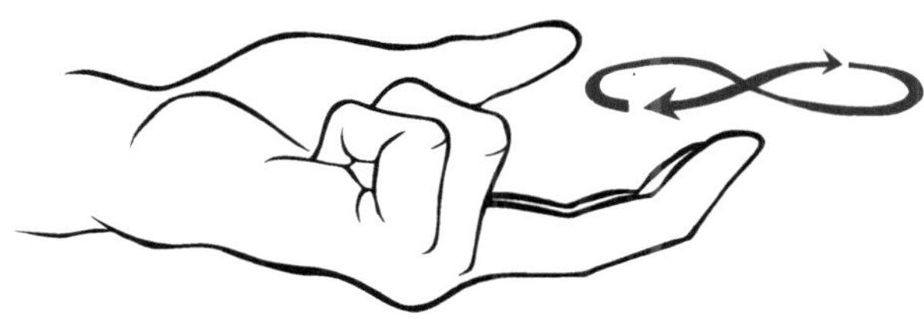

Schlangenlinien

Diese Technik ist eine wunderbare Variante der klassischen Rein-und-raus-Bewegung. Dabei führst du die Finger nicht auf geradem Weg in die Vagina hinein und wieder heraus, sondern schlängelst sie an den Wänden der Vagina entlang. Du kannst dir dabei eine Richtung (oben, unten) aussuchen oder die Richtung variieren. Stell dir vor, die Vagina ist eine Leinwand, auf der du mit deinen Fingerspitzen die schönsten Wellenlinien malst.

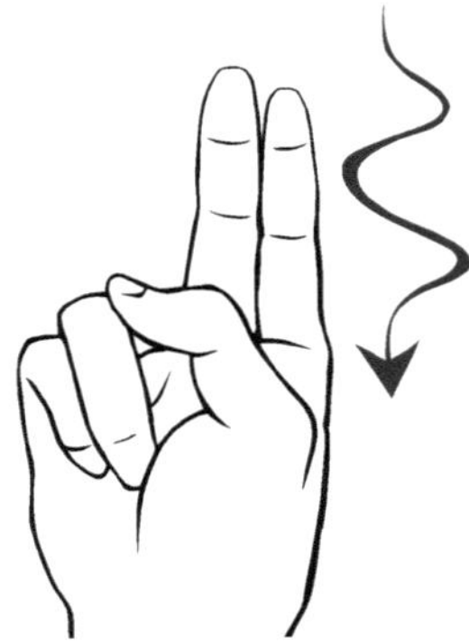

Scheibenwischer

Der Scheibenwischer muss zum Glück nicht für den Durchblick sorgen, sondern nur für den Genuss. Bei diesem Griff ahmst du mit zwei Fingern die Bewegung eines Scheibenwischers nach. Du kannst diese Bewegung in verschiedenen Tiefen der Vagina ausführen. Besonders über dem G-Punkt ist das ein Genuss. Achte darauf, dass du die Vagina dabei nicht unangenehm weit dehnst.

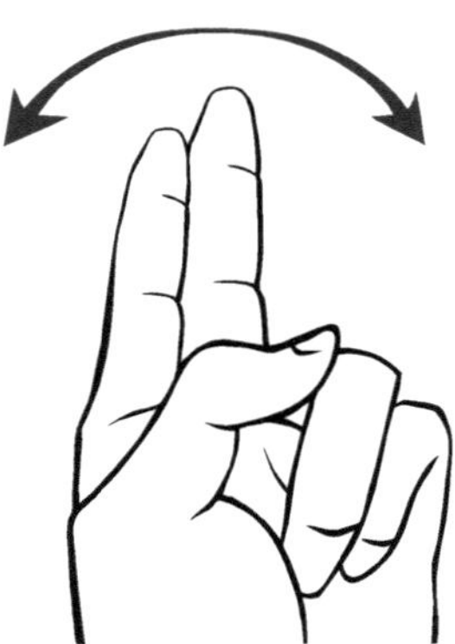

Sandwich

Neben der Hand, die im Inneren der Yoni weilt, kannst du auch deine andere Hand dazunehmen. Viele Frauen genießen es, wenn sich Innen und Außen ergänzen. Lege die Hand zum Beispiel auf den Venushügel und übe von außen moderaten Druck aus. Steigere ihn langsam, wenn es der Frau gefällt. Oder lass die Hand auf dem Venushügel pulsieren und setze auf diese Weise kleine Impulse.

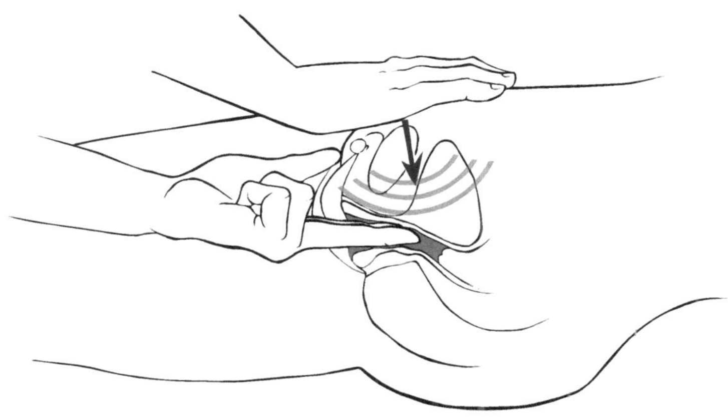

Innen und Außen kombineren

Auch die Kombination von innerer Yoni-Massage und der Massage der Vulvalippen oder der Klitoris ist für viele Frauen ein Genuss. Das eröffnet dir ein weites Feld verschiedener Möglichkeiten. Je tiefer im Inneren der Yoni du massierst, desto wahrscheinlicher ist es, dass du verschiedene Nervenstränge mit einbeziehst und so ein bunter Strauß von Signalen im Gehirn ankommt. Deine zweite Hand kannst du zwischendurch auch immer wieder dazu nutzen, die Energie zu verteilen. Dazu findest du unter »Wellenreiten« geeignete Griffe.

Klopfen

Du kannst bei der Yoni-Massage neben massierenden Bewegungen auch sanftes Klopfen einsetzen. Wie beim Pussy Petting sorgt der Moment der Überraschung für eine schöne Abwechslung. Beginne mit leichtem Klopfen und einem langsamen Rhythmus. Wenn deine Partnerin es mag, kannst du dir verschiedene Rhythmen überlegen. Achte dabei immer darauf, die Wände oder den Eingang der Yoni nicht zu überreizen.

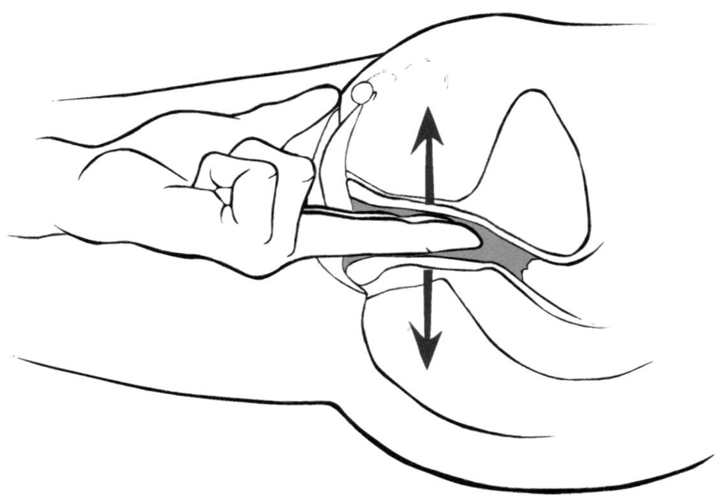

Perineum

Auch der Bereich zwischen Vaginaöffnung und Anus, das Perineum, ist sehr sensibel und kann mit in die Massage einbezogen werden. Ein besonderer Genuss ist es, an dieser Stelle mit der geschlossenen Faust leicht zu vibrieren. Die Bewegung

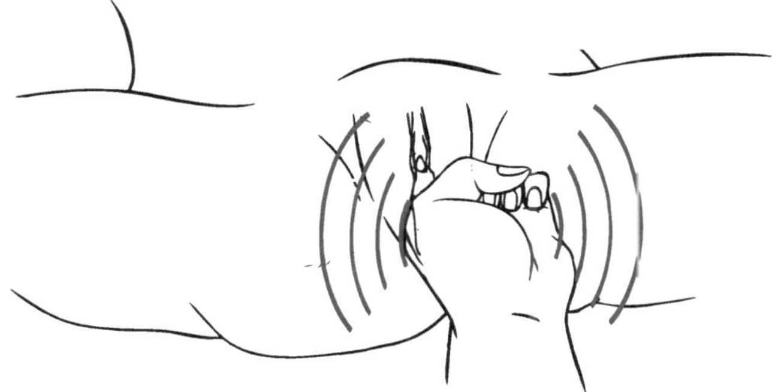

kann sich auf das ganze Becken übertragen. Du kannst diesen Bereich auch durch das Drehen der geschlossenen Faust mit den Knöcheln massieren. Verwende dabei unbedingt genug Massageöl.

Wellenreiten – der Umgang mit Energie

Die Yoni-Massage besteht aus ruhigeren und bewegteren Phasen und vielen Übergängen dazwischen. Je nach Ausrichtung, die ihr für diese Massage gewählt habt, kann es sein, dass du als Masseur die Erregung entweder fördern oder lieber ausklingen lassen möchtest. Die Übergänge zwischen den Phasen sollten möglichst fließend und nicht abrupt sein. Stelle dir die Yoni-Massage wie das Surfen auf einer Welle vor: Die Energie hebt und senkt sich wie das an den Strand auflaufende Wasser und verläuft in sanften Kurven auf und ab.

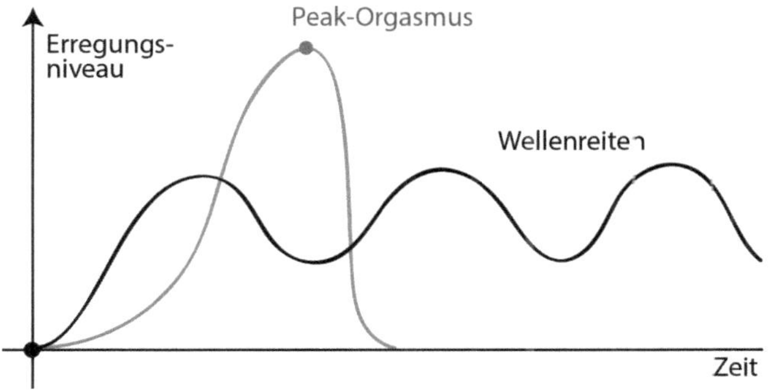

Solltest du während der Massage das Gefühl haben, dass sich die Energie rund um die Yoni »ballt« und der Rest des Körpers ein wenig zu kurz kommt, kannst du die Energie mit speziellen Techniken gleichmäßig verteilen und lenken. Eine dieser Techniken sind streichende Bewegungen:

» Zwischen den Massagegriffen oder wenn du eine Hand frei hast, kannst du immer wieder den ganzen Körper in langen Bahnen ausstreichen. Je länger die Bahnen sind, desto besser.

» Möchtest du die Erregung verteilen und eher abklingen lassen, streichst du von der Yoni weg. Möchtest du die Yoni dagegen energetisieren, streichst du auf die Yoni zu.

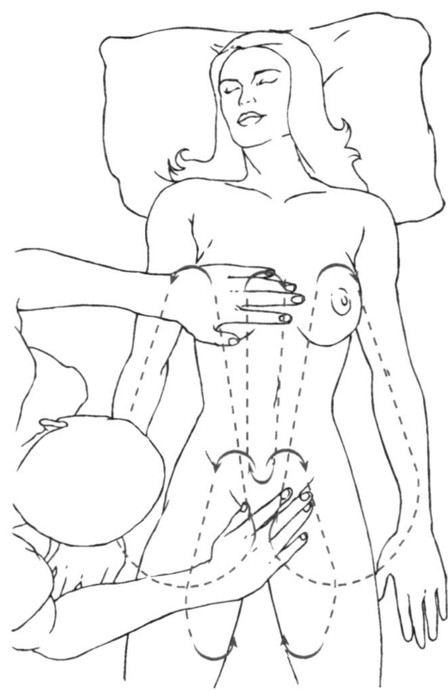

» Kreisförmige Bewegungen verteilen die Energie besonders gleichmäßig. Du kannst dabei zum Beispiel auch mit einer Hand große Achten machen und so die rechte und die linke Körperseite miteinander verbinden.

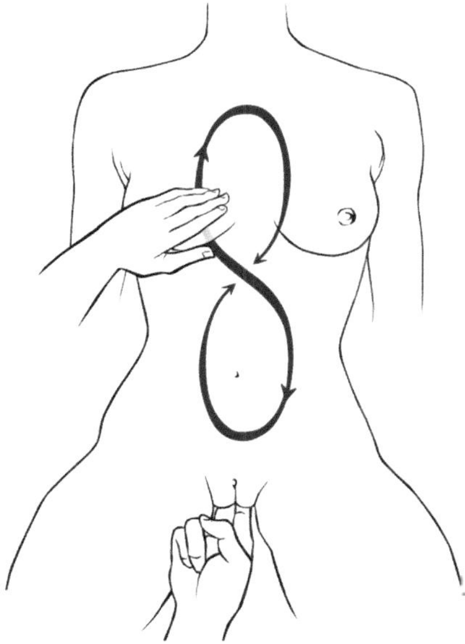

» Auch mehrere kleinere Kreise, die verschiedene Körperteile miteinander verbinden, fühlen sich für viele Frauen sehr gut an.

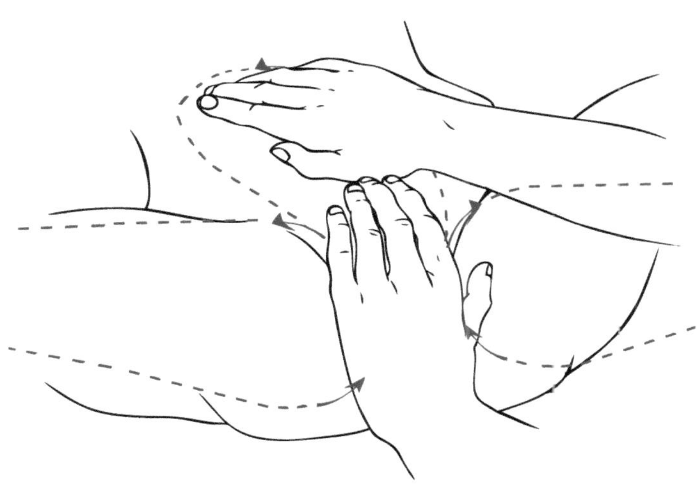

" *Die Energie folgt der Aufmerksamkeit.*

Außerdem lässt sich Energie auch mithilfe des Atems steuern: Mit dem Atem kannst du Energie wie mit einem Gaspedal aufbauen und die Erregung steigern, Atem kann die Energie aber auch wieder beruhigen.

» Mehr Atem bedeutet mehr Energie.

» Langsames Atmen senkt die Erregung, schnelles und lautes Atmen erhöht die Erregung.

» Töne sind beim Atmen ein wunderbarer Ausdruck von Genuss und Erregung. Lade deine Partnerin immer wieder dazu ein, laut zu atmen und Töne von sich zu geben. Du kannst sie dabei unterstützen, indem du mitmachst.

» Du kannst deinen Partner auch dazu anleiten, den Atem in der Vorstellung in ein bestimmtes Körperteil zu lenken und auf diese Weise zu beleben.

Ein weiteres schönes Werkzeug zur Lenkung von Energie ist Bewegung: Als Frau bist du dazu eingeladen, deinen Körper zu bewegen, um die Energie zu verteilen und spürbarer zu machen. Das können kleine Bewegungen oder auch größere Bewegungen mit dem Becken sein. Auch die Haltung des Kopfes kann einen großen Unterschied machen. Ermuntere deine Partnerin als Mann dazu, jedes Körperteil, das ihr in den Sinn kommt, zu bewegen und dabei ihren Impulsen zu folgen.

Goodbye: Beenden und ausklingen lassen

Meistens gibt es eine natürliche Bewegung der Energie. Dann stellt sich irgendwann das Gefühl ein, dass die Massage jetzt »rund« ist. Manchmal ist vielleicht auch einfach die Zeit vorbei, die ihr für die Yoni-Massage reserviert habt. In jedem Fall ist es wichtig, die Yoni-Massage zu einem guten Ende zu bringen. Auch dabei geht es weniger um die richtige Technik, als vielmehr um die innere Haltung und die Absicht.

Ähnlich wie du dich als Mann zu Beginn der Massage der Yoni von außen nach innen genähert hast, kannst du die Massage nun auch abschließen: Zuerst verlässt du die Yoni und hältst sie einige Momente.

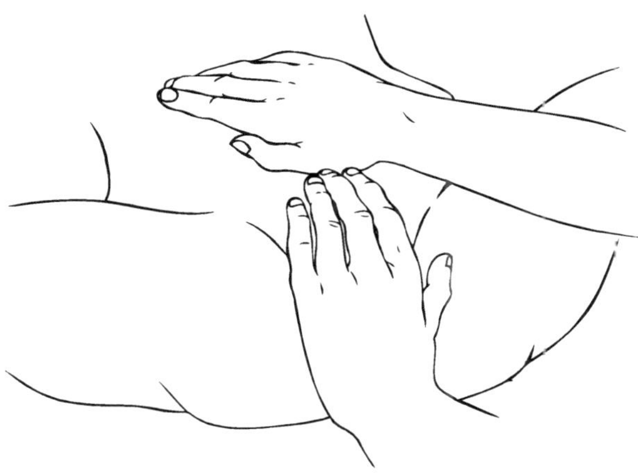

Dann verbindest du Yoni und Herz mit den Händen und streichst den ganzen Körper oder zumindest den Rumpf in langen Bahnen aus. Du beendest die Massage, indem du eine Hand auf dem Bauch verweilen lässt oder die Füße eine Zeit lang hältst.

Anschließend legst du ein Tuch oder eine Decke über deine Partnerin. Achte darauf, dass ihre Füße bedeckt sind, und schlage die Füße noch einmal extra in ein Handtuch ein, falls sie kalt sind.

Der Frau tut es gut, wenn sie danach fünf bis zehn Minuten allein ruhen darf, so dass sie nach der intensiven Verbindung mit dir als Mann wieder bei sich selbst ankommen kann. Solltet ihr euch vorher noch ein wenig kuschelnd aneinanderschmiegen, gib ihr auf alle Fälle im Anschluss Zeit für sich. Löse die Verbindung vorsichtig und langsam, und kündige das am besten an. Dann verlässt du den Raum. Wenn das nicht geht, setze dich ruhig an die Seite und meditiere oder atme eine Weile tief und ruhig. Bewege dich dabei langsam und lass deine Stimme weich sein. Verkneife dir »lustige« Kommentare. Die Gefahr dazu besteht leicht, wenn der Mann das Gefühl hat, dass seine Aufgabe jetzt beendet ist und er sich – als Geste der Zufriedenheit – selbst ein High-Five geben will. Das kann alles gerne geschehen, nur etwas später.

Vielleicht gibt es in dir als Frau oder Mann auch eine Stimme, die die Verbindung gar nicht lösen will. Doch wenn ihr die Verbindung nicht bewusst trennt, ist es wie bei einem Kaugummi, der sich in die Länge zieht: Irgendwann reißt er, und dann ist es schmerzhaft. Entscheidet euch lieber bewusst, den gemeinsamen Raum zu verlassen und das Ritual zu beenden, gerade wenn es besonders schön war. Das macht die Erfahrung rund, und sie bleibt euch in wunderschöner Erinnerung. Danach kann etwas neues Schönes beginnen. Solltet ihr es direkt nach der Massage vergessen, das Ritual abzuschließen, holt es einfach bei nächster Gelegenheit nach.

Um nach dem Ausklingen der Massage langsam wieder in der Realität anzukommen, ist es auch schön, gemeinsam etwas zu trinken und eine Kleinigkeit zu essen. Essen und Trinken erdet und bringt den Teil der Realität zurück, der nicht die Yoni-Massage ist. Manche Menschen sprechen gerne direkt im Anschluss über ihre Erfahrungen, andere warten damit lieber, bis sich alles etwas gesetzt hat. Prüft einfach, wie es bei euch ist, und vereinbart bei Bedarf einen Termin für später.

Checkliste für den Massageablauf:

- ◊ Vorgespräch
- ◊ duschen & umziehen
- ◊ Ritual eröffnen: Verneigung
- ◊ ausziehen
- ◊ sitzen und Einladung durch den Mann
- ◊ anlehnen
- ◊ lange Bahnen Rückseite
- ◊ lange Bahnen Vorderseite
- ◊ Herz und Yoni verbinden
- ◊ Brustmassage
- ◊ Aufwärmen der Eierstöcke
- ◊ Vulva aufwärmen
- ◊ Beckenboden entspannen
- ◊ Vulvalippen massieren
- ◊ innere Yoni-Massage
- ◊ lange Ausstreichungen, dabei Kreise und Achten als Abwechslung mit

- ◊ einbauen
- ◊ Massage beenden: halten
- ◊ nachruhen
- ◊ Ritual beenden

Fortgeschrittene Techniken

Wenn du schon etwas Erfahrung hast und die Signale deiner Partnerin gut lesen kannst, kannst du die bisher gelernten Techniken um fortgeschrittene Techniken erweitern. Für dich als Frau ist es dabei wichtig, zeitnah und klar Feedback zu geben, denn wenn sich eine intensive Art der Stimulierung gerade nicht gut anfühlt und zu lange dauert, kann das sehr unangenehm sein.

Korkenzieher

Bei dieser Technik drehst du deine Hand in der Yoni hin und her. Dabei kannst du sie gleichzeitig vor und zurück bewegen. Wenn du den G-Punkt stimulieren möchtest, kannst du die Finger leicht krümmen.

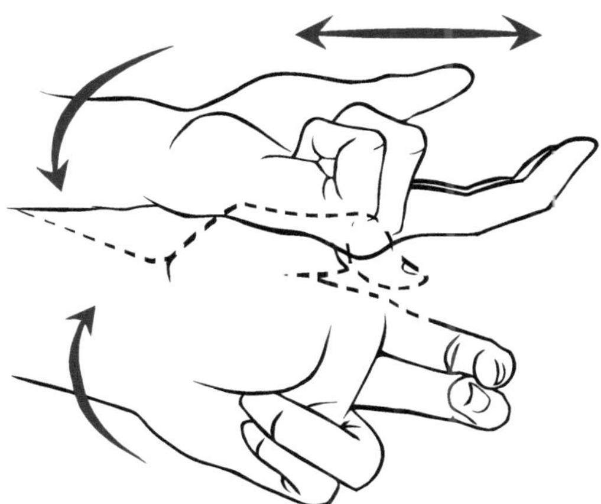

Komm her

Ein klassischer Griff zur G-Punkt Stimulierung ist das »Komm her«-Zeichen: Dabei winkelst du zwei deiner Finger an und bewegst sie vor und zurück. Achte besonders darauf, ob deine Partnerin dieses Gefühl mag.

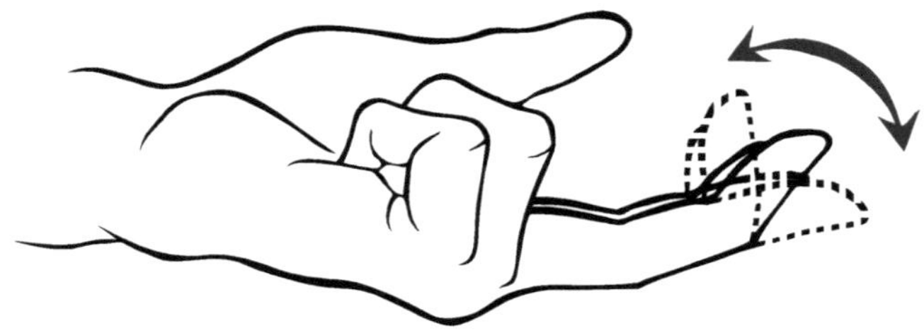

Stop and go

Eine schöne Variation zum durchgängigen Vibrieren und noch dazu weniger anstrengend ist eine Technik, bei der du Vibration und Pausen miteinander abwechselst. Du kannst diese Technik sowohl bei der äußeren als auch bei der inneren Yoni-Massage einsetzen.

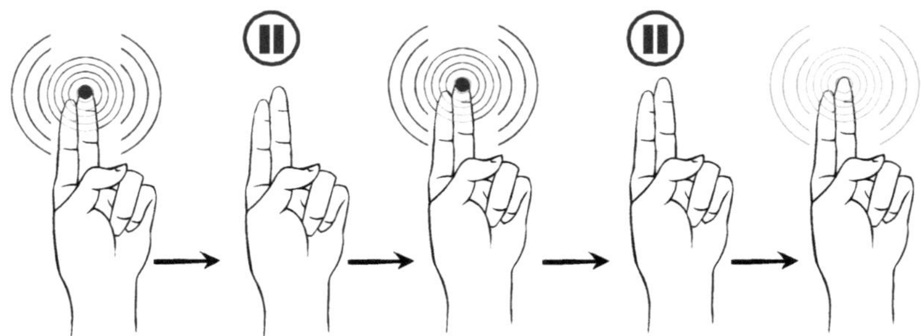

PC-Pumpe

Frauen können ihre Beckenbodenmuskeln bewusst an- und entspannen. Gerade bei der G-Punkt-Stimulation spannen viele Frauen die PC-Muskeln unbewusst an, als wollten sie das Wasserlassen unterbrechen, weil sich die Stimulation so anfühlt, als müssten sie auf die Toilette. Der Mann kann diese Anspannung um seinen Finger herum spüren.

Mit der PC-Pumpe lassen sich die Beckenbodenmuskeln bewusst trainieren. Zuerst umfasst du als Frau mit der Einatmung den Finger des Mannes möglichst kräftig, indem du die Muskeln anspannst. Mit der Ausatmung entspannst du die Muskeln wieder.

In der fortgeschrittenen Version dieser Technik drückst du die Muskeln mit dem Ausatmen bewusst nach außen, wie bei einer Pumpbewegung. Diese Technik bereitet den Beckenboden sehr gut auf die weibliche Ejakulation vor, denn diese kann nur nach außen stattfinden, wenn die PC-Muskeln entspannt sind.

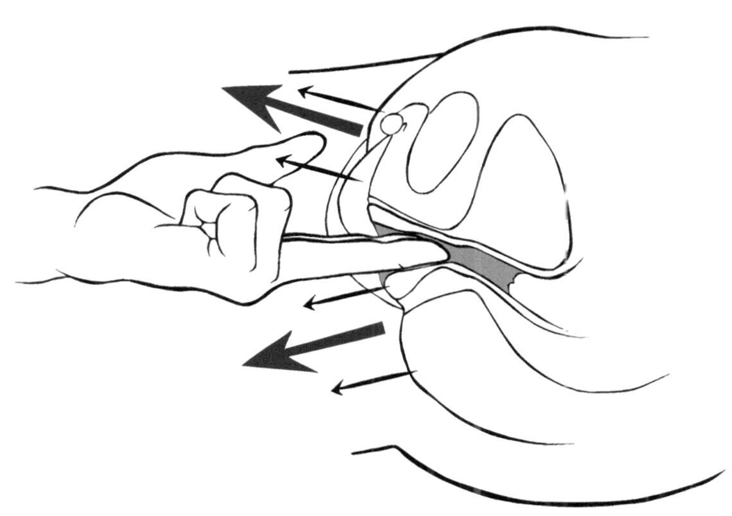

Reflexzonen

Wer sich näher für Energiearbeit interessiert, kann sich mit den Reflexzonen der Vagina, wie sie im Taoismus beschrieben werden, beschäftigen. Diese Theorie besagt, dass die Vagina – ähnlich wie die Füße – in verschiedene Reflexzonen eingeteilt ist, die die Organe des Körpers widerspiegeln.

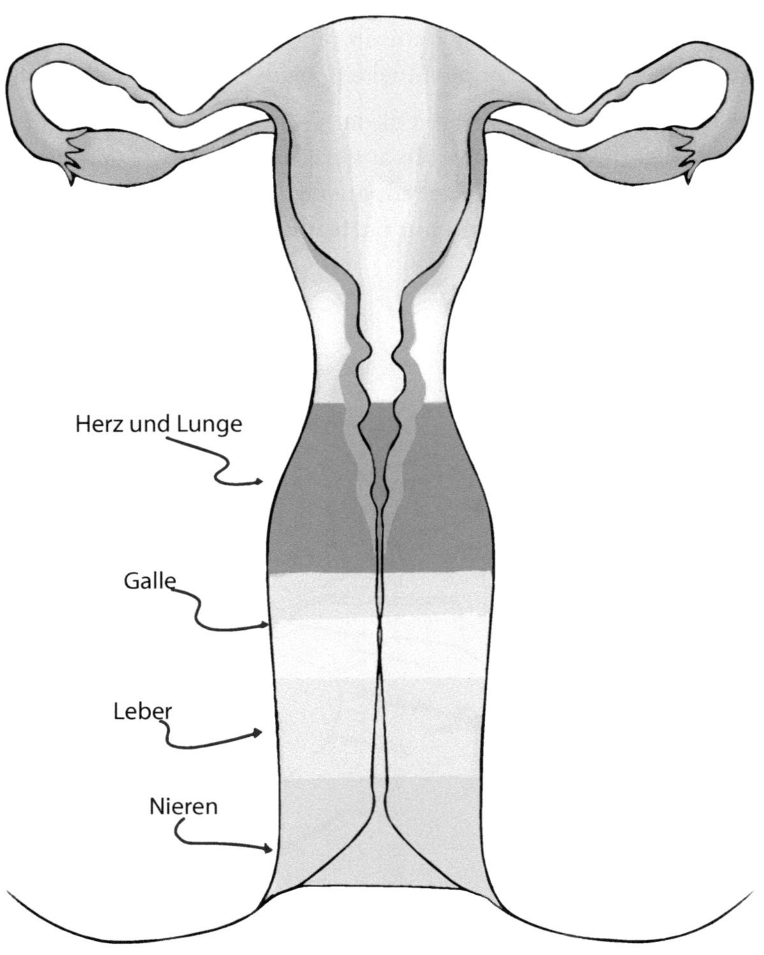

Mit dem Griff »around the clock« kannst du zum Beispiel in einer Zone verweilen und verschiedene Berührungstechniken anwenden. Folge dabei deiner Intuition und beobachte deine Wahrnehmung fein. Das Interessante an Reflexzonen ist, dass sich die Massage nicht dort auswirkt, wo die Berührung stattfindet, sondern in den Organen, die den Reflexzonen entsprechen. Grund dafür ist, dass die Energiebahnen zu diesen Organen durch die Berührung aktiviert werden. Das kann zu unerwarteten Erfahrungen führen.

A-Punkt und Muttermund

A-Punkt und Muttermund (Gebärmutterhals) liegen bei manchen Frauen so tief, dass sie mit den Fingern in liegender Position nur schlecht zu erreichen sind. Während der A-Punkt kein konkreter körperlicher Punkt ist, ist der Muttermund zu ertasten.

In hockender Position ist er für dich als Frau selbst gut zu ertasten. Wenn du deine Beine anwinkelst und zum Oberkörper ziehst, kann auch der Mann den Muttermund besser erreichen. Energetisch gesehen ist der Muttermund ein besonders kraftvoller Punkt. Er kann sowohl viele Verhärtungen und energetische Panzerungen enthalten als auch Zugang zu sehr tiefer und verbundener Lust sein.

Beginne bei einer Massage des Muttermunds immer mit forschender Aufmerksamkeit und viel Langsamkeit. Daraus kann sich ein sehr intensives Erlebnis entwickeln, nimm dir also Zeit dafür. Die Energiebahnen des Muttermundes sind nach der Erfahrung vieler Frauen besonders mit dem Herzen verbunden und öffnen das Herz.

Der vor dem Muttermund liegende A-Punkt ist ebenfalls ein Punkt, der einen besonders tiefen Zugang zur Lust ermöglicht. Er wird normalerweise nur gehalten und nicht massiert. Manche Frauen berichten, dass spontan die Feuchtigkeit in der Vagina zunimmt, andere verbinden mit diesem Punkt ein intensives spirituelles Erleben.

Rollentausch

Wie wär's mit einem Rollentausch? Dabei hältst du als Mann zur Abwechslung deine Hand und deine Finger still, während du dich als Frau bewegst. Auf diese Weise kann die Frau Intensität und Geschwindigkeit der Berührung selbst bestimmen und ganz fein entlang der eigenen Wünsche navigieren. Diese Art von Yoni-Massage eignet sich vor allem dann, wenn ihr euch als Massagepartner gut synchronisiert habt und die Frau ein feines Gespür für ihren Körper hat.

Mehr Vibration

Wer gerne Sextoys mag, kann diese auch in der Yoni-Massage verwenden, allerdings auf eine besondere Art, das heißt, du vibrierst nur indirekt mit dem Toy, nicht direkt. Dazu setzt du das Toy auf deine Hand auf, möglichst auf einen Knochen, denn Knochen übertragen die Vibration sehr gut. Ein gut geeignetes Toy dazu ist der Magic Wand. Ein kleines Video dazu findest du auf meiner Webseite (www.lovebase.com/magicwand). Du kannst aber auch andere Toys benutzen.

Energetische Yoni-Massage

Eine weitere Technik für Fortgeschrittene ist die energetische Massage, die ohne Berührung auskommt. Dabei bewegen die Hände die Energie in einem geringen Abstand vom Körper. Wer die Technik beherrscht, kann damit erstaunliche Phänomene bis hin zu Ganzkörperorgasmen bewirken. Einige Beispiele dafür sind zum Beispiel auf den Websites von Andrew Barnes (www.andrewbarnes.org) und Adina Rivers (www.mytinysecrets.com) zu finden. Dazu gehört natürlich etwas mehr Übung und eine tiefer gehende Anleitung, als dieses Buch sie geben kann. Doch du kannst deine Wahrnehmung für den feinen Fluss der Energie schulen und lernen, deine Hände mehr und mehr zu Werkzeugen zu machen, mit denen du Energie lenken kannst.

Bei der energetischen Massage kommt es auf beides an: deine Wahrnehmungsfähigkeit sowie die Fähigkeit, das, was du wahrnimmst, umzusetzen und die Energie zu führen. Als Anfänger kannst du deine Hände ähnlich der anfangs beschriebenen langen Bahnen über den Körper führen und beobachten, wie deine Partnerin darauf reagiert und was du dabei wahrnimmst. Lass dir Zeit dafür und teile deiner Partnerin am besten vorher mit, was du machst, sodass auch sie ihre Antennen extra ausrichten kann.

Falls es dir zu »woo-woo-esoterisch« vorkommt, lade ich dich ein, es als Experiment zu betrachten und trotzdem einmal auszuprobieren. Es kostet dich nicht mehr als ein paar Minuten deiner Zeit und ein bisschen Neugier. Dafür hast du die Chance, etwas ganz Neues kennenzulernen.

Die ersten fünf Yoni-Massage-Sessions

Aus meiner langjährigen Erfahrung mit Yoni-Massagen möchte ich dir für die ersten fünf Yoni-Massagen gerne einige Vorschläge machen, die sich gerade für Anfängerinnen und Anfänger als unterstützend herausgestellt haben. Die Vorschläge helfen dir auch dabei, die Ausrichtung der Massage festzulegen, denn sonst ist es wie im Süßigkeitenladen: Das Wasser läuft dir im Mund zusammen, wenn du aber alles durcheinander probierst, ist dir am Ende schlecht. Lass dir lieber ein Stück Schokolade auf der Zunge zergehen und sei dir gewiss, dass es zu geeigneter Zeit mehr gibt.

Ich empfehle, den Fokus zu Beginn auf das Forschen und Experimentieren zu legen, denn das gibt euch beiden viel Raum, Fehler machen zu dürfen und aus ihnen zu lernen. Ihr bleibt immer in engem Kontakt, auch verbal, und könnt so Missverständnisse schnell ausräumen, Präferenzen herausfinden und Feedback jeder Art austauschen. Wenn ihr stattdessen mit dem Wunsch in die erste Yoni-Massage geht, dass es ein lustvolles Fest wird, ist zu vermuten, dass ihr euch mit diesen hohen Erwartungen gegenseitig unter Druck setzt. »Absichtslosigkeit« und »Achtsamkeit« sind Haltungen, die geübt werden wollen.

Nur die Erfahrung macht den Unterschied.

Beim Forschen ist Stolpern und Scheitern leichter zu integrieren. Lust und Ekstase brauchen eine gute Grundlage aus Vertrauen, Kommunikation und Entspannung. Verlegt diese Ausrichtung also lieber auf spätere Massagen. Gleichzeitig gilt immer: Deine Intuition ist wichtiger als die Theorie, eure Kommunikation steht über den hier gemachten Vorschlägen.

Session 1

Nutzt eure allererste Yoni-Massage, um Berührung zu üben und die Yoni zu erforschen. In dieser Session betretet ihr sowohl als Gebender als auch als Empfangende völliges Neuland. Vermutlich habt ihr die Yoni noch nie mit dieser Intensität und Präzision berührt und erkundet. Macht euch also nichts daraus, wenn ihr euch ab und zu unsicher fühlt. Sorgt dafür, dass ihr gut im Kontakt seid und miteinander kommuniziert. Probiert verschiedene Berührungsqualitäten und Massagegriffe aus und beobachtet den Körper der Frau beide aufmerksam.

In dieser Massage geht es nicht darum, eine möglichst hohe sexuelle Energie aufzubauen, sondern ein gutes Fundament zu schaffen. Wenn ihr Stellen findet, die besonders lustvoll sind, merkt sie euch, verweilt aber dort nicht die ganze Zeit, sondern testet auch andere Berührungen aus. Genau dasselbe gilt für Punkte, die eher unangenehm sind: Macht euch eine mentale Notiz. Achtet am Ende der Massage darauf, einen guten Abschluss zu finden und das Ritual bewusst abzuschließen. So wird die Erfahrung rund.

Gute Griffe für diese Session sind:

- Yoni-Shiatsu außen
- Around the clock – außen
- Around the clock – innen
- G-Punkt finden

Session 2

Für die zweite Session schlage ich vor, dass ihr weiter forscht. Was fühlt sich diesmal vielleicht schon ganz anders an als beim ersten Mal? Worin genau bestehen die Unterschiede? Gibt es etwas, das sich schon bekannt anfühlt? Und worin fühlst du dich noch unsicher? Die allererste Aufregung ist verflogen, doch alles ist immer noch neu. Gebt euch Zeit, neue Erfahrungen zu sammeln, ohne große Erwartungen zu stellen. Wenn ihr daran denkt, wie oft ein kleines Kind aufstehen und hinfallen muss, bevor es sicher laufen kann, habt ihr ein gutes Vorbild fürs Lernen.

Um eure Fähigkeiten zu erweitern, könnt ihr an Stellen, die sich ein bisschen unangenehm anfühlen, mit der Absicht »Heilen« etwas verweilen und ihnen eure volle Aufmerksamkeit und Liebe schenken. Als Mann veränderst du die Berührung minimal, indem du dich mit deinen Fingern einen Zehntelmillimeter zurückziehst, sodass das unangenehme Gefühl oder der Schmerz weniger getriggert wird.

Bleibt nur an Stellen, die auf einer Skala von 0–10 (0 nichts, 10 sehr unangenehm) bei maximal 5 liegen, und macht euch von anderen Stellen nur eine mentale Notiz. Gerade bei den ersten Erfahrungen solltet ihr euch nicht gleich überfordern und die Grenzen eher vorsichtig ziehen.

Früher brachte man Kindern das Schwimmen bei, indem man sie ins tiefe Wasser warf – in der Annahme, dass sie dann alles Nötige tun würden, um zu überleben. Heute weiß man, dass Kinder auf diese Weise Angst vor Wasser entwickeln und dem Menschen misstrauen, der sie hineingeworfen hat. Man bringt Kindern das Wasser am besten vorsichtig nahe und zeigt ihnen vorher die Schwimmbewegungen, ohne dass sie Angst haben müssten, weil sie dann viel leichter und mit gutem Gefühl lernen.

Auch für die Yoni-Massage gilt: Übe alle Griffe gut und lerne auch mental so viel wie möglich, bevor du dich ins »tiefe Wasser« begibst. Auch das Lesen dieses Buches und die Reflexionen über deine innere Haltung sind Teil des Lernens. Dennoch ermöglicht die Praxis noch einmal ganz andere Erfahrungen, denn nun will das Wissen umgesetzt, angewendet und gefühlt werden. In unserer Kultur legen wir so viel Gewicht auf das Denken, dass wir darüber manchmal vergessen, dass auch Dinge, die wir voll und ganz verstanden haben, erst noch geübt werden müssen. Vielleicht erinnerst du dich an deine ersten Fahrstunden oder Tanzstunden.

Was dir zuerst vielleicht sehr kompliziert und komplex vorkam, ist dir irgendwann in Fleisch und Blut übergegangen. Sei also auch jetzt wieder sanft mit dir und erwarte nicht, dass du innerhalb von einer Session die Superfrau oder der Supermann der Yoni-Massage wirst.

Gute Griffe für diese Session sind:

» Around the clock

» A-Punkt

» Muttermund

Session 3

In der dritten gemeinsamen Session ermutige ich euch dazu, euren Fokus auf Lust und Ekstase zu richten. Achtet wieder darauf, dass ihr zuerst ein gutes Fundament habt, gut miteinander in Verbindung seid und euch beide wohlfühlt. Bei dieser Ausrichtung ist es wichtig, den Grundsatz zu beherzigen: »Der Lust folgen, statt sie erzeugen zu wollen«. Macht mehr von dem, was sich gut anfühlt und wo sich Lust zeigt. Wenn gerade keine Lust da ist: Macht nichts, dann geht einfach dem nach, was sich besonders schön, genussreich und wohlig anfühlt.

Ein guter Trick, um absichtslos zu bleiben, ist, sich zwischendurch immer wieder bewusst zu entspannen und innezuhalten. Das wird dir schwerfallen, wenn du gerade ein Ziel hast, also nicht mehr absichtslos bist. Schon ein kleiner Moment bewusster Entspannung führt wieder in die Absichtslosigkeit zurück und verteilt außerdem die Energie im ganzen Körper, statt sie zu ballen.

Auch in Bezug auf das Lustempfinden ist Innehalten eine gute Idee, denn wenn sich die Energie im Körper ausbreitet, kannst du mehr Lust erleben, als wenn die Energie nur auf einen kleinen Bereich beschränkt ist. Innehalten verhindert es auch, zu sehr an bestimmten Mustern festzuhalten, weil du danach wieder neu ansetzen kannst. Dadurch wird der Strauß an verschiedenen Wahrnehmungen im Gehirn viel bunter.

Denke beim Experimentieren auch daran, dass Frauen mehr Zeit brauchen, bis ihr Körper sexuell erwacht, und sich die Berührung nach einer Weile vermutlich intensiver anfühlt.

Nutzt in dieser Session auch bewusst Atem und Töne. Ihr könnt beide »probehalber« laut atmen und Töne machen, als wärt ihr kurz vor einem Orgasmus. Dann bekommt ihr einen Eindruck davon, dass nicht nur Lust zu lautem Stöhnen führt, sondern lautes Stöhnen auch Lust erzeugt.

Bei dieser Session ist die Nachbesprechung besonders wichtig, denn während der Yoni-Massage werdet ihr vermutlich nur wenig miteinander reden. Und um aus euren Erfahrungen zu lernen, ist es gut, euch darüber auszutauschen. Merkt euch auch, welche äußeren Umstände der Massage gutgetan haben und welche vielleicht aufwändig, aber unnötig waren.

Gute Griffe für diese Session sind:

- alle Griffe für die Vulvalippen
- Kombinationen von innen und außen

Session 4

In der vierten Session verbindet ihr das Forschen noch intensiver mit Lust und Ekstase. Ihr habt inzwischen vermutlich schon ein paar Ideen, welche Stellen und welche Techniken sich lustvoll und genussreich anfühlen. Jetzt dehnt ihr die Techniken so lange aus, bis sie sich wirklich »fertig« anfühlen, und probiert aus, ob kleine Änderungen der Handposition, der Körperposition, der Geschwindigkeit oder des Drucks die Berührung noch schöner machen. Erforscht eine Stelle, die sich gut anfühlt, ganz genau, bis ihr an eine neue Grenze kommt. An dieser Grenze haltet ihr kurz inne, bemerkt sie und drückt sie mit einem kurzen Satz aus.

Oft gibt es vor dem »fertig« Grenzen wie »Ich will nicht unbescheiden sein« oder »Das ist sicher anstrengend« oder ähnliche Grenzen, an denen sich die Frau aus Rücksicht auf den Mann zurücknimmt. Diese Grenzen sind genauso relevant wie jede andere Grenze – mit dem kleinen Unterschied, dass sie sich auflösen lassen, wenn man kurz innehält, sie sich bewusst macht und ausspricht.

In dieser Session kann es sein, dass du deine Grenze von Genuss erweiterst, dass mehr sexuelle Energie fließt, als du es sonst gewohnt bist, und du in Bezug auf deine Lust Neues entdeckst. Möglicherweise erlebst du eine Wellenbewegung, oder du möchtest nach einer Grenzerfahrung eine Weile ruhen. Als Frau ist es deine Aufgabe, immer wieder wahrzunehmen, was dir jetzt am besten tut, und die Massage durch dein Feedback mit zu lenken, der Mann ist darauf angewiesen. Auch nach dieser Session ist es wieder eine große Bereicherung, wenn ihr die Perlen eurer Erfahrungen austauscht.

Die Griffe für die vierte Session können die ganze Bandbreite umfassen – darunter besonders die Griffe, mit denen ihr schon gute Erfahrungen gemacht habt.

Session 5

Erst wenn ihr schon ein bisschen Erfahrung gesammelt habt, ermutige ich euch bewusst, den Schwerpunkt der Yoni-Massage auf Heilung zu legen. Alle eure bisherigen Erfahrungen sind eine gute Grundlage für Heilungsarbeit. Jetzt seid ihr schon miteinander vertraut, habt ein gutes Setting gefunden, wisst miteinander zu kommunizieren und kennt vielleicht schon ein paar Stellen, wo ein Schmerz, eine Verhärtung, eine Taubheit, ein Stechen oder eine andere Art von ungutem Gefühl aufgetaucht ist.

Sorgt zu Beginn dafür, dass eure Verbindung gut ist und ihr entspannt seid. Insbesondere wenn es um Heilung geht, ist ein optimales Setting wichtig, damit die Gefühle frei fließen können. Außerdem ist auch gerade bei Heilung eine absichtslose Haltung wichtig: Wenn du etwas ablehnst, dauert die Heilung länger, als wenn du dich dessen liebevoll annimmst und fühlst, was die Situation braucht. Unangenehme Gefühle loswerden zu wollen ist ein Garant dafür, sie noch eine Weile zu behalten. Erst wenn du bereit bist, sie wahrzunehmen und anzuerkennen, können sie sich wandeln.

Um die Punkte zu finden, denen Heilung guttun würde, richtest du deine Aufmerksamkeit auf deinen Körper und fragst dich, wo es noch entspannter, noch weicher, noch fließender sein könnte. Du kannst dabei einen Körperscan von den Haarspitzen bis zu den Fußspitzen machen, um wirklich jeden Bereich zu erkunden. Vermutlich wirst du in einer Sitzung nicht gleich alle Punkte heilen können, die dir bei einem solchen Scan auffallen. Das ist auch nicht die Idee. Entscheide dich für eine bestimmte Stelle und beginne dort.

Am Ende der Session kannst du die Energie verteilen und an die Stellen senden, um die du dich noch nicht kümmern konntest. Mache auch im Anschluss an die Session einen Körperscan, um zu bemerken, was sich verändert hat. Die anderen Stellen kannst du dir merken und das nächste Mal wieder prüfen.

Oft hat die Arbeit an einer Stelle auch Auswirkungen auf andere Körperbereiche. Außerdem haben wir alle unterschiedliche Tagesformen, und viele Blockaden und Spannungen lösen sich von ganz allein wieder auf. Wichtig ist, dass du am Ende der Session den Körper wieder in langen Bahnen ausstreichst oder mit ähnlichen Massagetechniken wieder in Balance bringst.

Gute Griffe für diese Session sind:

» Around the clock – innen

» G-Punkt finden und massieren

» A-Punkt und Muttermund

Bonus: Yoni-Selbstmassage

Wenn du als Frau gerade allein bist und niemand in der Nähe ist, der dich massieren möchte, heißt das nicht, dass du auf eine Yoni-Massage verzichten musst. Für diesen Fall gibt es eine andere wunderbare Möglichkeit: die Yoni-Selbstmassage. Vielleicht bist du jetzt enttäuscht, denn eine schöne Erfahrung bei der Yoni-Massage ist es ja, dass du dich ganz auf das Genießen konzentrieren kannst.

Das finde ich verständlich. Doch eine Selbstmassage bedeutet ja nicht weniger Genuss, es gibt nur etwas mehr für dich zu tun.

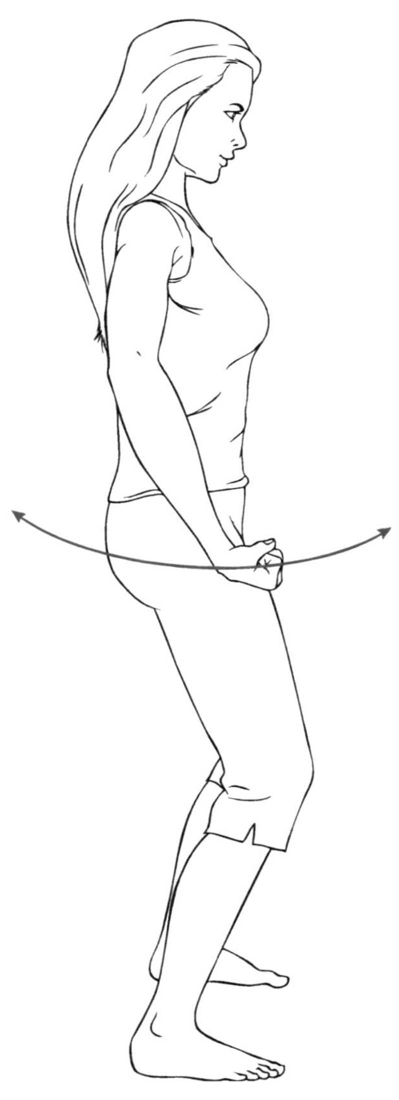

Viele Griffe der Yoni-Massage kannst du leicht an dir selbst durchführen, und das hat einen wertvollen Vorteil: Dein Feedback steht dir sofort und ohne viele Worte zur Verfügung. Du kannst jede Berührung mit großer Genauigkeit so anpassen, wie sie dir gefällt. Dabei kommen dir vielleicht Erfahrungen zugute, die du bereits im Austausch mit einem Partner gesammelt hast.

Auch bei der Yoni-Selbstmassage empfiehlt es sich, sie in einen rituellen Rahmen einzubetten und den Massageraum vorher schön herzurichten. Zur Eröffnung des Rituals sprichst du am besten einige Sätze laut aus, denn das signalisiert deinem Gehirn, dass du es ernst meinst. Eine gute Möglichkeit ist es zum Beispiel, das vor einem Spiegel zu tun. Um dich aufzulockern, kannst du dich vor der Yoni-Selbstmassage auch ein bisschen ausschütteln. Du kannst auch tanzen und deine Hüften zum Beispiel so bewegen, als wolltest du Bauchtanz üben. Eine andere Möglichkeit ist die Beckenschaukel, bei der du das Becken vor und zurück bewegst: Stelle dich dazu locker hin, die Beine stehen hüftbreit auseinander. Die Knie sind leicht gebeugt, und der Rücken ist gerade. Jetzt kippst du das Becken abwechselnd leicht nach vorne und nach hinten, am besten im Rhythmus deiner Atmung. Probiere aus, wie es für dich angenehm ist. Viele mögen es, mit der Bewegung nach hinten einzuatmen und mit der Bewegung nach vorne auszuatmen.

und verkrampfter Atmung ist das keine gute Idee. Suche dir als Frau professionelle Unterstützung, wenn du eine Ahnung von einem größeren Trauma hast.

Angst, etwas falsch zu machen

Im Kapitel »Beziehungsformen« hast du schon gelesen: Wenn ein Paar sich nah ist, gibt es keine Probleme, sondern nur Themen oder Herausforderungen. So ähnlich ist es in der Yoni-Massage: Wenn ihr euch nah seid, gibt es kein »falsch«, sondern nur ein »davon weniger« oder »Missverständnis«. »Falsch« als Gefühl taucht nur auf, wenn ihr die Nähe zueinander vorher schon verloren habt und einander nicht wohlgesonnen seid oder nicht dazu bereit seid, zeitnah und achtsam Rückmeldung zu geben. Insofern kann gar nichts »falsch laufen«, wenn ihr diese beiden Punkte immer im Blick behaltet.

Trotzdem kann sich die Angst, etwas falsch zu machen, einschleichen, die wahrscheinlich aus einer viel älteren Erfahrung stammt und sich wie eine düstere Wolke über die neue Situation legt. Sich bewusst zu machen, dass es nichts »Falsches« gibt, ist sehr entlastend und bewirkt, dass du der Angst selbstbewusst ins Auge schaust, wenn sie auftauchen sollte. Auch in diesem Fall lohnt es sich, außerhalb der Yoni-Massage ein passendes Werkzeug zu finden, um dir die Angst anzuschauen.

Kein Spaß

Wenn eine Yoni-Massage keinen Spaß macht, möchte ich als Erstes das Wort »Spaß« genauer beleuchten. Es wird im Zusammenhang mit Sex oft sehr vage definiert. Bedeutet »Spaß« Lust? Oder geht es um Wohlbefinden?

Wenn Lust gemeint ist: Yoni-Massagen sind unterschiedlich und haben kein Ziel. In dem Moment, in dem Lust ein Muss wird, löst sie sich oft in Luft auf. Und dafür gibt es gute Gründe: Lust ist etwas, das am besten von ganz allein entsteht, wenn du dem Genuss folgst. Lust ist nichts, was du herstellen kannst (oder sollst), denn dadurch entsteht Druck. Je nach Ausrichtung der Yoni-Massage ist es durchaus beabsichtigt, zeitweise oder während der ganzen Yoni-Massage keine Lust zu empfinden. »Spaß« im Sinn von Wohlbefinden sollte die Yoni-Massage jedoch jeder-

Positionen

Es gibt einige Positionen, die sich besonders gut für die Yoni-Selbstmassage eignen:

- Rückenlage: Das ist die bequemste Position.
  - Du kannst die Beine dabei aufstellen und dein Becken frei bewegen.
  - Du kannst die Beine auch anziehen. Viele Frauen können auf diese Art ihren Muttermund ertasten.
- Die Diva: Dazu stützt du den Rücken mit einem großen Kissen und einem umgedrehtem Backjack ab, sodass du halb aufgerichtet bist.
  - In dieser Position hast du den besten Zugang zur Yoni.
- Bauchlage: In dieser Position kannst du beide Beine ausstrecken oder ein Bein anwinkeln. Wenn es dir angenehm ist, kannst du ein festes Kissen unter dein Becken legen. Diese Position fühlt sich für viele Frauen sehr geschützt an.
  - Du kannst aus dieser Position leicht in die Seitenlage wechseln. Achtung, Einschlafgefahr!
  - Aus der Bauchlage kannst du auch leicht in den Vierfüßlerstand gehen. Dann steht dir allerdings nur eine Hand zur Verfügung.
- Der Vierfüßlerstand: Streng genommen stehst du nur auf drei Händen oder Füßen, denn eine Hand brauchst du für die Yoni.
  - Du kannst den Kopf zur Seite drehen und dich auf den Schultern ablegen, um beide Hände frei zu haben.
  - Dein Becken ist frei beweglich.

Zwischen diesen Positionen kannst du jederzeit wechseln, wenn es sich für dich richtig anfühlt.

Eine Yoni-Selbstmassage dauert meistens kürzer als eine Massage zu zweit, eine halbe Stunde ist für den Anfang ein guter Zeitrahmen. Weniger Zeit führt eher zu Stress, mehr Zeit bedeutet mehr Genuss. Wenn du nur begrenzt Zeit hast und dir einen Wecker stellst, achte unbedingt auf einen harmonischen Klingelton, sonst wirst du unsanft aus dem schönen Erleben gerissen.

Runde die Yoni-Selbstmassage in jedem Fall genauso achtsam ab wie eine Massage, die du mit einem Partner teilst. Gib dir im Anschluss daran Zeit, um wieder zurückzukommen, und beende das Ritual so sorgfältig, wie du es begonnen hast.

Die besten Tipps und Tricks

In diesem Abschnitt gebe ich dir in Kurzfassung die besten Tipps und Tricks für das gute Gelingen von Yoni-Massagen.

Bitte nicht stören

Wenn du sicherstellen möchtest, dass du während der Massage nicht gestört wirst, schließt du am besten die Tür ab. Lass unbedingt den Schlüssel stecken, damit ihr den Raum jederzeit leicht verlassen könnt, um zum Beispiel auf die Toilette zu gehen. Es kann auch unangenehm sein, wenn jemand die Klinke runterdrückt und vielleicht durch die Tür spricht. Dagegen hilft ein Schild oder ein Stuhl mit einem Schild vor der Tür.

Den Raum vorbereiten

Es ist eine liebevolle Geste, wenn du als Mann den Raum für die Yoni-Massage vorbereitest, bevor deine Partnerin kommt.

Durch die Blume

Wenn du die Gelegenheit hast, ist es schön, eine einzelne Blume oder einen Blumenstrauß in den Raum zu stellen. Die meisten Frauen lieben Blumen, und diese Geste zeigt, dass du dir als Mann Gedanken gemacht hast, wie du den Raum schön gestalten kannst.

Musikalische Untermalung

Musik kann bei der Yoni-Massage einen wunderschönen Rahmen gestalten. Besser als eine CD sind MP3s, die du unbegrenzt lange abspielen kannst. Eine CD ist vermutlich zu kurz für eine Yoni-Massage. Wähle die Stücke für deine Playlist sorgfältig aus, es sollten vor allem Instrumentalstücke oder Stücke mit wenig Stimme sein.

Backjack

Ein Backjack, auch »Bodenstuhl« genannt, ist eine sehr lohnende Anschaffung, wenn du nicht sehr gelenkig bist oder deine Beine schnell einschlafen. Sollte das immer noch unbequem für dich sein, empfehle ich eine (klappbare) Massagebank.

Besser vorher als zwischendurch

Vor der Massage ist es in jedem Fall eine gute Idee, noch einmal auf die Toilette zu gehen, egal, ob du gerade musst oder nicht. Das gilt für euch beide.

Körperkontakt halten

Eine Möglichkeit, während der Massage miteinander gut im Kontakt zu sein, ist es, Körperkontakt zu halten. Dieser Kontakt muss nicht immer über die Hände erfolgen. Du kannst den Kontakt als Mann auch über ein Bein, einen Unterarm oder ein anderes Körperteil herstellen, mit dem du deine Partnerin bequem erreichen kannst. Das gilt besonders, wenn du zum Beispiel nach der Ölflasche greifst, ein Tuch aufhebst oder dich in eine andere Sitzposition begibst.

Körperkontakt der Frau mit sich selbst

Um mit dir selbst gut in Kontakt zu bleiben, kannst du als Frau einfach eine Hand auf deinen Körper legen. Diese Geste kann wie ein Anker wirken. Als Mann kannst du das der Frau während der Massage vorschlagen, wenn du bemerkst, dass sie wegdriftet.

Raus aus der Sackgasse

Solltet ihr bei der Yoni-Massage in eine Sackgasse geraten, könnt ihr euch mithilfe von Bewegungen gut wieder aus dieser Situation hinausmanövrieren: Das kann – wie bei der Massagetechnik »Keep it rolling« aus dem Warm-up – eine rollende Bewegung des Beckens sein oder auch jede andere Bewegung, die sich gut anfühlt. Auch Recken und Strecken sind oft sehr hilfreich. Eine andere Möglichkeit ist es, die Massageposition zu verändern und so eine andere Art von Energie einzuladen. Wichtig ist einfach, nicht in der Sackgasse zu verharren, denn dann sinkt die Energie immer weiter ab.

Geschmackssinn

Als Überraschung kannst du als Mann auch den Geschmackssinn in die Massage mit einbeziehen, indem du deiner Partnerin eine Kleinigkeit zu essen reichst, zum Beispiel ein Stück Obst oder ein Stück Schokolade. Es sollte vorher auf Häppchengröße geschnitten sein. Ein besonderes Vergnügen ist das Schmecken mit geschlossenen Augen. Biete ihr nur Essen an, von dem du sicher weißt, dass sie es mag.

Geruchssinn

Für die Massage empfiehlt es sich, einen dezenten Geruch für den Raum zu wählen. Darüber hinaus kannst du auch ein ätherisches Öl auf ein Taschentuch träufeln und deine Partnerin daran schnuppern lassen oder es an ihrem Gesicht vorbeiwedeln, um kurzfristig ein besonderes Dufterlebnis zu kre

Wenn sie Sex mit dir möchte

Es kann dir als Mann passieren, dass dir die Frau während der Massage eindeutige Angebote macht und dich zum Sex einlädt, dich vielleicht sogar regelrecht anbettelt. Wenn ihr euch nicht wirklich gut kennt (und selbst dann), empfehle ich dir, dich nicht darauf einzulassen. Das, was die Frau im temporären Gefühlsüberschwang sagt, könnte sie später ganz anders sehen, und dann bist du als Mann plötzlich der, der die Grenzen nicht gewahrt hat. Sollte sie gerne Sex mit dir wollen, gibt es sicherlich zu einem späteren Zeitpunkt eine Möglichkeit dafür. Solltest du nicht dazu bereit sein, in Kauf zu nehmen, dass sie dann vielleicht keinen Sex mehr will, kannst du deine eigenen Motive hinterfragen.

Wenn ihr euch kennt, ist es gut, zwischen der Yoni-Massage und dem Sex eine kleine Pause zu machen, damit beides für sich stehen kann. Vielleicht trinkt ihr etwas gemeinsam, esst etwas Leckeres oder nehmt eine Dusche, bevor ihr die Rollen wechselt und zu gemeinsamem Sex übergeht.

Raus aus dem Kopf – rein in den Körper

Das ist ein guter Leitsatz für die ganze Massage. Wenn du dich gut vorbereitet hast, kannst du den Kopf in den Urlaub schicken und die grauen Zellen lieber damit beschäftigen, wahrzunehmen und zu spüren. Dein Verstand ist jetzt gerade nicht gefragt. Um dich fester im Körper zu verankern, ist der tiefe Atem nützlich.

Tief atmen

Wenn du ein kopflastiger Mensch bist, fällt es dir vielleicht schwer, in den Körper zu kommen und die Gedanken zu beruhigen. Mache es dir deshalb möglichst einfach: Zähle beim Ein- und Ausatmen bis zehn, dann beginnst du wieder von vorne. Auf diese Weise lenkst du deinen Kopf ab und richtest deinen Fokus auf deinen Körper. Nur bis zehn und nicht weiter zu zählen verhindert, dass du dich bei hohen Zahlen verzählst und durcheinanderkommst. Es gibt wunderbare, sehr aufwändige Atemtechniken, doch die brauchen viel Übung und Aufmerksamkeit. Für die Yoni-Massage reicht diese kleine Übung vollkommen aus, um deinen Atem zu vertiefen und in den Körper zu kommen.

Nachbesprechung

Hol dir als Mann nach der Massage ein Feedback und lade die Frau bewusst dazu ein. Das kann direkt nach der Massage oder auch später sein. Als Frau: Nutze die Möglichkeit, dem Mann nach der Massage eine Rückmeldung zu Situationen zu geben, die besonders schön waren. Wenn ihr es kurz machen wollt, teilt dem anderen jeweils nur einen wichtigen Punkt mit. Achtet darauf, dass ihr wertschätzend miteinander umgeht, und seid so konkret wie möglich. Es darf auch ein ganz kleines Detail der Massage sein.

»Best of«

Als Mann kannst du die Massage auch selbst noch einmal in Gedanken Revue passieren lassen und deine Erfahrungen reflektieren. Vielleicht willst du dir eine »Best of«-Liste mit den Punkten machen, die für dich gut funktioniert haben. Vielleicht notierst du dir auch, was du gerne noch ausprobieren möchtest.

Stolpersteine vermeiden

In diesem Kapitel erfährst du etwas über die typischen Stolpersteine, die dir bei der Yoni-Massage begegnen können. Wie du schon im Kapitel »Komfortzone und Komfortmuskel« gelesen hast, gehört es zum Lernen dazu, sich etwas Neues zu trauen. Genauso gehören auch Fehler dazu. Fehler und Probleme sind nichts Schlimmes, vielmehr geben sie dir Impulse, um dazuzulernen. Immerhin hast du schon einen Weg gefunden, auf dem es nicht funktioniert. Alle Menschen machen Fehler, und manche wiederholen sie mit Begeisterung. Lernen bedeutet, dass du etwas anderes ausprobierst, bis du das gewünschte Ergebnis erreichst.

Die meisten Fehler habe ich selber erlebt und weiß aus eigener Erfahrung, dass es sich in dem Moment nicht gut anfühlt. Doch ich weiß auch, dass das Gefühl schnell vergessen ist, wenn ich eine neue Lösung gefunden oder eine neue Erkenntnis gewonnen habe. Ja, manchmal war ich vielleicht sogar ein bisschen stolz, wenn ich eine Herausforderung gemeistert hatte. Und oft sind gerade aus den Missgeschicken die schönsten Geschichten entstanden, nicht aus den Dingen, die auf Anhieb gelungen sind.

Öl und Gleitmittel fühlen sich unangenehm an

Es gibt eine große Anzahl von Ölen und Gleitmitteln. Und auch bei Handschuhen ist die Auswahl riesig. Sollte sich etwas aus irgendeinem Grund nicht gut anfühlen, probiert etwas anderes aus. Das Leben ist nicht nur zu kurz für schlechte Schokolade, sondern auch für unangenehme Öle, Gleitmittel und Handschuhe. Sollte ein Gleitmittel brennen, kannst du es mit warmem Wasser und mit Seife oder Duschgel abwaschen.

Die Frau hat Schmerzen

Jede Art von Schmerz, die bei der Yoni-Massage auftritt, ist ein Grund, das, was ihr gerade macht, nicht fortzusetzen. Halte als Frau inne und nimm den Schmerz bewusst wahr. Manchmal taucht der Schmerz auf, weil er »bereit« für Heilung ist. Dann könnt ihr mit den Techniken aus dem Kapitel »Heilen« an dieser Körperstelle bleiben. Wenn »Heilen« nicht die Ausrichtung der Massage ist, wechselt die Technik, merkt euch den Punkt und wendet euch diesem Punkt bei Bedarf später noch einmal zu. Wenn wiederholt Schmerzen auftreten und ihr den Grund dafür nicht finden könnt, lasst die mögliche Ursache medizinisch abklären.

Die Frau spürt nichts

Diese Situation ist gar nicht so selten. »Nichts« bezieht sich nicht auf den ganzen Körper, sondern auf bestimmte Bereiche und insbesondere auf die Yoni. Häufig schämen sich Frauen dafür, weil sie denken, sie sollten etwas fühlen. Als Erstes: Das passiert, und daran ist nichts verkehrt. Entspannt euch. Und dann macht euch mit Geduld, Langsamkeit und Spürnase auf die Suche nach der kleinsten Empfindung: Wo beginnt sie? Wo hört sie auf? Wie genau fühlt sich »nichts« an? Vielleicht ist »nichts« einfach etwas anderes, als die Frau sich wünscht oder erwartet. Denkt daran, absichtslos zu bleiben, und folgt dem Genuss, wo ihr ihn findet.

Manche Bereiche im Körper der Frau werden erst durch wiederholte Berührung aufgeweckt, weil die Nerven bisher dort keine Stimulation erfahren haben und quasi eingeschlafen sind. Manchmal ist es auch so, dass sich eine innere »dicke Haut« entwickelt hat, weil es eher unangenehme Reize gab, die bewusst oder unbewusst ausgeblendet wurden. Das kann die Folge eines Traumas sein. Auch hier hilft Kontinuität und Neugier. Spart diese Bereiche bei der Massage nicht ganz aus, fokussiert euch jedoch auch nicht auf sie. Bezieht sie einfach immer wieder natürlich mit ein und lauscht in den Körper rein.

Der Mann ist angespannt

Gerade am Anfang, wenn die Yoni-Massage noch etwas ganz Neues ist, kann es gut sein, dass der Mann angespannt ist, meistens bevor die Massage beginnt. Das ist normal, und mit der Zeit wird sich die Aufregung legen. Außerdem nimmt die Aufregung auch mit dem Fokus auf die Verbindung zur Frau und das regelmäßige, tiefe Atmen ab. Wenn es dich als Mann betrifft, gönne dir vor der Massage am besten einen Moment Zeit, um runterzukommen. Vielleicht unterstützt dich dabei ein ruhiges Stück Musik, bei dem du dich auf den Atem konzentrierst. Auch körperliche Bewegung ist gut, um das Stresshormon Adrenalin abzubauen. Wenn du gerade nicht in Joggingklamotten einmal um den Block laufen kannst, hilft es auch, auf und ab zu springen, auf der Stelle zu laufen oder Kniebeugen zu machen.

Die Frau ist angespannt

Auch die Frau ist vor den ersten Yoni-Massagen häufig aufgeregt. Um dich zu entspannen, tut es dir als Frau ebenfalls gut, dir vor der Massage ein paar ruhige Momente zu gönnen und dich auf deinen Atem zu fokussieren. Wichtig ist, dass du darauf achtest, dich während der Massage sicher zu fühlen. Sprich mit deinem Partner zum Beispiel ab, dass du jederzeit »Stopp« sagen kannst, und vergewissere dich, dass der Masseur deine Grenzen kennt und respektiert. Als Mann ist es deine Aufgabe, die Frau in allem, was dir möglich ist, zu unterstützen, damit sie sich sicher fühlt. Du kannst sie zwischendurch auch immer wieder an das tiefe Atmen erinnern, entweder verbal oder indem du leise hörbar atmest.

Die Frau dissoziiert

Dissoziation ist eine Art innere Flucht: Man spaltet sich von Gedanken, Gefühlen oder vom Körper ab und geht innerlich an einen Ort, wo einen von außen keiner erreichen kann. Das passiert meistens nicht bewusst. Ein Grund dafür kann sein, dass man sich in einer Situation unwohl fühlt und glaubt, daran nichts ändern zu können. Auch bestimmte Auslöser können eine Dissoziation bewirken, ehe man die Situation bewusst erfasst. Eine Dissoziation kann jedoch auch schleichend geschehen: Plötzlich wird man ganz müde …

Für dich als Masseur kann es zum Beispiel ein Hinweis auf eine Dissoziation sein, wenn du plötzlich oder mit der Zeit immer weniger Signale von deiner Partnerin bekommst. Vielleicht atmet sie immer flacher, oder sie gibt bei Berührungen immer weniger Feedback, egal, was du machst. Achte auch auf deine Wahrnehmung, ob du sie durch deine Berührungen erreichst.

Um deine Partnerin wieder »zurückzuholen«, ist es gut, wenn du sie anspricht (»Wie geht es Dir?«) und einfach eine Hand auf den Körper legst, bis sie wieder entspannt im Hier und Jetzt angekommen ist. Ihr könnt auch gemeinsam ein paar tiefe Atemzüge nehmen. Alternativ kannst du zu einer Berührung zurückgehen, die deiner Partnerin vorher gut gefallen hat. Wenn die Rückkehr in das Hier und Jetzt schwerer sein sollte, hilft es, die Frau zu fragen, wie viele Gegenstände in einer bestimmten Farbe sie im Raum sieht, welcher Tag heute ist oder was sie zum Frühstück gegessen hat. Solche Fragen unterstützen sie dabei, sich wieder in der Gegenwart zu orientieren. Frage sie kurz, ob du die Massage fortsetzen sollst. Im Anschluss an die Massage solltest du als Frau achtsam prüfen, was die Dissoziation ausgelöst hat.

Es ist unbequem

Wenn es für einen von euch unbequem ist – sei es für die Frau oder für den Mann –, ist es Zeit, etwas zu ändern. Etwas auszuhalten und darauf zu hoffen, dass es bald besser wird, nützt keinem etwas und ist auch kein Zeichen von Heldentum oder besonderem Einsatz. Die Frau kann nicht gut genießen, wenn es unbequem für sie ist, und der Mann kann nicht gut massieren. Verändert also die Position und nehmt Kissen und Decken zu Hilfe, bis ihr eine entspannte Position gefunden habt. Hier dürft ihr kreativ sein. Für viele ist das Sitzen auf dem Boden ungewohnt und deshalb über einen längeren Zeitraum hinweg unbequem. Menschen, die regelmäßig meditieren, kennen das Sitzen auf dem Boden und wissen: Es wird besser! Irgendwann schlafen die Beine im Schneidersitz nicht mehr ein. Wenn du darauf nicht warten möchtest, ist eine Massagebank eine gute Alternative. Als Unterstützung für den Rücken eignet sich ein Backjack (Bodenstuhl).

Die Frau ist kitzelig

Dass Berührungen kitzeln, betrifft normalerweise nur Berührungen, die genau das als Intention haben, nämlich zu kitzeln. Wenn die Frau auch auf andere Berührungen kitzelig reagiert, liegt sozusagen eine falsche Verdrahtung im Gehirn vor: Die Signale werden anders verknüpft, oft als Übersprunghandlung, wenn die Frau sowieso schon angespannt ist. In dem Fall ist es wichtig, dass du dich als Frau noch mehr entspannst. Als Mann kannst du den Körper der Frau eine Weile einfach nur halten und dann langsam wieder mit Berührungen beginnen. Prüft gemeinsam, ob sich eher eine festere oder eine leichtere Berührung besser anfühlt.

Dem Mann fehlen Rückmeldungen

Wenn dir als Mann Rückmeldungen fehlen, hast du verschiedene Möglichkeiten:

» Du kannst deine Wahrnehmung weiter verfeinern und die Körpersignale der Frau noch besser zu lesen lernen: ihre Atmung, ihre Körperspannung und ihren Gesichtsausdruck.

» Du kannst der Frau Fragen stellen.

In beiden Fällen bekommst du auf die eine oder andere Art Signale. Wie du sie verarbeitest, ist mindestens ebenso wichtig. Genauso wie die meisten Frauen den Satz »Du bist schön« nicht oft genug hören können, um es wirklich ein für alle Mal zu wissen, kann es sein, dass bei dir der Satz »Es ist schön« nicht wirklich ankommt, weil du dir selber nicht sicher bist, dass du eine gute Yoni-Massage geben kannst, egal, wie oft und wie klar die Frau es dir sagt. Dann liegt es nicht an der fehlenden Rückmeldung. In diesem Fall suche dir passende Werkzeuge, um deine Unsicherheit aufzulösen.

Der Mann ist unsicher

Unsicherheit ist erst einmal kein Problem. Sie kann zu einem Problem werden, je nach dem wie du damit umgehst. Ein wenig unsicher zu sein ist normal, denn du begibst dich bei jeder Yoni-Massage in ein neues Abenteuer, das viele überraschende Wendungen nehmen kann. Du kannst eine gute Yoni-Massage auch mit einer kleinen Portion an Unsicherheit geben. Nach meiner Erfahrung verfliegt diese Unsicherheit schnell, wenn die Massage erst einmal beginnt.

Ist die Unsicherheit jedoch größer und hartnäckiger, lohnt es sich, genauer hinzugucken: Was genau macht dich unsicher? Zweifelst du zum Beispiel an deiner Qualität als Yoni-Masseur, an der Qualität deiner Berührung oder daran, dass die Frau überhaupt eine Yoni-Massage möchte? Was ist die Quelle der Unsicherheit? Etwas, was du gesehen hast? Etwas, was du denkst? Welche Annahme steckt genau dahinter?

Nach meiner Erfahrung hilft ein »Reality-Check« dabei, Annahmen und Gedanken über sich selbst und über andere zu überprüfen. Betreffen die Überzeugungen und Glaubenssätze dich selbst, sind diese in der Regel etwas hartnäckiger. Als Erstes ist es wichtig, sie sich bewusst zu machen, denn gerade negative Glaubenssätze über sich selbst lieben das Unbewusste. In dem Moment, in dem sie einem bewusst werden, wirken sie oft unlogisch, aber Logik allein hilft nicht weiter. Wenn jemand zum Beispiel über sich denkt »Ich kann nicht gut berühren«, ist es egal, ob die Logik weiß, dass das nicht zu 100 Prozent und für alle Zeiten stimmen kann. Ich empfehle, diese Glaubenssätze mit einem passenden Werkzeug aufzulösen, denn sie binden ungeheuer viel Lebensfreude. Statt dich zu ärgern, dass sie dir die Yoni-Massage schwer machen, könntest du dich auch bedanken, dass du sie jetzt enttarnen durftest und – einmal entdeckt – besser auflösen kannst.

Die Frau ist unsicher

Genau wie beim Mann ist die Unsicherheit selber nicht das Problem, sondern die Art, wie du damit umgehst. Wenn du die Unsicherheit allerdings wie eine seltene Pflanze begrüßt und sie neugierig erforschst, statt sie als deine Gegnerin zu sehen, kann sie dir wertvolle Informationen liefern.

Für Frauen gibt es oft andere Gründe für Unsicherheit als für Männer. In jedem Fall ist es gut, die Gründe herauszufinden. Wie ich schon beschrieben habe, wissen viele Männer nicht, wie unsicher sich Frauen jeden Tag ihres Lebens fühlen – wie real die Gründe dafür auch sein mögen. Es kann ohne böse Absicht geschehen, dass der Mann die Unsicherheit der Frau als »unberechtigt« abtut, weil er sie nicht nachvollziehen kann (sollte das auf dich als Mann zutreffen, empfehle ich dir den Abschnitt »Frauen haben Angst«.

Egal, ob der Mann dir zustimmt oder nicht: Als Frau ist es deine Aufgabe, dafür zu sorgen, dass du dich sicher fühlst. Dafür ist dein Gefühl relevant, und es gibt keine objektiven Kriterien, nach denen du dich schon sicher fühlen solltest. Ich erlebe gerade bei Frauen immer wieder, dass sie gerne über ihr eigenes Bauchgefühl von Unsicherheit hinweggehen, weil sie nicht »zu kompliziert« sein wollen Deine Sicherheit ist jedoch ein wichtiger Beitrag zu einer gelungenen Yoni-Massage, denn ohne eine Basis von Wohlgefühl kannst du nicht genießen, sogar im physischen Sinne: Die Neurotransmitter geben die Signale nicht ans Gehirn weiter. Und warum solltet ihr dann überhaupt eine Yoni-Massage beginnen?

Wenn es sich »kompliziert« und »aufwändig« anfühlt, für dein sicheres Gefühl zu sorgen, kann es auch daran liegen, dass du keine Ahnung hast, wie du zu einem sicheren Gefühl kommen sollst. Da hilft es zu forschen. Nach meiner Erfahrung sind es oft kleine, praktische Dinge, die ein sicheres Gefühl vermitteln können. Sie sind oft nicht kompliziert oder aufwändig, sie müssen einfach nur getan werden. Oft geht es zum Beispiel einfach darum, einen ungestörten Raum zu haben oder die Vorhänge wirklich blickdicht zu machen. Vielleicht braucht ihr Musik, um euch ungestört zu fühlen. Womöglich muss der Mann einmal ausdrücklich bestätigen, dass er eine Berührung sofort stoppt, wenn sie auch nur einen Hauch von unangenehm ist – selbst wenn sie in diesem Buch steht und »richtig« ist.

Die zweite Kategorie von Unsicherheit sind Ansichten und Glaubenssätze über dich selbst, etwa »Ich habe es nicht verdient«, »Ich bin eine Belastung« oder »Ich bin nicht liebenswert«. Wie für den Mann gilt auch für dich: am besten suchst du dir ein Werkzeug, mit dem du deine negativen Überzeugungen und Glaubenssätze bearbeitest, denn sie binden einen großen Teil deiner Lebensenergie. Je eher du sie auflösen kannst, desto schneller steht dir diese Lebensenergie wieder zur Verfügung.

Kalte Hände

Ein ganz praktisches Problem bei der Massage können kalte Hände sein. Wenn es wirklich nur die Hände sind (und nicht der ganze Raum), gibt es eine einfache Lösung: Reibe die Hände schnell aneinander. Das fördert die Durchblutung und erzeugt sogar ein bisschen Reibungswärme. Du kannst diesen Trick während der Massage jederzeit wiederholen.

Tränen

Tränen sind bei der Yoni-Massage keine Seltenheit – meistens auf Seiten der Frau. Doch auch als Mann können dir bei der Massage Tränen begegnen. Sie können ganz unterschiedliche Ursachen haben: emotionaler Schmerz, Trauer oder Berührtsein. Tränen sind kein Grund, die Yoni-Massage zu unterbrechen oder zu beenden. Mein NLP-Lehrer hat einmal so schön gesagt: »Das Einzige, was passiert, wenn du weinst, ist, dass deine Wangen nass werden.«

Tränen sind oft ein Ausdruck dafür, dass sich ein Gefühl gelöst hat und ins Fließen gekommen ist – was sich dann sehr passend auch fließend zeigt. Es ist gut, kurz vor der Massage über Tränen zu sprechen und sie willkommen zu heißen, denn dann sind sie selbstverständlicher und nichts Besonderes. Wenn es für dich als Frau eine gute Art gibt, in der du gerne mit Tränen umgehen möchtest, teilst du das am besten mit. Ebenso, wenn du dir von anderen eine bestimmte Umgangsweise damit wünschst.

Gerade bei Tränen ist es wichtig, weiterhin tief zu atmen, denn manchmal schleichen sich alte Gewohnheiten ein. Tränen sind uns peinlich, wir wollen sie vermeiden oder schnell wieder loswerden und die Atmung verkrampft. Wenn das geschieht, bleibt das Gefühl stecken, und die Atmung kann zur Schnappatmung werden. Dann ist es gut, sich wieder bewusst auf das Hier und Jetzt zu besinnen. Als Mann kannst du sanft mit der Frau sprechen und sie zum Beispiel fragen, mit welchen Körperteilen sie die Matte berührt, wie viele blaue Gegenstände sie im Zimmer sieht oder welcher Wochentag gerade ist. Solche Fragen holen sie aus der alten Geschichte raus und in den gegenwärtigen Moment zurück. Es geht nicht darum, die alte Geschichte zu unterdrücken, sondern ihr in einem besseren Zustand zu begegnen. Mit einem angespannten Körper

zeit sein. Wenn sich einer von euch beiden nicht wohlfühlt, geht sofort auf die Suche nach Möglichkeiten, wie es schöner sein könnte.

Kein Orgasmus

Eine Yoni-Massage ohne Orgasmus ist nur ein Problem, wenn du unbedingt einen haben möchtest. Das eigentliche Problem liegt dann allerdings woanders: Die Absichtslosigkeit bei der Massage ist verloren gegangen. Ich empfehle von ganzem Herzen, diese Haltung wieder zu etablieren und die Yoni-Massage ohne ein Ziel zu geben und zu nehmen – egal, was für ein Ziel das sein mag.

Wie schon gesagt, sind wir ekstatische Wesen, die sich nur durch die eine und andere Blockade im Moment nicht so ekstatisch fühlen. Hab Vertrauen in den Prozess der Tantra-Massage: Dieses ekstatische Wesen will zum Vorschein kommen, vielleicht musst du zwischendurch nur einfach ein paar Schichten abtragen und etwas üben.

Erektion und Erregung

Eine Yoni-Massage kann sehr sinnlich sein, und da der Mann sehr eng in Verbindung mit der Frau ist, wäre es fast erstaunlich, wenn er nicht Teil der sinnlichen Atmosphäre wäre, auch wenn er selbst nicht der Empfänger der Massage ist. Viele Männer bekommen keine Erektion, weil sie sich sehr konzentrieren, andere bekommen auch mit Konzentration eine Erektion. Erektionen sind während einer Yoni-Massage eine normale Erfahrung und weder ein Zeichen dafür, dass die Massage besonders gut ist, noch dafür, dass sie besonders schlecht ist. Wichtig ist, dass du als Mann entspannt bleibst und die Erektion als das nimmst, was sie ist: eine natürliche Reaktion deines Körpers. Es gibt nichts zu tun.

Für dich als Frau ist es gut zu wissen, dass die Erektion des Mannes nichts zu bedeuten hat – weder ihre Anwesenheit noch ihre Abwesenheit. In dieser Massage spielt sie keine Rolle.

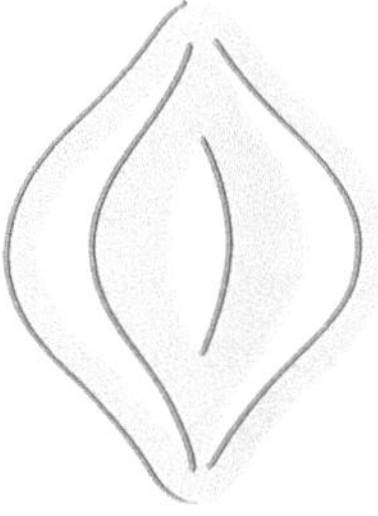

Anhang

Professionelle Yoni-Massagen

In diesem Buch lernst du die Yoni-Massage als eine wunderbare Möglichkeit für Intimität in privaten Verbindungen kennen. Im Gegensatz zur Yoni-Massage mit einem dir nahen Menschen bietet die professionelle Tantra-Massage die Yoni-Massage als Dienstleistung an. Professionelle Tantra-Massagen sind ein wunderbares Erlebnis, das kann ich aus langjähriger Erfahrung berichten. Der Vorteil ist, dass du einen sehr klaren Raum hast und dir vielleicht das Nehmen leichter fällt, wenn du dafür bezahlst. Außerdem hast du einen gut ausgebildeten kompetenten Menschen mit Erfahrung vor dir. Vielleicht ist es dann für dich einfacher, etwas Neues auszuprobieren. Außerdem ist es leichter, die Yoni-Massage als überpersönliches Ritual zu gestalten, wenn es keine persönliche Verbindung gibt.

Der Nachteil ist, dass die Yoni-Masseurin oder der Yoni-Masseur dir völlig fremd ist und du ihm daher einen Vertrauensvorschuss geben musst. Außerdem wird die Massage nicht die Beziehung zwischen euch stärken oder vertiefen, da ihr keine Beziehung oder Freundschaft habt. Auch ist der zeitliche Rahmen klarer, und du kannst wahrscheinlich nicht flexibel verlängern, wenn es dir gefällt.

In vielen Tantra-Massagepraxen ist es auch möglich, einen Kurs für euch als Paar zu buchen, bei dem eine Person massiert wird und die andere mit Anleitung der Tantra-Masseurin oder des Tantra-Masseurs selber massiert und lernt. Oder ihr gönnt euch als Paar eine Paarmassage und nehmt Inspirationen mit nach Hause.

Die Yoni-Massage als Teil der Tantra-Massage erlebte außerhalb von Tantra-Workshops in Deutschland einen Aufschwung, als die ersten kommerziellen Tantra-Massagepraxen ab 1995 entstanden. Ihr Angebot erweiterte Wellnessmassagen um den Teil, der sonst gezielt ausgelassen wurde, jedoch nach Meinung vieler Menschen besonders zum Genuss beträgt: die Genitalien.

Professionelle Tantra-Massagen entwickelten sich über die nächsten Jahrzehnte weiter und boten Ausbildungen für Laien und Profis, Paare, Gruppen und Einzelpersonen an. Der 2004 gegründete Tantra-Massage-Verband machte sich für umfassende Ausbildung und hohe Qualität in den Tantra-Massagepraxen stark.

Ein neues Gesetz, das im Juli 2017 in Kraft getreten ist, setzt jedoch erstmals die Tantra-Massage mit Prostitution gleich. Es verschärft gleichzeitig die Anforderungen sowohl an Masseurinen und Masseure als auch an die Tantra-Massagepraxen und führte dazu, dass viele Praxen geschlossen haben. So ist es schwerer geworden, eine seriöse Tantra-Massagepraxis zu finden. Die Webseite des Tantramassage-Verbands www.tantramassage-verband.de ist ein guter Startpunkt; auf den Seiten der dort gelisteten Praxen findest du weitere Empfehlungen.

Eine andere einfache Möglichkeit, die Ausrichtung von Tantra-Massagepraxen zu unterscheiden, sind die Bilder auf der Webseite. Werden dort Frauen in Dessous in Playboy-Posen abgebildet, ist es vermutlich keine seriöse Praxis, denn sie bieten den Körper der Frau an statt eine gute Tantra-Massage. Das heißt nicht, dass jede Art von Nacktheit auf der Webseite ein schlechtes Zeichen ist, sondern nur diese spezielle Form, die Tantra-Masseurinnen darzustellen. Eine gute professionelle Tantra-Massage zu finden braucht etwas Aufwand. Ich empfehle gerne die Praxen und Einzelmitglieder des Tantra-Massage-Verbands und Menschen mit einer gleichwertigen Qualifikation. Sie haben sich auch dazu verpflichtet, neben der Tantra-Massage keine Dienstleistungen anzubieten, die eher der klassischen Prostitution entsprechen wie Geschlechtsverkehr und Oralsex.

Praxen des Tantra-Massage-Verbands

In dieser Liste findest du alle aktuellen Mitgliedspraxen und Einzelmitglieder des Tantra-Massage-Verbands alphabetisch nach Namen sortiert. Für den neuesten Stand der Liste besuche bitte die Webseite des Verbands: www.tantramassage-verband.de

Ananda
51065 Köln
www.ananda-massage.de

Avalon
60594 Frankfurt am Main
www.dietantramassage.de

Ayana
45128 Essen
www.ayana-massage.de

Dakini Zürich
CH-8050 Zürich
www.dakinimassagen.ch

Diamond Lotus
10829 Berlin
www.Diamond-Lotus.de

feelZeit - Coco Heinz
40883 Ratingen
www.feelZeit.de

Fühlharmonie – Guido Dippel
42549 Velbert
www.fuehlharmonie.de

LaLita
04105 Leipzig
www.sinnlichemassage.de

Lustwerk - Cornelia Strobl
83026 Rosenheim
www.lustwerk-massagen.de

Lutz19 - Lutz Keller
06366 Köthen (Anhalt)
www.lutz19-massage.de

Massagegott – Gottfried Sieber
10437 Berlin
www.massagegott.de

Momoart – Thomas Becher
04177 Leipzig
www.massagen-in-leipzig.de

Tantra Art – Kaya Könn
41238 Mönchengladbach
www.tantra-art.de

Tantra Art – Ingeborg Moosmann
A-6900 Bregenz
www.tantra-art.at

Tantra Relaks – Ute Himmelsbach
66130 Saarbrücken
www.tantra-relaks.de

Tarisha
90419 Nürnberg
www.tarisha-massagen.de

TaYoLing
89077 Ulm
www.tayoling.de

Praxen, die nicht im Tantra-Massage-Verband Mitglied sind

Hier eine kleine Auswahl von Praxen, die aus verschiedenen Gründen nicht im Tantra-Massage-Verband Mitglied sind, die ich jedoch aus persönlicher Erfahrung empfehlen kann.

Kristina Brustik
74343 Sachsenheim
www.wohlfuehlzeit.de

Susanne Golob
21109 Hamburg
www.yonia.de

Namyo
28205 Bremen
www.namyo.de

Selber Profi werden

Vielleicht bist du so begeistert von Yoni-Massagen, dass du selber Profi werden möchtest. So ging es mir. Dafür gibt es viele gute Ausbildungen in Deutschland, und allein die Ausbildung selbst macht viel Spaß. Wie du nach der Lektüre dieses Buches weißt, lernst du für eine gute Yoni-Massage nicht nur eine Reihe von Techniken, sondern viel mehr. Eine Yoni-Massage-Ausbildung ist auch immer ein persönlicher Wachstumsweg und eine Bereicherung jenseits der beruflichen Möglichkeiten. In der Liste der Tantra-Massage-Workshops findest du Anbieter, die vom Tantra-Massage-Verband qualifiziert wurden und für eine besonders umfassende und fundierte Ausbildung stehen.

Wo kannst du mehr lernen?

Herzlichen Glückwunsch! Du hast ein ganzes Buch über Yoni-Massage gelesen und vermutlich viel Neues gelernt und Inspirationen bekommen. Wenn du gerne noch mehr erfahren möchtest, findest du hier weitere Quellen.

Workshops und Ausbildungen

Ein weiterer Schritt, die Yoni-Massage zu lernen, sind Workshops. Im Rahmen eines Workshops wirst du am meisten lernen und die Möglichkeit haben, deine persönlichen Fragen zu stellen. Du kannst einen Workshop gemeinsam mit einem Partner besuchen oder allein und dort passende Massagepartner finden. Um einen passenden Workshop für dich zu finden, achte am besten auf dein Bauchgefühl, wenn du die Beschreibung liest und Fotos anschaust. Rufe den Veranstalter gegebenenfalls an, um mehr zu erfahren.

Hier findest du verschiedene Anbieter von Yoni- und Tantra-Massagekursen, die ich entweder durch eigene persönliche Erfahrungen oder über Dritte kenne und empfehlen kann. Diese Liste ist bei Weitem nicht vollständig, und das Angebot der verschiedenen Schulen verändert sich laufend. Ein Besuch der Websites zeigt dir auch die Unterschiede der Kurse.

Vom Tantra-Massage-Verband anerkannte Ausbildungsinstitute für Tantra-Massage inklusive der Yoni-Massage:

» Tantra Connection: www.tantraconnection.de

» Ananda Wave: www.anandawave.de

» Zinnoberschule: www.zinnoberschule.de

» Diamond Lotus: www.diamond-lotus.de

Ein weiteres gutes Ausbildungsinstitut:

» Nhanga Grunow: www.tantramassage-lernen.de

DVDs und Videos

Videos sind eine tolle Möglichkeit, die Yoni-Massage in bewegten Bildern zu sehen. Ich empfehle besonders die DVDs von Jaiya aus der »Red Hot Touch«-Serie und die DVD »Tantramassage« von der erfahrenen Yoni- und Tantra-Masseurin Michaela Riedl. Etwas älter ist die Serie von DVDs zu den Themen Tantra-, Yoni- und Lingam-Massage von Dirk Liesenfeld. Ganz neu und sehr empfehlenswert ist die DVD »Der weibliche Orgasmus« mit Nhanga Grunow und Melanie Fitz, die sich, anders als der Titel vermuten lässt, ebenfalls im Wesentlichen mit der Yoni-Massage befasst.

Onlinekurse

Onlinekurse sind eine moderne Möglichkeit zu lernen und ein gutes Verbindungsglied zwischen Videos und Büchern. Onlinekurse bieten oft die Möglichkeit, in Facebook-Gruppen oder während der einzelnen Webinare persönliche Fragen zu stellen.

Methoden, die dich bei Wachstum und Heilung unterstützen können

Die hier aufgelisteten Methoden können dich in den drei Bereichen von Wachstum unterstützen: Aufräumen, Aufwachsen, Aufwachen. Unter den Links findest du mehr Informationen.

NLP

NLP stellt einen Werkzeugkasten von Methoden für persönliches Wachstum zur Verfügung. Der Grundkurs dauert je nach Anbieter 10–16 Tage, der Aufbaukurs hat eine ähnliche Dauer. NLP hat zum Teil einen schlechten Ruf, weil es auch viel dazu genutzt wurde, um aufdringliche Verkäufer zu trainieren. Das Werkzeug selbst lässt sich für sehr unterschiedliche Zwecke verwenden. Ich empfinde es als eine Grundausbildung im Menschsein und darin, Selbstverantwortung zu übernehmen.

Persönlich kann ich das NLP-Zentrum von Carsten Gramatke in Berlin empfehlen (www.nlp-zentrum-berlin.de).

EMDR, Wingwave, Brainspotting

Diese Methoden arbeiten mit Augenbewegungen, um belastende Erfahrungen von der emotionalen Ladung zu befreien. Ein Vorteil ist, dass man sie auch bei Ereignissen anwenden kann, die nur halb bewusst oder verschwommen erinnert werden. Sie arbeiten mit einem Minimum an Schmerz und sind sehr sanft und trotzdem effektiv und schnell. Man kann sie selbst erlernen oder zusammen mit einem Coach oder Therapeuten durchführen.

SE – Somatic Experiencing

Somatic Experiencing, kurz SE, ist eine Form von Körperarbeit. Eine kurze Beschreibung findet sich auf der Website von SE-Deutschland e. V. (www.somatic-experiencing.de). »Somatic Experiencing (SE) ist ein körperorientierter Ansatz zur Lösung von traumatischem Stress. Es ist das Lebenswerk des international anerkannten Traumaforschers und -therapeuten Dr. Peter A. Levine. SE eignet sich zur Überwindung von Schocktrauma und zur Transformation von frühem Bindungsund Entwicklungstrauma. Das Ziel von SE ist, die natürliche Selbstregulation im Nervensystem (wieder-)herzustellen und dadurch die im Körper als Folge von Schock und Trauma entstandenen Symptome zu wandeln.«

Hypnose und Hypnosetherapie

Hypnose ist eine Methode, die zum Teil auch im NLP gelehrt wird, jedoch darüber hinaus ein umfangreiches Angebot hat. Hypnose im Coachingkontext ist allerdings nicht das, was manchmal auf der Bühne vorgeführt wird. Und es ist auch keine Möglichkeit, dich zu manipulieren und zu Dingen zu bringen, die du bei wachem Verstand nicht möchtest. Hypnose unterstützt dich vielmehr dabei, dein Unterbewusstsein mit deinem Bewusstsein zu harmonisieren und dir nützliche Informationen zur Verfügung zu stellen. Für die Wirksamkeit kommt es darauf an, einen Coach zu finden, zu dem du ein Vertrauensverhältnis hast. Für Ausbildungen in Hypnose ist das NLP-Zentrum Berlin ebenfalls zu empfehlen. Als Therapeutin lege ich dir besonders eine ehemalige Mitarbeiterin meiner Massagepraxis ans Herz: Cosima Köhn (www.therapie-manaia.de).

Glückstraining und Positive Psychologie

Das Glückstraining ist keine einheitliche Methode, sondern wird von verschiedenen Anbietern unterschiedlich gestaltet. Es geht darum, dass Glück in Zukunft nur noch zu einem kleinen Teil abhängig von äußeren Umständen und zu einem großen Teil eine innere erlernbare Fähigkeit ist. Das bedeutet, dass man lernen kann, als Basiszustand glücklich zu sein und den Zustand von Glück selbst zu erzeugen. Dazu gibt es viele wissenschaftliche Studien. Glückstraining arbeitet mit Methoden der Positiven Psychologie (Martin Seligman), mit der Flow-Theorie (Mihály Csíkszentmihályi) und mit Achtsamkeit.

Circling

Circling ist eine Methode der Kommunikation, die sowohl in intimen Beziehungen und Freundschaften als auch unter Fremden stattfinden kann (www.circlingeurope.com).

Buchtipps

Alison Armstrong: The Queen's Code. PAX Programs Incorporated, 2013

Alison Armstrong: Keys to the Kingdom. PAX Programs Incorporated, 2004

Andreas Brede, Sascha Ballach: Wunder geschehen da, wo deine Komfortzone endet – 101 Übungen, um Routinen zu durchbrechen und Abenteuer zu erleben. mvg Verlag, 2017

Yella Cremer: Das G-Punkt-Handbuch für Sexgötter. Arkana Verlag, 2017, LoveBase Media 2024

David Deida: Der Weg des wahren Mannes. Kamphausen Media GmbH, 2006

David Deida: Du bist Liebe. Kamphausen Media GmbH, 2008

André van Lysebeth: Tantra für Menschen von heute. Mosaik-Verlag, 1990

Laura Méritt: Frauenkörper neu gesehen – ein illustriertes Handbuch. Orlanda Frauenverlag, 2012

Michael Lukas Moeller: Worte der Liebe. Erotische Zwiegespräche – ein Elixier für Paare. Rowohlt Taschenbuch Verlag, 1998

Dr. George S. Pransky: Das Beziehungshandbuch – Ein einfacher Leitfaden zu erfüllenden Beziehungen. CreateSpace Independent Publishing Platform, 2017

Ilan Stephani: Lieb und teuer. Ecowin Verlag, 2017

Sheri Winston: Entfalte dein erotisches Potential. J. Kamphausen Verlag, 2014

Websites

Eine Zusammenstellung aller in diesem Buch erwähnten Links findest du online unter: www.lovebase.com/yonimassage.

Bezugsquellen

Online-Shop für die Kurzanleitung zur Yoni-Massage, Bücher und Tips für Lunghis, Gleitgele, Massagezubehör und DVDs: www.lovebase.com.

Wenn du genau weißt, was du suchst, kannst du es bei vielen Shops online und offline kaufen. Für die »Grundausstattung« lohnt es sich, in einem tantra-erfahrenen Shop einzukaufen.

Danksagung

Dieses Buch wäre nicht ohne die Beteiligung einer ganzen Reihe von Menschen entstanden. Insbesondere die Menschen, mit denen ich Erfahrungen in der Yoni-Massage gesammelt habe, möchte ich hier erwähnen.

Mein erster Dank geht an Luna, von der ich meine allererste Yoni-Massage bekommen habe.

Danke an meine Lehrerin K. Ruby, bei der ich meinen ersten Yoni-Massage-Workshop besucht habe. Ich habe immer wieder gerne von ihr gelernt und bin ihr in Freundschaft verbunden.

Mein Dank geht an Gönna, meine Lehrerin, Kollegin und Freundin für fast 20 Jahren, mit der ich meine ersten professionellen Schritte in der Tantra-Massage gemacht habe und die mir eine kontinuierliche Quelle von Inspiration und klarem Feedback war.

Ein großer Dank geht an das Team meiner AYELLA Tantra-Massagepraxis in Essen mit all den wunderbaren Dakinis (Tantra-Masseurinnen) und Dakas (Tantra-Masseuren). Mit ihnen habe ich über 7 Jahre lang die Yoni-Massage immer wieder auf's Neue erforscht.

Und auch außerhalb der Arbeit freue ich mich über Wegbegleiter*innen, Geliebte und Partner, mit denen ich Geben und Nehmen von Yonimassagen erlebe.

Ein Leben besteht nicht nur aus Yoni-Massagen, daher gibt es noch weitere Menschen, denen ich für ihre Unterstützung danken möchte.

Mit der vielfältigen Unterstützung für die erste Auflage des Buchs durch meinen Mann Samuel konnte dieses wachsen und gedeihen: Seine Neugier auf Yoni-Massagen hat mich inspiriert, sein leckeres Essen hat mich versorgt, und seine Illustrationen verschönern dieses Buch.

Als Zeichner hat mich Joe Mahilum in den letzten Jahren bei vielen Projekten begleitet, und seine Massagezeichnungen bereichern dieses Buch. Die anatomischen Illustrationen wurden mit viel Liebe und Sorgfalt von Golam Faruque erstellt.

Der Weg zu diesem Buch wäre nicht möglich gewesen ohne meine Lektorin Angelika Holdau, die mich mit einem wohlwollenden Auge auf den Text und das Thema unterstützt hat.

Der Arkana Verlag ging während der Entstehung dieses Buches durch Veränderungen, und so habe ich mit verschiedenen Menschen an diesem Buch zusammengearbeitet. Anja Schmidt hat das Buch auf den Weg gebracht. Auch wenn es unterschiedliche Gesichter gab, habe ich mich kontinuierlich gefördert gefühlt.

Olexiy Popenko hat das Cover der zweiten Auflage mit geübter Hand erstellt und das Layout auf den neuen Stand gebracht. Die Zusammenarbeit mit ihm war eine Freude.

Über die Autorin

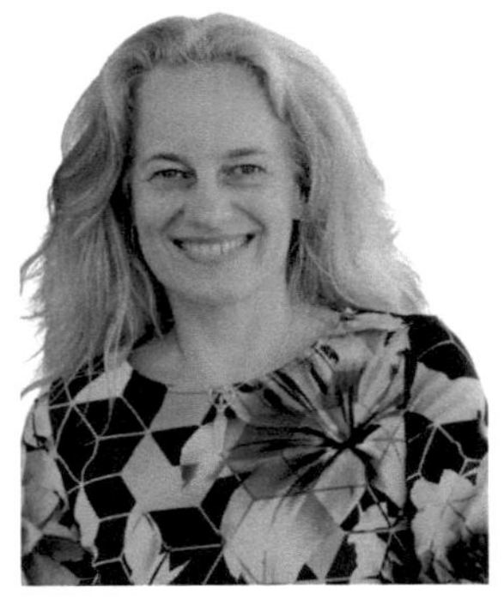

Yella's größtes Geschenk ist ihr sexpositive Raum, der alle wandelt, die ihn betreten.

Ihre offene, direkte und liebevolle Art sendet eine Erlaubnis, dass alles genau so richtig ist, wie es ist.

Sex ist nicht die Kirsche auf dem Kuchen, sondern die grundsätzliche Lebenskraft und Quelle für Verbindung, persönliche und spirituelle Entwicklung.

Sie forscht und lehrt seit über 20 Jahren zum Thema Sexualität und Persönlichkeitsentwicklung als Autorin, Lehrerin, Coach und nennt sich "Anstifterin zu mehr Genuss".

"Guter Sex ist eine Entscheidung" sagt sie und es gebe nicht die eine richtige Art von Sex, die für alle Menschen gut ist.

Ihr Wissen ist „hands on": von 2005 – 2012 leitete Yella eine Tantra-Massagepraxis mit einem Team von bis zu 14 Frauen und Männern. 2012 gründete sie die LoveBase in Berlin, ein Workshopzentrum für Liebe und Sexualität und führt sie seit 2014 online weiter. Ihr erstes Buch „Die 50 besten Sexschulen" erschien 2011, gefolgt von einer Reihe von innovativen Kurzanleitungen zur Tantramassage und den Büchern „Das G-Punkt Handbuch für Sexgötter" (arkana/Random House 2017), "Yoni-Massage – Lust, Heilung und Intimität" (arkana 2018) und "Liebe würde Slow Sex machen" (Lovebase-Media 2019).

Ihr Onlinekurs "Slow Sex" erschien 2017 und wurde 2022 neu und erweitert aufgenommen. Gemeinsam mit Sinnsucher entstand der Onlinekurs „Ganzheitliche Sexualität".

Sie lebt in Hamburg und als Teilzeit-Digitale-Nomadin auf der ganzen Welt. Mehr über ihre Arbeit findest du unter www.lovebase.com

LIEBE WÜRDE SLOW SEX MACHEN

von Yella Cremer und Samuel Cremer

Erfüllender Sex, der ohne Druck und Stress immer wieder leicht gelingt und beide Partner wirklich glücklich macht? Das klingt nach einem großen Versprechen! Was unterscheidet Slow Sex vom gewohnten Sex und wie sieht Slow Sex genau aus - Schritt-für-Schritt? Diese und viele andere Fragen beantwortet das Autorenpaar Yella und Samuel mit einem Schmunzeln und einer gehörigen Portion Tiefgang. Fest steht für die beiden: Langzeitpaare und solche, die es werden wollen, brauchen Slow Sex! Denn Slow Sex bedeutet Sex, der langfristig sexuelles Vertrauen schafft und übrigens längst nicht immer langsam sein muss. Wer am Anfang noch glaubt, Slow Sex sei einfach nur Blümchensex in Zeitlupe, dem wird dieser Mythos wie ein Vorhang vor den Augen weggezogen. Es öffnet sich ein Tor zu einer neuen sexuellen Erlebniswelt. Yella und Samuel räumen liebevoll mit Missverständnissen auf, führen leicht verständlich in die Grundgedanken von Achtsamkeit und Absichtslosigkeit im Slow Sex ein und geben dann dem vielleicht noch skeptischen Paar eine ganz präzise Anleitung, wie Slow Sex in das eigene Schlafzimmer einziehen kann.

Über einen langen Zeitraum hinweg haben sie gemeinsam ein Lernsystem entwickelt und verfeinert, das die Leser mit Spaß zum Experimentieren und Erleben einlädt. Dabei gewähren sie auch persönliche Einblicke in ihren eigenen Weg und wie Slow Sex ihr Sexleben bereichert hat. Dass sie mit ihrer sexuellen Geschichte nicht alleine stehen, zeigen auch die Berichte der anderen Slow Sex-Paare, die sie im Buch zu Wort kommen lassen

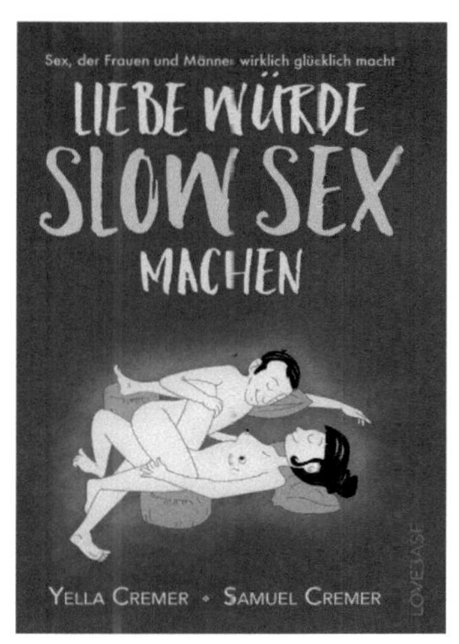

Verlag: LoveBase Media
Erschienen 2019/2024

Jede laminierte Karte (DIN A4) gibt dir eine übersichtliche und intuitiv verständliche Anleitung für eine besondere erotische Massage. Die Zeichnungen illustrieren jeden Griff. So könnt ihr sofort beginnen, ohne viel zu blättern.

Pussy-Yoga

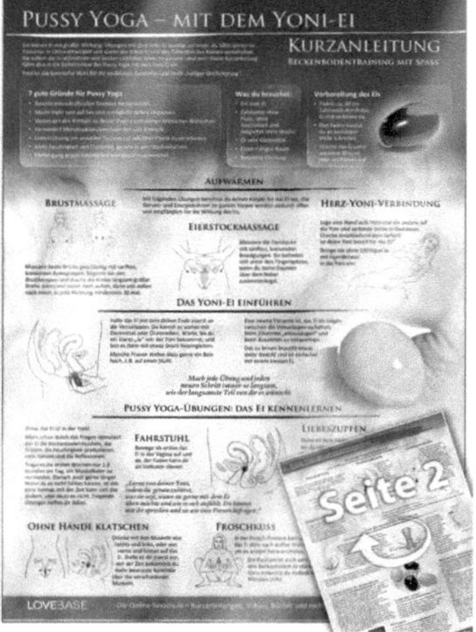

Prostata-Massage

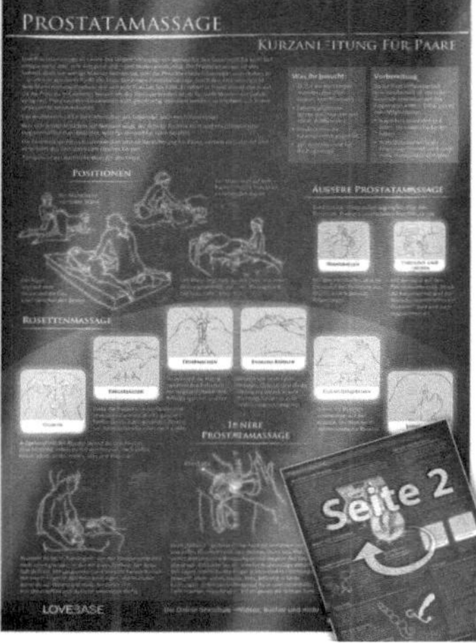

Sanfte Klitorismassage

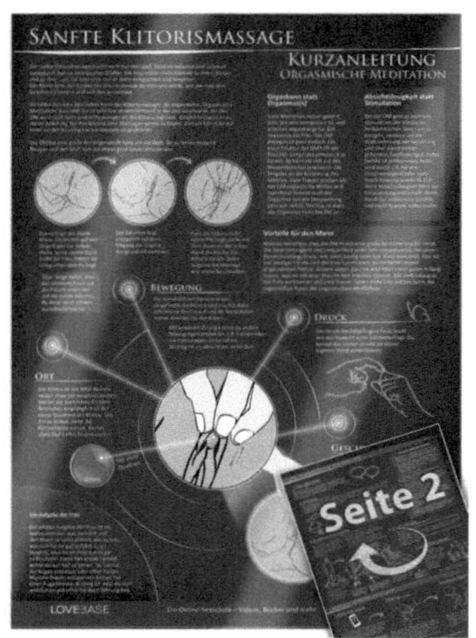

Analmassage für die Frau

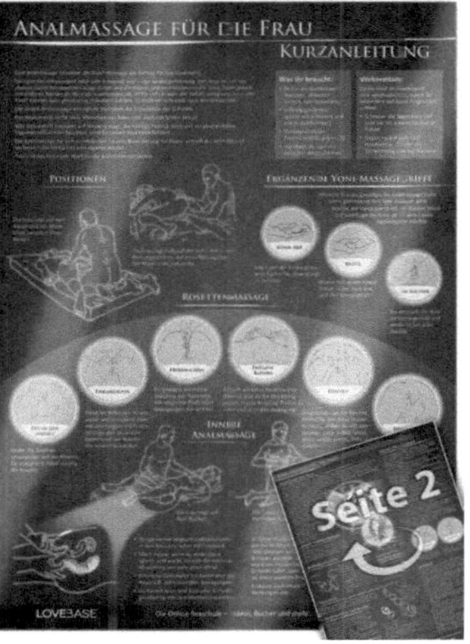

Bestellen auf www.Lovebase.com

Das G-Punkt-Handbuch für Sexgötter

von Yella Cremer

Der G-Punkt ist das Tor zur weiblichen Lust. Je genauer man (und frau) ihn kennt, desto sicherer führt er im Liebesspiel an unbekannte Ufer von Genuss und Ekstase. Wer also seine Partnerin nach allen Regeln der Kunst verwöhnen will, findet bei Sexexpertin Yella Cremer luststeigernde Informationen auf allen Ebenen: von der Anatomie des G-Punkts über anmachende Kommunikation, das richtige Ambiente bis hin zu 26 verschiedenen Massage-Techniken. Alles Schritt für Schritt erklärt! Natürlich dürfen auch geeignete hochwertige Sex-Toys nicht fehlen.

Erfrischend, klar, humor- und liebevoll sowie äußerst kenntnisreich führt Intimitätscoach Yella Cremer in die Kunst der G-Punkt-Massage ein. Ohne Tabus und ohne Leistungsdruck – für mehr Liebeslust und Erfüllung im Bett. Ein echter Augenöffner, der jedes neugierige Paar ermutigt, eine intime Forschungsreise anzutreten und gemeinsam eine neue Dimension der Lust zu entdecken!

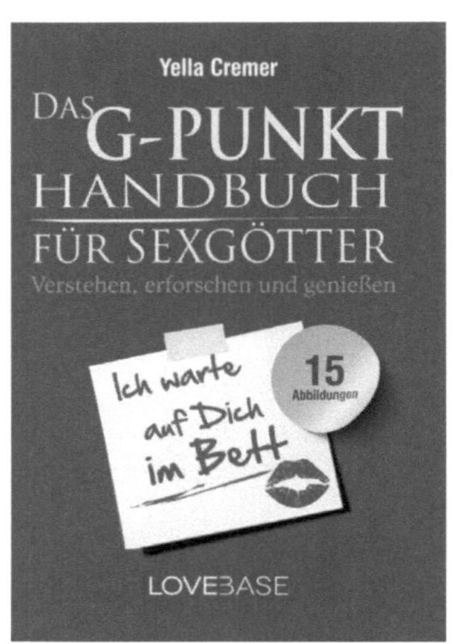

Verlag: Arkana / Random House/LoveBase Media
Erschienen Oktober 2018/2024